国試にも役立つ

看護の語呂あわせ宝箱

著者　**シバキヨ**

監修　**蜂谷正博**

メビウス教育研究所　塾長
東都大学客員教授
岐阜医療科学大学客員教授

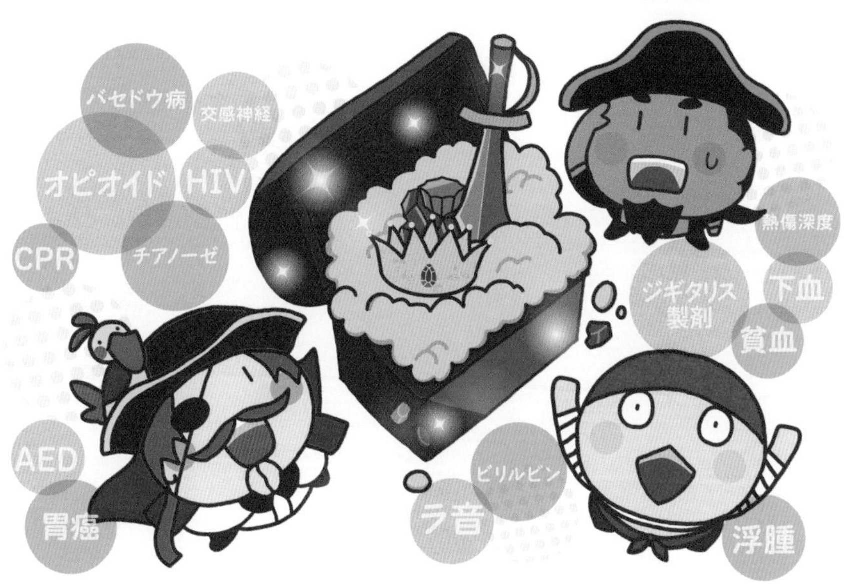

総合医学社

監修者から

看護学は、実に幅の広い教科群の集まりで出来ています。学生の皆様の多くは、目先の暗記に追われているのが現状ではないでしょうか。しかし、この領域は、暗記が必要な用語の学習と、思考を必要とする学習の両方が必要なのです。暗記だけで低学年をやり過ごしていると、後で伸び悩むことになります。

この度、シバキヨさんの考案された看護学の用語を学ぶ助け舟として、語呂を書籍化することになり、私はその内容を、看護師国家試験の傾向も踏まえて、学術的に検討させて頂きました。何かと暗記の多いこの分野、暗記よりも理解することが大切だと分かっていても、用語の暗記で精力を使い果たしてしまう方が大勢いらっしゃいます。そこを少しでも楽に乗り越えて頂くためにシバキヨさんの執筆された本がここにあります。

是非、この書籍を大いにご活用して頂き、暗記部分の学習をスイスイ乗り越えて、考える学習の方に時間と精力を回してください。この書籍を片手に学生時代を過ごし、国家試験を突破して、立派な看護師になられることを心より祈念しております。

皆様の看護学の航海に幸あれ！

蜂谷正博

・本文の右肩に、暗記すべき重要度を★～★★★の３段階で表記しました。

・必修問題に関する箇所には、**必修**のマークをつけました。

はじめに

「こんなにあれもこれも覚えられんわ！」と看護学生のころの私は苦しんでいました。看護学生の勉強は大変です。単純に授業を受けるだけなら、少し大変なくらいですが実習が始まりレポート提出などもこなすようになると大変さが倍増します。とにかく、すること、やること、覚えることが多くて頭がパンクしそうになります。**この本はそんな苦しんでいた私が「こんな本があったらいいな」と考えていたものを形にしたものです。**

もともとは、語呂をイラストとともにお届けすることをブログとアプリではじめたものです。おかげさまで多くの看護学生のみなさんに利用頂くことができて、**今回は本という形でお届けすることになりました。**いろいろな覚えるべきことを語呂とイラストで、わかりやすく覚えやすくしてあるので、ぜひ活用してもらえたら嬉しいです。とはいえ、すべてを語呂で覚えるのは逆に非効率になる場合もあります。勉強しながら覚えづらいなと思ったときは、語呂を使ってもらったり、本を見ていって気にいった語呂だけを覚えていったりすると効率よく使ってもらえるはずです。

この本はブログとアプリで提供したものが元となっていますが、**書籍化にあたって監修者の蜂谷先生にみて頂いています。**情報が古くなったいたり、ミスがあったりしたところを蜂谷先生のお力で修正を加えているので安心して利用してくださいね。蜂谷先生、監修をいただきありがとうございました！　また、この本の出版をお薦めいただき、編集作業にあたって尽力していただいた総合医学社の渡辺さんがいなければ、この本がこうして書店に並ぶことはありませんでした。渡辺さん、本当にありがとうございました！

そして、なによりこの本を手に取っていただいた皆さま。本当にありがとうございます！　看護学生はすることが多くて、心も体も疲れている人が多いと思います。楽に看護の勉強をする方法はありませんが、そんな中でもこの本が少しでも効率化することのお役に立てることを願っています。応援しています！

シバキヨ

目　次

1 基礎医学 1

2 基礎看護学 23

看護の基本概念

看護技術

皮膚・創傷管理

呼吸管理

感染防止対策

安全管理

基本的日常生活支援技術

看護理論

人間の特性

救急医学

薬物相互作用

終末期看護

感染症

心・脈管疾患

消化器疾患・消化管ホルモン

脳・神経疾患

アレルギー・免疫疾患・膠原病

呼吸器・胸壁・縦隔

栄養・代謝・内分泌

■栄養

運動器

血液・造血器

肝・胆・膵

腎・泌尿器

女性特有の疾患

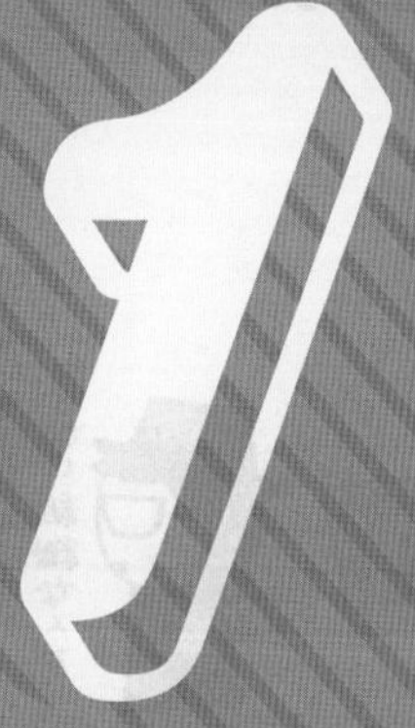

基礎医学

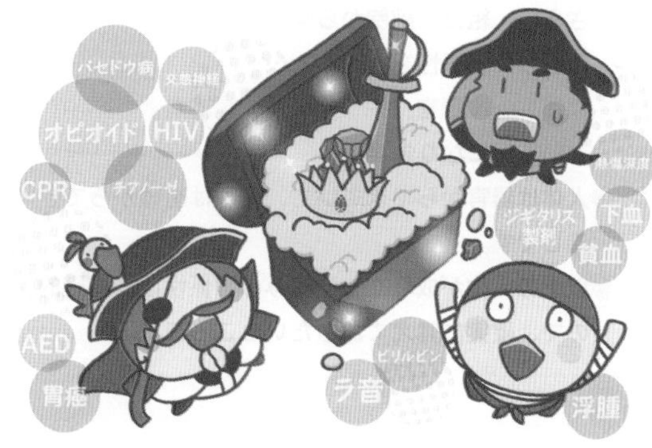

★★

人体の仕組みの基礎知識の覚え方は？

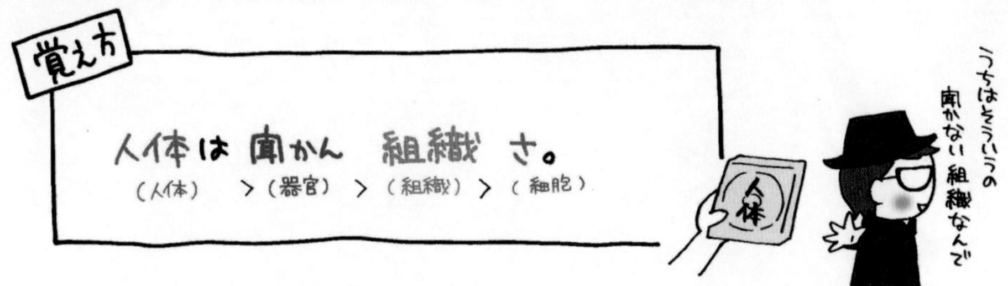

かなり単純な語呂なので比較的覚えやすいですね。順番さえ覚えてしまえば、それぞれの単語は簡単なものなので、思い出すのに苦労することはないと思いますよー！

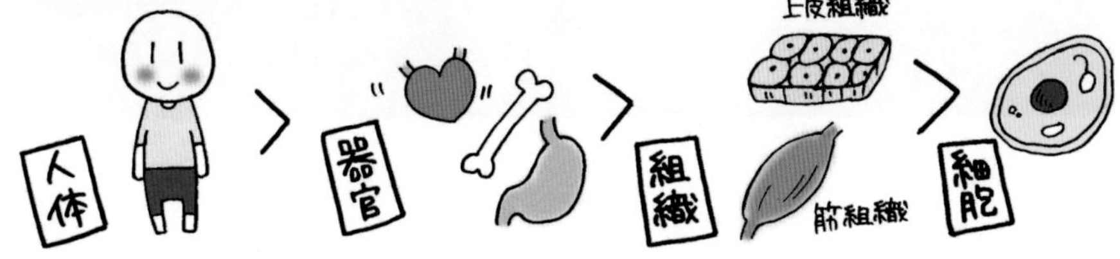

基礎知識

- 人体は数多くの器官（臓器、筋肉、目など）からなります。
  さらに、器官は４つの組織（上皮組織、結合組織、筋組織、神経組織）からなります。
  さらに、組織は細胞からなります。
  これらの関係性を並べると…
  人体 ＞ 器官 ＞ 組織 ＞ 細胞
  という形になります。
- 人体は器官からできていて、器官は組織からできていて、組織は細胞からできているということです。
- 以上の人体が成り立つ仕組みの関係性は、基礎的な知識となります。試験に出ることもあるので、確実に覚えておきたいところです。

細胞の大きさ（直径）の覚え方は？

★

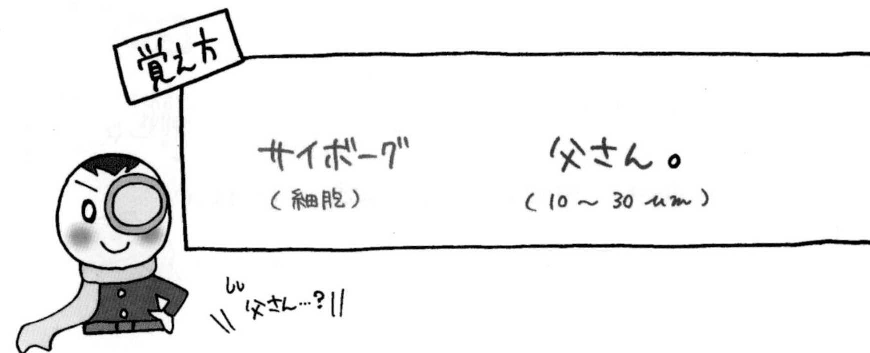

これで、細胞の大きさを覚えてしまいましょう。ただし、単位の「μm」までは語呂に含まれていないのでこちらは自力で覚えてくださいね。mmと間違えたりすると、大きさがまったく違ってきますので注意しましょう。

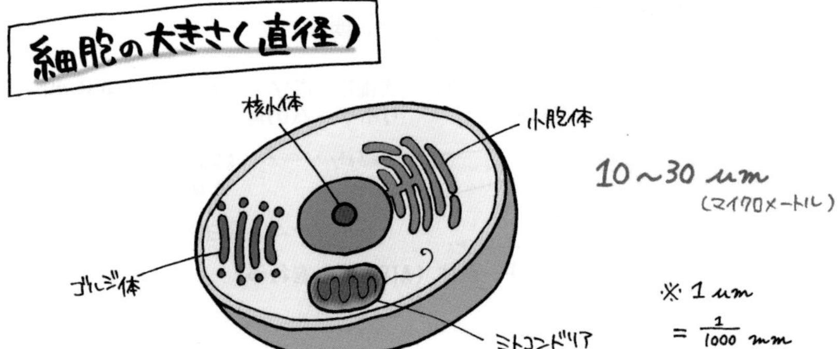

細胞の大きさ（直径）

- 細胞は核と細胞質で構成されていて、人体（生物）の構造上、機能上の最小単位となります。ちなみに人体は、約 37 兆個の細胞で構成されています。
- 細胞の構造や機能はそれぞれの個性があり、同じ役割を担う細胞が集まり組織を構成します。
- 細胞の大きさは、約 10 ～ 30 μm となります。
  ＊1 μm ＝ 1/1000 mm
  ＊赤血球の大きさは 8 μm です。これは覚えておきましょう。
- 細胞が人体を構成する最小単位というのは、イメージしやすいと思いますが、大きさは忘れがちなので、きっちり覚えるようにしておきましょう。

★★

細胞小器官の種類の覚え方は？

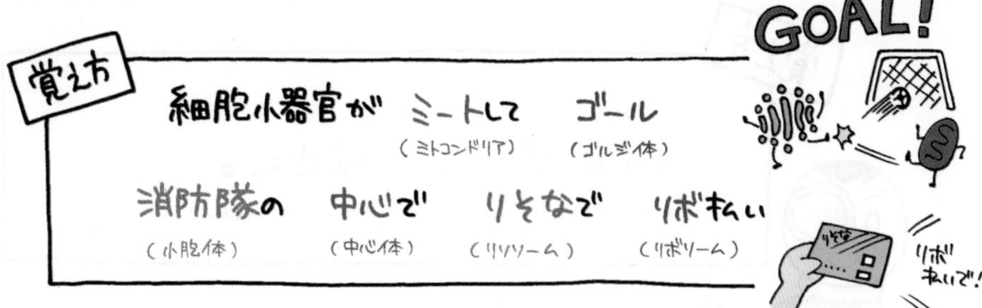

これで、細胞小器官の主な6種類を覚えてしまいましょう！　特に覚えづらい「リソソーム」と「リボソーム」は、「りそなでリボ払い」でかなり覚えやすくなると思いますよ。

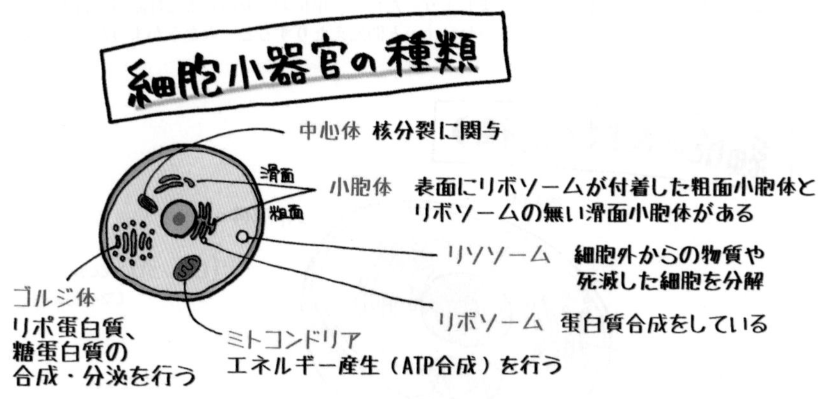

種類

- 細胞小器官は主に以下の種類があります。
  - ・小胞体…表面にリボソームが付着した粗面小胞体と、リボソームの無い滑面小胞体がある。
  - ・中心体…核分裂に関与する。
  - ・リソソーム…細胞外からの物質や死滅した細胞を分解する。
  - ・リボソーム…蛋白質を合成している。
  - ・ミトコンドリア…エネルギー産生（ATP 合成）を行う。
  - ・ゴルジ体…リポ蛋白質、糖蛋白質の合成と分泌を行う。
- 以上のとおり、小胞体・中心体・リソソーム・リボソーム・ミトコンドリア・ゴルジ体の6種類が主なものとなりますので、名称と働きを覚えるようにしましょう。

★★

核酸の構成の覚え方は？

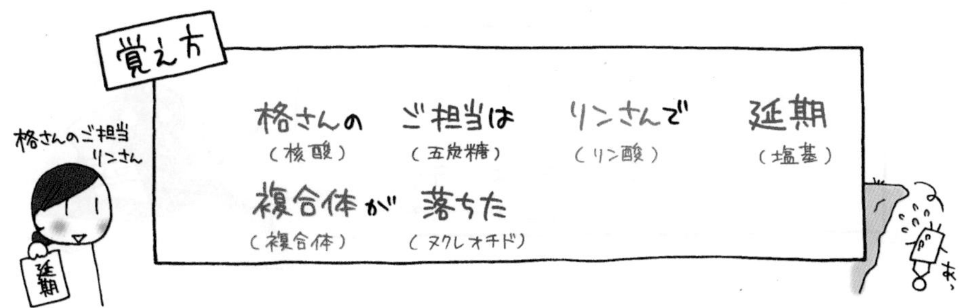

覚えることが多くてややこしいのですが、まず核酸を構成する３種（五炭糖、リン酸、塩基）を覚えて、それらの複合体の名称を覚えてしまいましょう。
ちなみに複合体の語呂は「落ちた＝ヌクレオチド」だけになっていますが、「落ちた」ではないほうを「ヌクレオシド」と意識して、取りあえず３種から構成される複合体のほうだけを覚えておく形になっています。紛らわしい名前に惑わされることも減ると思いますよ。

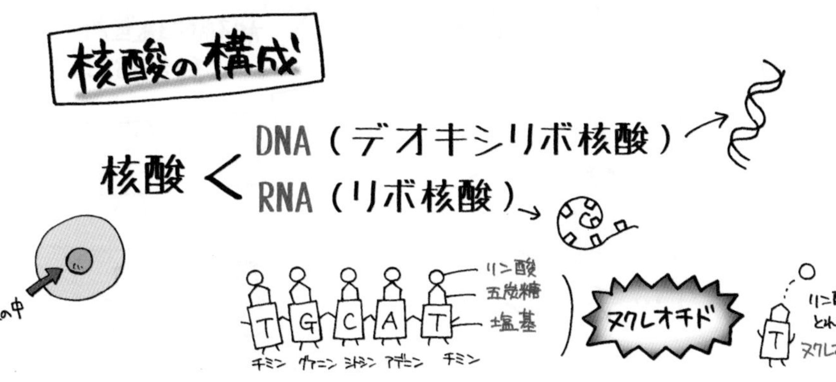

構成

- 核酸には、DNA（デオキシリボ核酸）と RNA（リボ核酸）があります。
- DNA の五炭糖はデオキシリボース、RNA の五炭糖はリボースです。
- 核酸は次の３種から構成されています。
  ・塩基、・五炭糖、・リン酸
- 上記の３種から構成される複合体をヌクレオチドといいますが、３種からリン酸を抜いた複合体はヌクレオシドといいます。３種とリン酸を抜いた場合で、複合体の名称が少し変わってきますので注意しましょう。

★★

DNA の塩基 4 種類の覚え方は？

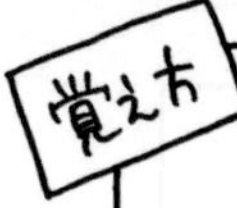

DNAの　使徒は
（シトシン）
グアムを　アテに　珍味
（グアニン）　（アデニン）　（チミン）

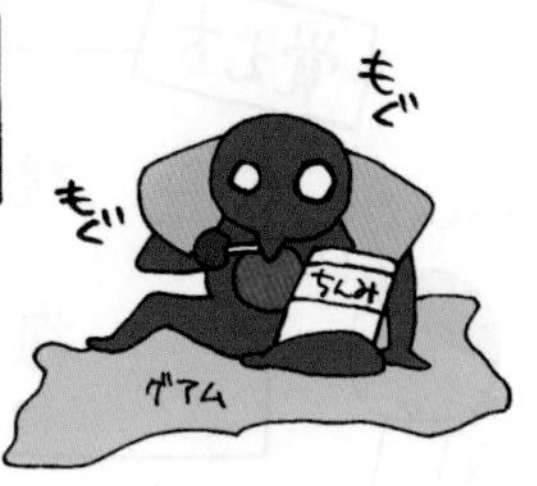

これで、DNA の塩基 4 種類を覚えてしまえますよ。
さらに、相補的塩基対となる組み合わせは、並びがそのまま対になる組み合わせになっています。

DNAの塩基4種類

A…アデニン
G…グアニン
C…シトシン
T…チミン

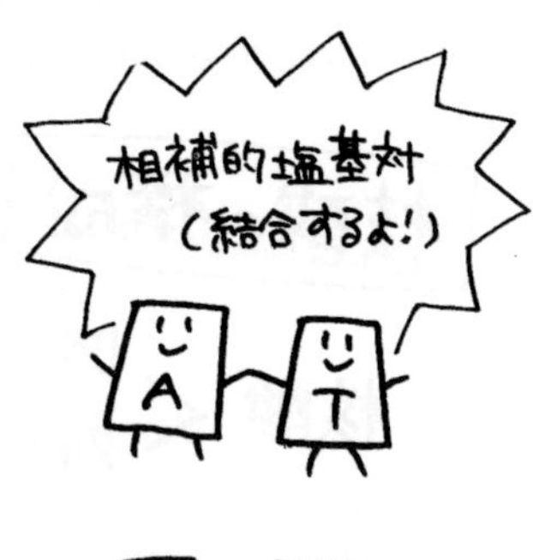

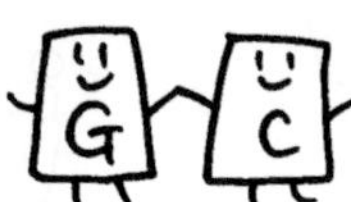

DNA の塩基 4 種類

- DNA の塩基は下記の 4 種類となります。
  A…アデニン　G…グアニン　C…シトシン　T…チミン
- 以上の塩基は、相補的塩基対となっていて、アデニン（A）はチミン（T）が対になり、グアニン（G）はシトシン（C）と対になります。
- 塩基 4 種類とそれぞれ対になるものの組み合わせを覚えてしまいましょう。
- RNA の場合は、チミン（T）が、ウラシル（U）になります。

★★

ヒトの染色体の数・構成の覚え方は？

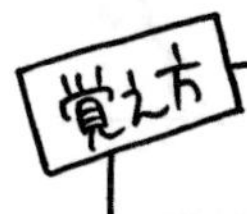

人の　染色体　にーさん（23対）　よろしく（46本）
西で（22対　44本）　乗船，（常染色体）　委任する（1対2本）　先生。（性染色体）

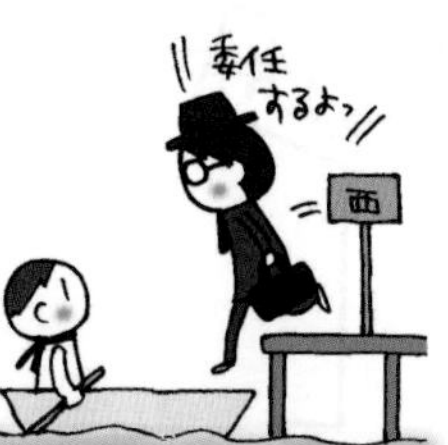

これで、染色体の数と構成を覚えてしまいましょう。「よろしく」の部分を「4649」と間違えないように注意してくださいね。語呂になるのは「よろ」で「46」の部分だけですよ。

ヒトの染色体の数・構成

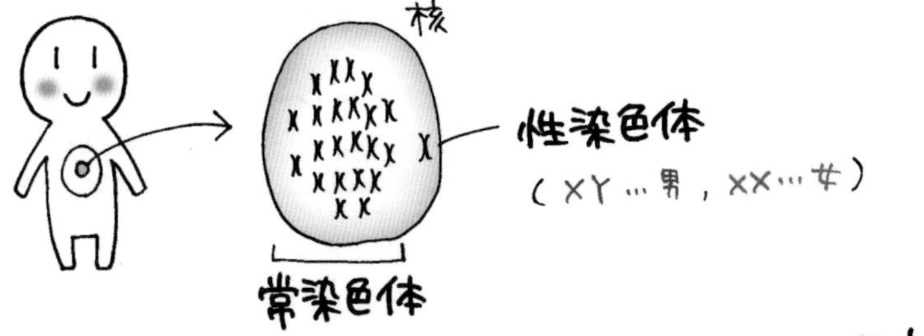

22対（44本）＋　1対（2本）→　23対（46本）

数・構成

- ヒトの体細胞の核内には、23 対 46 本の染色体が含まれます。
- 22 対は男女ともに同じですが、残る 1 対は性染色体（XY…男性、XX…女性）となります。
- 女性側の 22 本の常染色体と 1 本の X 染色体を含む卵子、男性側の 22 本の常染色体と X 染色体を含む精子あるいは Y 染色体を含む精子が受精するときに、男女が決まることになります。
- 卵子 22 本＋ X
  - 精子 22 本＋ X →　44 本＋ XX で女子
  - 精子 22 本＋ Y →　44 本＋ XY で男子

★★

細胞の死の種類の覚え方は？

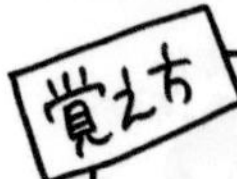

細胞の死は

ネクラの（ネクローシス） 絵師の（壊死） アポ取って（アポトーシス）

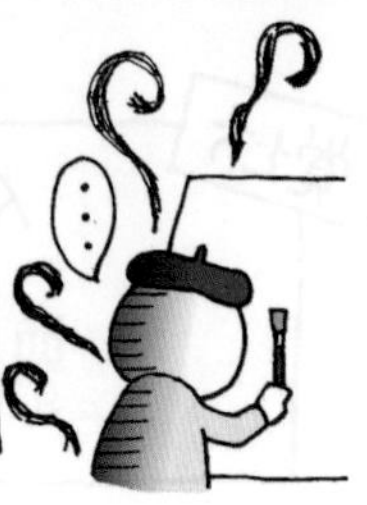

これで、ネクローシスとアポトーシスを覚えてしまいましょう。
どちらが病的か？　も覚えたい場合は「ネクラな絵師が病気（ネクローシス・壊死→病的な死）」と覚えておけばOKです。残ったアポトーシスは、生理的な死ということになります。

細胞の死の種類

・ネクローシス（壊死）
・アポトーシス

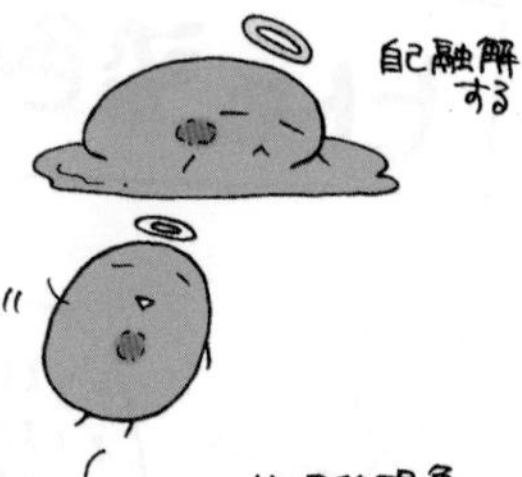

種類

●細胞の死のパターンは以下のとおり2種類に分類されます。
・ネクローシス（壊死）…病的な死
・アポトーシス…生理的な死
以上のとおりですが、イメージしやすく人間にたとえて簡単にいうと、ネクローシスは病死で、アポトーシスは自然死という感じです。

●ネクローシスは、何らかの原因で細胞が傷つけられて、死に至ります。その際に周辺に炎症が発生します。

●アポトーシスは、生理的な現象として死を迎えます（「プログラムされた死」とも呼ばれます）。こちらは、炎症は発生しません。

●2パターンの名称を覚えることを優先して、その後、それぞれの意味をきちんと把握できるようにしてください。

支持組織に含まれるものの覚え方は？

★

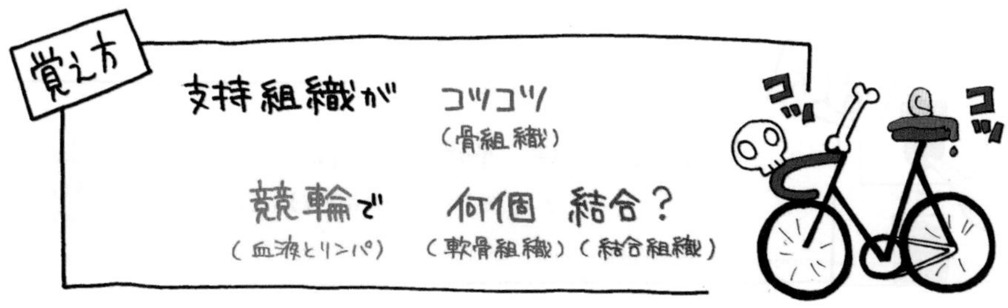

これで、支持組織に含まれるもの４種をまとめて覚えることができますよ！

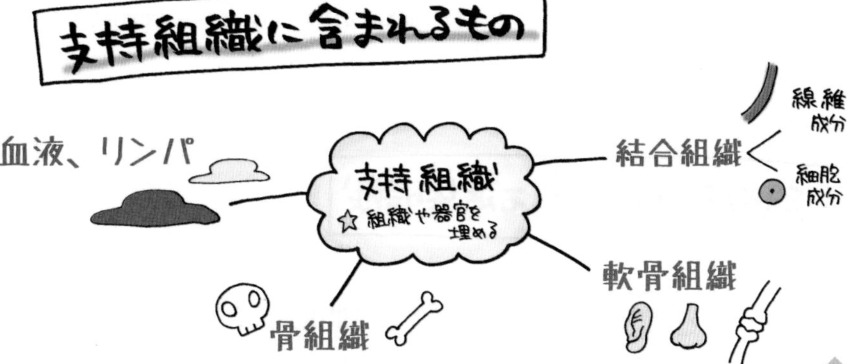

支持組織に含まれるもの

- 支持組織は、人体の組織や器官の間を埋めて、支持する組織のことです。
- 支持組織に含まれるものとしては、
  - ・血液とリンパ
  - ・結合組織
  - ・軟骨組織
  - ・骨組織

  の４種類があります。
- 支持組織に含まれるものは、上記のとおり４種類だけなので比較的覚えやすいと思います。しかし上記から、さらに細かく枝分かれして分類がされていくので、一つずつを区別して、混同しないように覚えていくのが、結構大変な部分となっています。
- とりあえず、一つずつ確実に覚えて全体を俯瞰して把握できるようになると理想的です。というわけで、まずは支持組織に含まれるもの４種を語呂で覚えていきます。

結合組織の基礎知識の覚え方は？

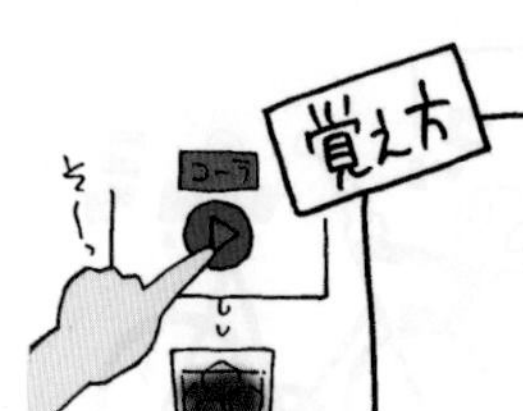

結合組織は　繊　細に　コーラ　再生
（線維成分）（細胞成分）（コラーゲン）（再生能力が高い）

これで、結合組織の基礎知識を覚えることができますよ！
結合組織は線維成分と細胞成分に分けられますが、細胞成分については、次ページで紹介していますので、あわせてチェックしておきましょう。

結合組織の基礎知識

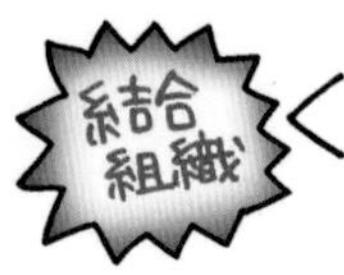

“コラーゲン”
線維成分
細胞成分

・線維成分、細胞成分で構成される
・再生能力が高い
・線維成分にコラーゲンを多く含む

基礎知識

●結合組織の特徴として、再生能力が高いというのがあります。
●そして結合組織は、線維成分と細胞成分で構成されます。このうち、線維成分はコラーゲンを多く含んでいます。そして細胞成分には、線維芽組織・マクロファージ・白血球・肥満細胞などがあります。

結合組織の細胞成分の種類の覚え方は？

★

覚え方
M
ひま…
細胞成分は
線維が
（繊維芽細胞）
白い
マックで
ひま
（白血球）（マクロファージ）
（肥満細胞）

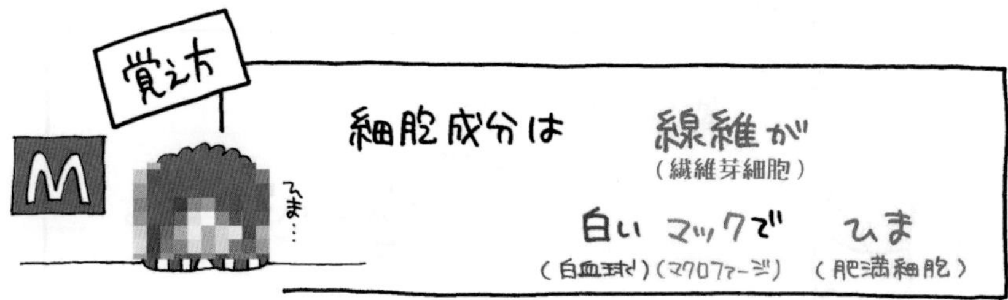

これで、結合組織の細胞成分の種類を４つまとめて覚えることができますよ。

結合組織の細胞成分の種類

・線維芽細胞
・マクロファージ
・白血球
・肥満細胞

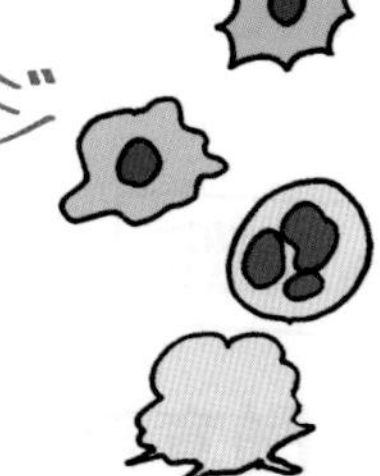

種類

- 結合組織は、線維成分と細胞成分から成り立っています
- 今回は、細胞成分の種類を確認していきます。
  細胞成分は主に、以下の４種が含まれています。
  ・線維芽細胞…真皮の成分を作る。
  ・マクロファージ…細菌などの異物を捉える貪食細胞。
  ・白血球
  ・肥満細胞

★★★

筋組織の分類の覚え方は？

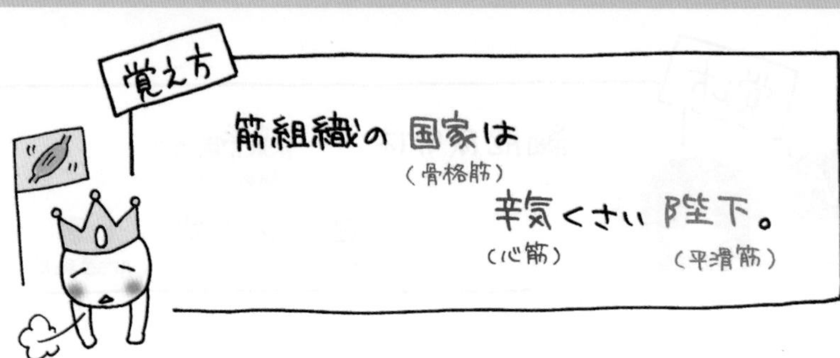

これで、筋組織の３種を覚えることができますよ。平滑筋については読みを「ひらかつきん」と間違えやすいのですが、正しくは「へいかつきん」なので、「陛下」と覚えておけば、読み方の間違いもなくなって、一石二鳥です！

随意筋と不随意筋の区別は「骨髄（骨格筋→随意筋）」で覚えましょう。それ以外の２種が不随意筋となります。

横紋筋の区別は「国家は辛気臭い大物（骨格筋・心筋→横紋筋）で覚えてしまいましょう。残った平滑筋は横紋筋ではありません。

こんな感じで、すべて語呂で覚えても OK ですし、覚えにくい不得意なところだけ、語呂を使っても OK ですよ！

筋組織の分類

- 骨格筋（随意筋）
- 心筋（不随意筋）…心臓の筋肉
- 平滑筋（不随意筋）…内臓全般の筋肉

分類

- 筋組織は、上記の３種に分類されます。
- このうち、骨格筋は自分の意志で動かすことができる随意筋となり、心筋と平滑筋は自分の意志で動かすことができない不随意筋となります。
  また、骨格筋と心筋は、筋組織としては、横紋筋に分類されますので、あわせてチェックしておきましょう。

炎症の四徴（五徴）の覚え方は？

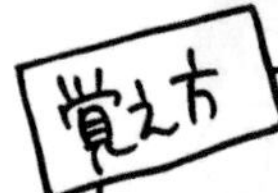

炎症の五徴で

昨日 初の 主張 「ホセと鬱」
（機能障害）（発熱）（腫脹） （発赤） （疼痛）

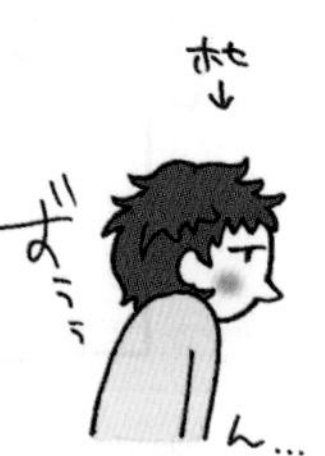

これで、炎症の五徴を覚えてしまいましょう。四徴だけを覚えたいときは「炎症の四徴で初の主張『ホセと鬱』」で覚えるようにしてくださいね。
でも、四徴だけを覚えるよりも、五徴を覚えて、四徴の場合に外される「機能障害」を覚えるようにしたほうがよいでしょう。

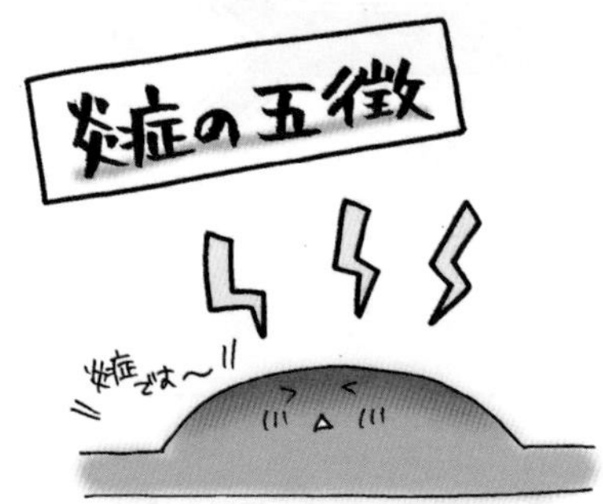

- 発熱（熱感）
- 腫脹
- 発赤
- 疼痛
- 機能障害

炎症の四徴（五徴）

- 炎症は、生体が傷害や刺激を受けたときに起こす反応のことです。傷害や刺激としては、外傷や熱などの物理的なものと、細菌やウイルスなどの生物学的なものなどがあります。このような傷害や刺激に対して、炎症が起こることで、傷害された組織を修復します。
- この炎症の四徴は、以下のとおりです。
  ・発熱　・発赤　・腫脹　・疼痛
- さらに、上記の4つに加えて機能障害を加えて、炎症の五徴とされる場合もあります。

★★★

循環障害の分類の覚え方は？

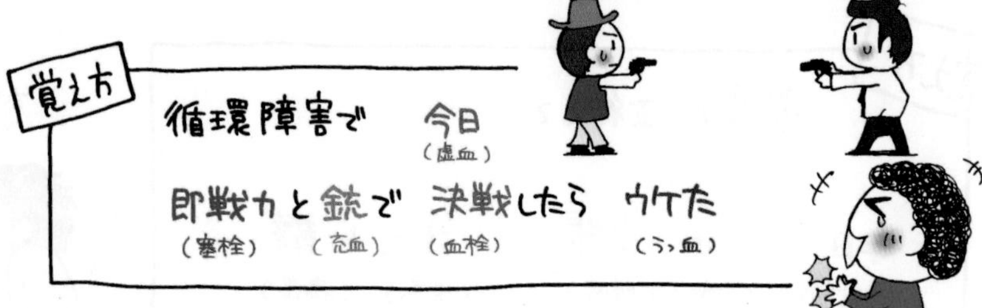

これで、循環障害の分類５種を覚えてしまいましょう。
この５種類に関しては、名称からどのような状態なのかは比較的想像しやすいので、５種類の名称を語呂を使って覚えてしまってくださいね。

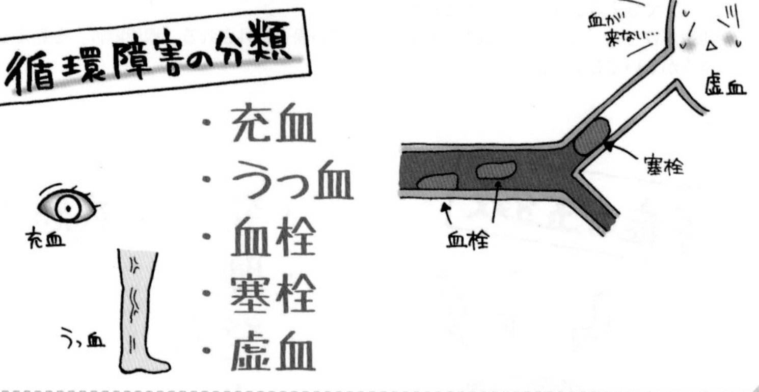

分類

- 循環障害は、何らかの理由で、血液やリンパの流れが阻害されて、臓器や組織に障害が生じる状態のことです。
- 循環障害は主に以下の５種類に分類されます。
  - ・充血…動脈血が局所に異常に増加した状態。
  - ・うっ血…静脈血が局所に異常に増加した状態。
  - ・血栓…血管内で血液が凝固した状態。
  - ・塞栓…血管が閉塞した（塞いだ）状態。
  - ・虚血…血栓、塞栓などで血流が減少した状態。
- 以上が循環障害の主なものとなりますので、すべて覚えられるようにしましょう。上記の５種類以外に、出血、梗塞、高血圧、浮腫、脱水症などがありますので、余裕があれば一緒にチェックしておいてください。

人体の構造と機能

★★★

体液のpH調節（酸・塩基平衡）の方法の覚え方は？

覚え方

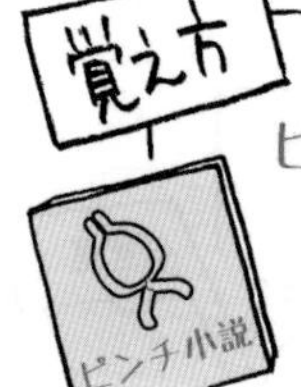

ピンチ小説の鑑賞で　呼吸を止める　地蔵
（pH調節）　（緩衝）　（呼吸）　（腎臓）

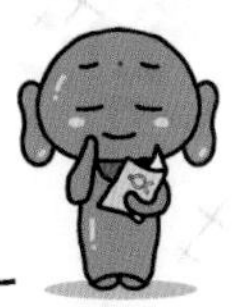

これで、pHの調節方法3つをまとめて覚えてしまってください。「小説の鑑賞」は、日本語としてはちょっと間違っていますが、気にしないでくださいねー。
あと注意点としては、“呼吸による調節”は、“肺による調節”とされる場合もありますが、意味は同じなので、間違えないようにしましょう。

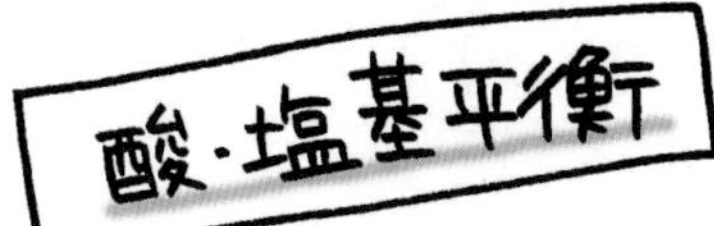

体液のｐＨ調節は以下によりされる

1. 緩衝系による調節
2. 呼吸により行われる調節
3. 腎臓により行われる調節

}→2つ合わせて生理学的緩衝作用に分類される

体液のｐＨは7.40（7.35～7.45）

方法

- 体液のpH調節は、以下により、なされます。
  1. 緩衝系による調節
  2. 呼吸による調節
  3. 腎臓による調節

  2と3を合わせて生理学的緩衝作用に分類されます。
- 体液は、上記3つの調節により、pHは7.40（7.35～7.45）とほぼ一定しています。
- pH7.35未満でアシドーシスになり、pH7.45より大きくなればアルカローシスになります。
- ここでは、体液のpH調節の方法3つの覚え方のみ紹介していますが、体液のpH7.40の数値も重要なので、一緒に覚えるようにしましょう。

死の３徴候の種類の覚え方は？

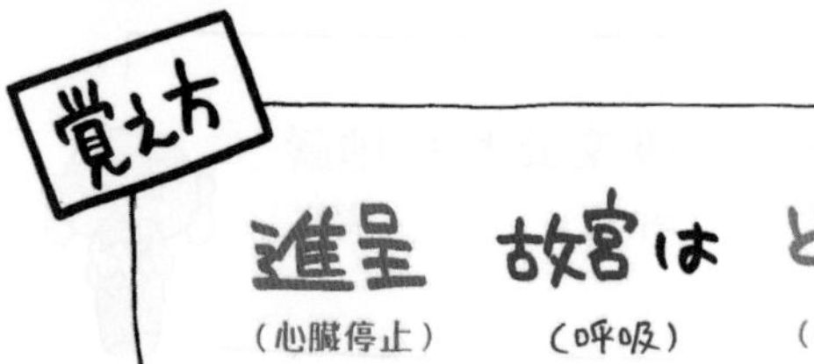

こきゅう？

進呈

これで、３つある徴候をまとめて覚えてしまいましょう。
語呂にしていますが、「故宮（こきゅう）」はあまり馴染みがない人が多いみたいで、覚えづらいかも…
そういうときは、ただ単純に「心停・呼吸はどう書く？」としてしまったほうが覚えやすいかもしれません。覚えやすいほうを繰り返して覚えてくださいね。

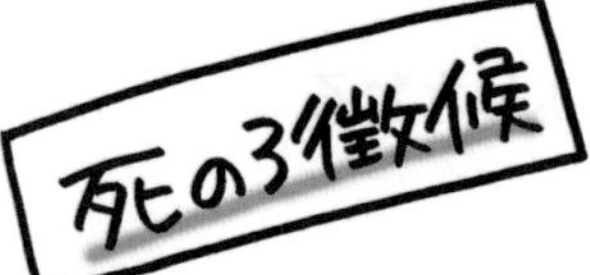

死の3徴候は次のとおり。

・心臓停止

・自発呼吸の停止

・瞳孔散大、対光反射の消失

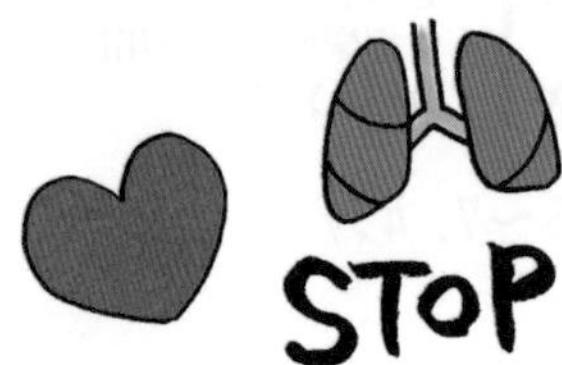

種類

●人間の死の判定基準の一つで、下記の３つとなります。
- ・心臓停止…心臓が停止して脈拍がない状態。
- ・自発呼吸の停止
- ・瞳孔散大、対光反射の消失…瞳孔に光をあてても、瞳孔が散大したまま。

上記にあてはまるかどうかで、死に至ったかどうかを判定します。

●試験対策としては、単純に３つある徴候を確実に覚えるようにしましょう。

●なお、死の判定基準については、死の３徴候の他に、“脳死”による死もあります。

死の受容過程５段階モデルの覚え方は？

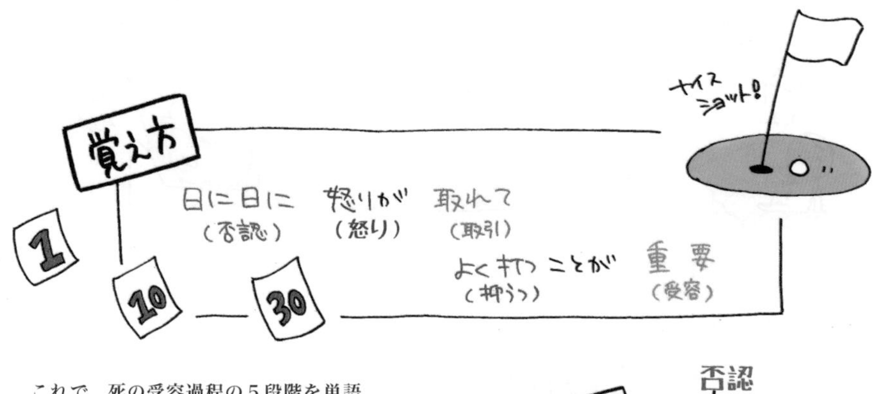

これで、死の受容過程の５段階を単語とともに順番も確実に覚えられますよ♪何度も繰り返して忘れないように叩き込みましょう！

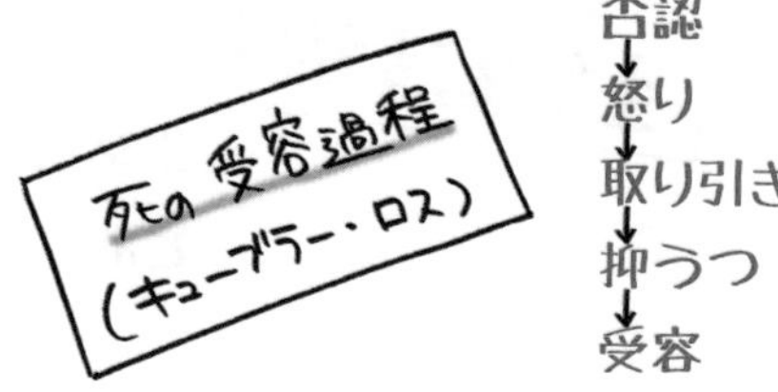

死の受容過程とは？

- 精神科医であるキューブラー・ロスが、その著作『死ぬ瞬間』で発表したもの。
  終末期患者が死を宣告されてから、受け容れる（受容する）までの過程を５段階で表現したものです。
- その順序は、
  - ・否認…死を疑う。
    ↓
  - ・怒り…自分が死ぬことへの怒り。
    ↓
  - ・取り引き…死を免れようと取り引きをしようとする状態。
    ↓
  - ・抑うつ…気分が落ち込む。何もできない状態。
    ↓
  - ・受容…死を受け入れた状態。

  となります。
- キューブラー・ロスは、200 名以上の終末期の患者にインタビューを行い、上記のような過程を明らかにしました。
- 試験対策としては、５段階の単語とその順番を確実に押さえるようにする必要があります。

生活習慣病５種の覚え方は？

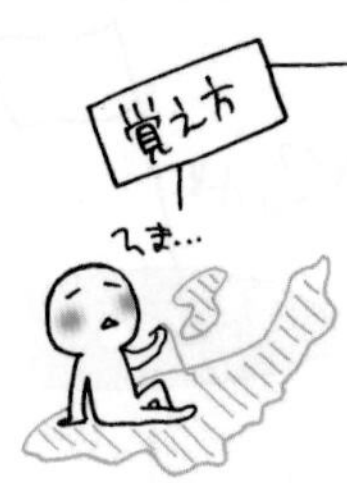

暇で（肥満）　新潟で（二型糖尿病）　刺繍。（歯周病）

獅子が（脂質異常症）　コケた。（高血圧）

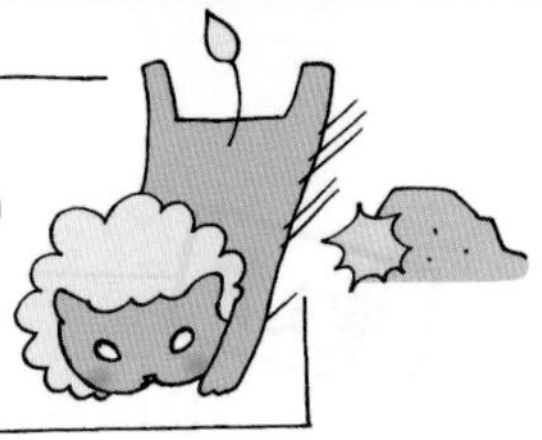

これで、生活習慣病５種類をまとめて覚えてしまいましょう！
語呂がなくても、肥満と糖尿病は簡単に覚えられると思いますが、糖尿病は何型？　かも大事なので、語呂でサクッと覚えちゃってくださいね。

主な生活習慣病 5種

生活習慣病の主なものは次のとおりです。

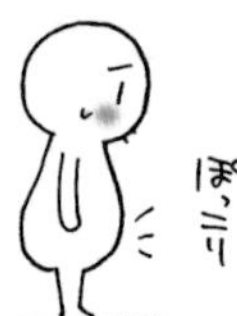

- ２型糖尿病
- 肥満
- 脂質異常症
- 高血圧症
- 歯周病

主な生活習慣病５種

●生活習慣病とは、その名称のとおり、普段の生活習慣（食事、運動、休養、喫煙・飲酒の有無等）を原因として発症するものです。生活習慣病とされる主なものは以下の５つとなります。

・2 型糖尿病…遺伝的に糖尿病になりやすい人が、運動不足等を原因として発症する糖尿病。
・肥満…太っていること。
・脂質異常症…血液中のコレステロール、中性脂肪が高くなる。
・高血圧症…血圧が高くなるのが常態化した状態。
・歯周病…歯肉が炎症したり、腫れる。

●これらが、単独で発症する場合もあれば、複数のものが同時に発症する場合もあり、病気の進行度合いによっては、命の危険がある場合もあります。

●生活習慣病の初期には、自覚症状がないことが多く、その症状は様々です。健全な生活習慣となるよう改善していくことが、生活習慣病の予防に繋がります。

●国家試験対策としては、生活習慣病の主な５種類を確実に押さえるようにしましょう。歯周病が含まれず４種類とされることも多いのですが、一緒に覚えておいて損はありませんよ。

★★★ 必修

BMI・肥満の判定基準の覚え方は？

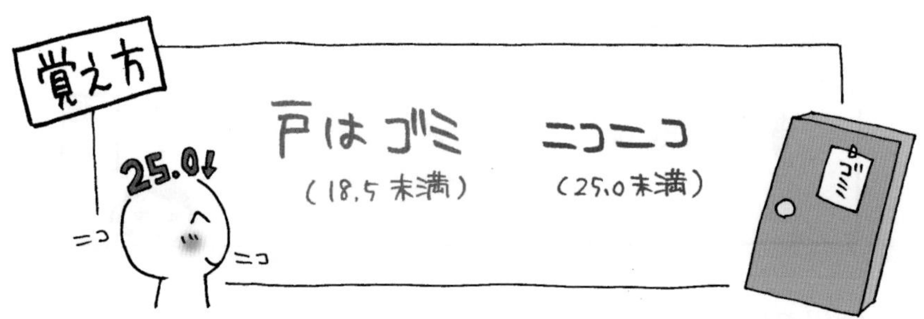

これで、3つの分類にあてはまる数値を確実に覚えてしまいましょう。
やせと標準の上限は両方とも“未満”であることと、その数値以上は次の分類になると理解すれば覚える数値も少なくて済みますよ。

BMI＝［体重（kg）］／［身長(m)²］
（肥満の判定）

やせ…18.5未満

普通体重…18.5〜25.0未満

肥満…25.0以上

判定基準は？

- BMI とは、ボディマス指数（Body Mass Index）の略称で、身長と体重から肥満の程度を算出するものです。
  算出する式は、
  BMI　＝　［体重（kg）］　/　［身長（m）の二乗］
- 注意するべき点としては、計算式に用いる身長はセンチではなく、メートルを使う必要があるという点です。
- 上記の式から算出された数値は以下の基準で、やせ〜肥満に分類されます。
  やせ…18.5 未満
  標準…18.5 〜 25.0 未満
  肥満…25.0 以上
- 試験対策としては、上記の数値を確実に覚えておきましょう。

★★

薬物動態（ADME）の順番の覚え方は？

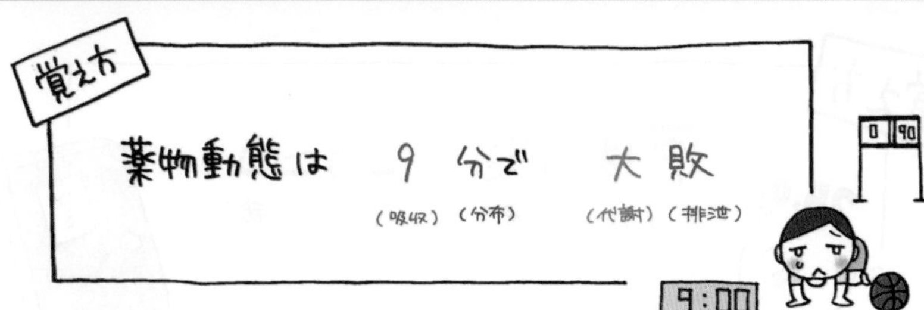

イメージしやすい順番ですが、自信がないときは、この語呂で確実に頭に叩き込んでおきましょー！

薬物動態（ADME）4段階

薬物投与後

吸収→分布→代謝→排泄

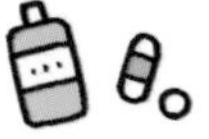

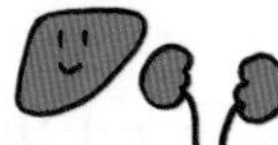

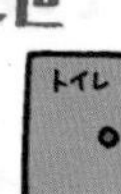

順番

- 薬物動態とは、薬物を体内に取り込み、排泄されるまでの過程のことです。
- 薬物動態の順番は、以下のとおりです。
- 吸収→分布→代謝→排泄
- 薬物動態は、まず“吸収”から始まり、血管により体中に“分布”されて、肝臓で“代謝”されて、最終的に腎臓から体外へ“排出”されます。
  薬物が効くのは“代謝”の部分で、作用部位で薬効が現れます。なお、英語にすると

  吸収…Absorption
  分布…Distribution
  代謝…Metabolism
  排泄…Excretion

  となりますので、それぞれの頭文字を取って ADME（アドメ）とも呼ばれます。
- 以上の薬物動態の順番は、薬物が体内に入って出る過程をイメージすると、比較的覚えやすいと思います。

★★★

副腎皮質ステロイドの基礎知識
の覚え方は？

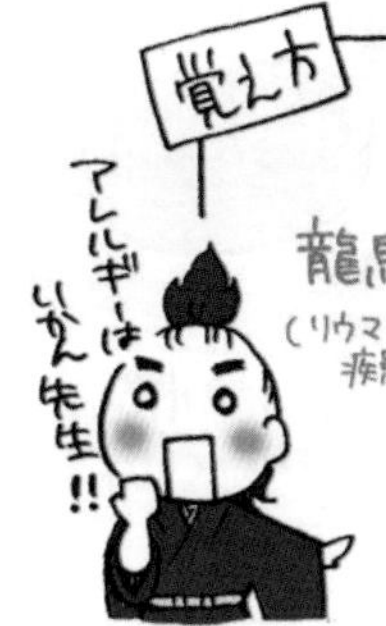

副腎皮質ステロイドは　公園（抗炎症作用）　メインで（免疫抑制作用）

龍馬（リウマチ疾患）　アレルギーは（アレルギー性疾患）　いかん先生（易感染性）

こっそり（骨粗鬆症）と女房と（糖尿病）　緑の（緑内障）　満月（満月様顔貌）

これで、副腎皮質ステロイドの基礎知識を覚えることができますよ。
語呂としては少し長めなので、覚えづらいところだけを抜き出して使ってもOKです。たとえば、作用と副作用だけを覚えたい場合は、「公園メインでいかん先生、こっそりと女房と緑の満月」という感じですね。

副腎皮質ステロイドの基礎知識

抗炎症作用、免疫抑制作用がある。
リウマチ疾患、アレルギー性疾患に用いられる。
主な副作用は易感染性、骨粗鬆症、糖尿病、緑内障、満月様顔貌。

ぎゅっと
ステロイド
免疫

基礎知識

- 副腎皮質ステロイドは、抗炎症作用、免疫抑制作用があります。代表的な薬品名としては、プレドニゾロン、デキサメタゾンなどがあります。
- 副腎皮質ステロイドが利用される疾患としては、主にリウマチ疾患、アレルギー性疾患などとなります。
- 一般的には「ステロイド薬」と呼ばれることが多いのですが、副作用が多く、主な副作用は、易感染性、骨粗鬆症、糖尿病、緑内障、満月様顔貌などがあります。
- 試験対策としては、その作用と副作用は特に重要となりますので確実に押さえておきましょう。

★★★

疾病の成り立ちと回復の促進

非ステロイド性抗炎症薬（NSAIDs）の基礎知識の覚え方は？

覚え方

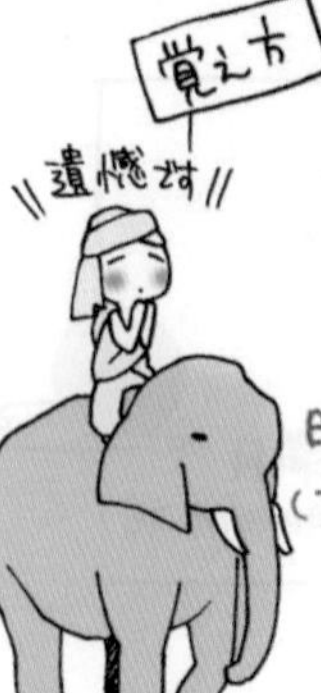

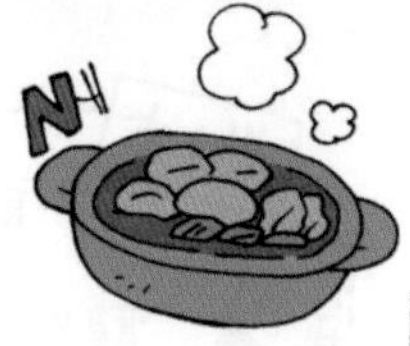

NSAIDsは チ ゲを こう食え。
（鎮痛）（解熱）（抗炎症作用）

明日は 地黒の インド 人が 象で 遺 憾。
（アスピリン）（ジクロフェナクナトリウム）（インドメタシン）（腎障害）（造血器障害）（胃腸障害）（肝障害）

語呂としてはかなり長くなっていますので、覚えづらいところだけを抜き出してもOKです。たとえば、非ステロイド性抗炎症薬という名称だけで抗炎症作用があることはわかりきっているので作用を省略して「NSAIDsの明日は地黒のインド人が象で遺憾」として、薬品の名称と副作用だけを語呂にしてしまうと、さらに覚えやすくなると思いますよ。

非ステロイド性抗炎症薬（NSAIDs）の基礎知識

セイセイセーイ！

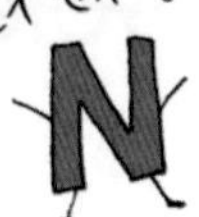

鎮痛、解熱、抗炎症作用がある。
代表的な薬品名はアスピリン、ジクロフェナクナトリウム、インドメタシンなど。
副作用は胃腸障害、肝障害、造血器障害、腎障害などがある。

基礎知識

- 非ステロイド性抗炎症薬（NSAIDs）は、鎮痛・解熱・抗炎症作用があります。
- 代表的な非ステロイド性抗炎症薬（NSAIDs）としては、アスピリン、ジクロフェナクナトリウム、インドメタシンなどがあります。
- 副作用の主なものとして、腎障害、造血器障害、胃腸障害、肝障害などがあります。
- 試験対策としては、以上で紹介したその作用と代表的な薬品名を覚えるようにしましょう。

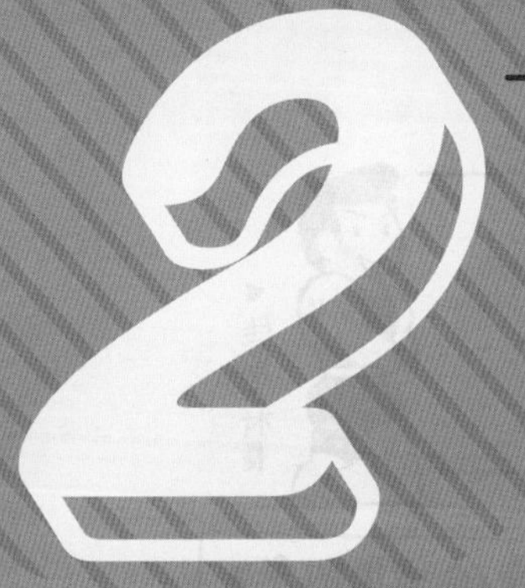

基礎看護学

バセドウ病
交感神経
オピオイド
HIV
CPR
チアノーゼ
ジギタリス製剤
下血
貧血
AED
胃癌
ビリルビン
ラ音
浮腫

★★ 必修

医療倫理原則４つの覚え方は？

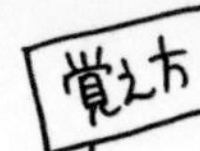

医療倫理原則は

生 前の ムキムキ 自立村長
（正義原則）（善行原則）（無危害原則）（自律尊重原則）

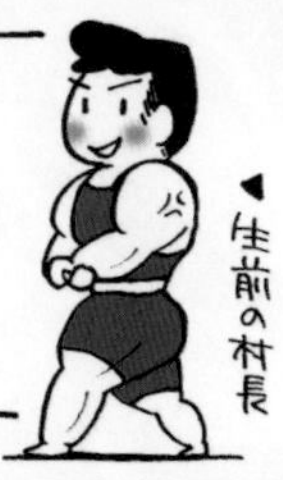

これで、医療倫理原則４つを覚えるようにしましょう。筋肉ムキムキの村長さんをイメージすれば覚えやすいですよ（亡くなっちゃっいますけど…）。

医療倫理原則４つ

・自律尊重原則
・善行原則
・無危害原則
・正義原則

医療倫理原則４つ

●医療現場で守られるべき、医療倫理原則は以下の４つです。

・自立尊重原則
・善行原則
・無危害原則
・正義原則

それぞれの意味は次のとおりです。

●〈自律尊重原則〉

自律するのは患者側を指します。患者が自分で適切な意思決定をできるように、重要な情報を提供する必要があります。そして、患者が行った意思決定を医療従事者だけではなく、患者の家族も尊重するというもの。

●〈善行（ぜんこう）原則〉

患者に対して善を行うという原則です。医療側が考える善行ではなく、患者が考える最善の善行を行うというもの。

●〈無危害原則〉

患者に対しては当然のこととして、“人”に対して無危害であることを求めるもの。

●〈正義原則〉

形式的な正義、実質的な正義を求めるもの。

●医療倫理原則は以上のとおりですが、それぞれの意味は何となく把握できると思いますので、４つの原則名を確実に覚えられるようにしましょう。

看護過程5段階の覚え方は？

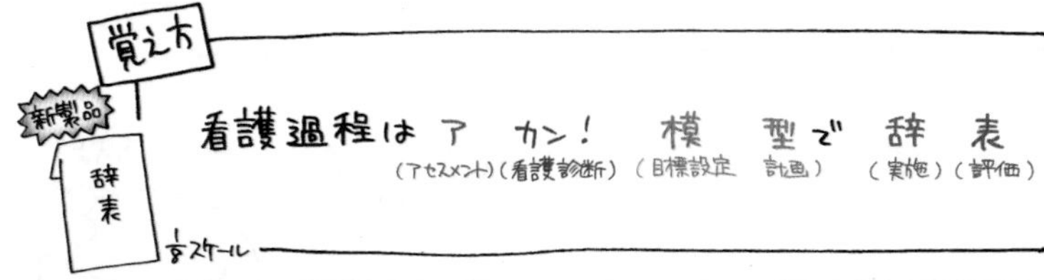

これで、看護過程の順序とそれぞれの名称を覚えることができますよ。それぞれの意味は名称から想像がつくと思うので、これだけ覚えていれば、大丈夫だと思いますよー。

看護過程の5段階

看護過程は次の5段階に分けられます

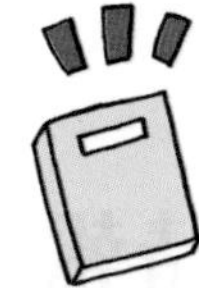

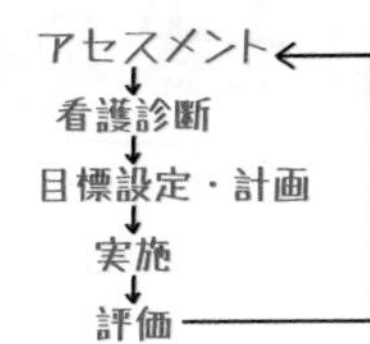

看護過程の5段階

●看護過程というのは、看護ケアやヘルスケアを必要とする人にとって望ましいケアを提供するために、看護師がどのような形で患者にかかわっていくか、計画立案・看護の実施をしていく流れのことです。

看護過程は次の5段階に分けられます。

・アセスメント…情報の収集と分析をする

↓

・看護診断…アセスメントで得られた情報を元に問題の要因を明らかにする

↓

・目標設定、計画…問題解決までの目標と、実施計画を策定する

↓

・実施…策定した計画に基づき看護ケアを実施する

↓

・評価…実施した看護ケアからどのような結果を得られたか評価する

↓

・アセスメントに戻る

看護過程は以上のように5段階に分けられます。

●それぞれの過程が持つ意味は、その単語から想像しやすいと思います。そのため、試験対策としては、過程の順序と名称を覚えられるようにしましょう。

★★★

記録方式 SOAP の意味の覚え方は？

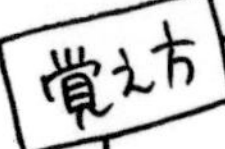

リープで 集 客，汗かいて 計画
（主観的情報）（客観的情報）（アセスメント）（計画）

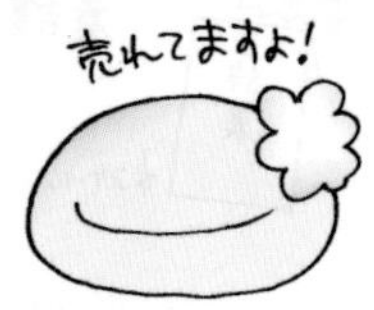

これで、SOAP のそれぞれの文字が意味するところを覚えておくようにしましょー！

記録方式 SOAP（ソープ）

S　主観的情報
O　客観的情報
A　アセスメント
P　計画

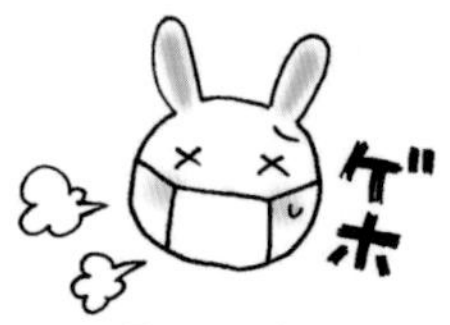

S）「のどが痛いです」
O）発熱，咳嗽あり
A）かぜ症状あり
急性上気道炎か
P）受診の手配
十分な保温
マスクの着用をすすめる

記録方式 SOAP の意味

- SOAP というのは、看護記録をつけるための記録方式のことで、POS（問題志向型方式）に基づいています。
- SOAP は、それぞれの文字に意味があります。

S（Subject）　主観的情報（患者自身から見た主観です）
O（Object）　客観的情報
A（Assessment）　アセスメント
P（Plan）　計画

- たとえば、かぜの場合ならば、以下の経過に沿って、看護記録を記述します。

S（主観的情報）　⇒　患者自身が捉えている情報「のどが痛い」
O（客観的情報）　⇒　バイタルチェックをすると「熱がある」
A（アセスメント）　⇒　S と O を踏まえて、かぜ症状の可能性を考える
P（計画）　⇒　A により決定した治療・看護指針や指導。具体的には、受診の手配、マスク着用を勧める、体を冷やさないようアドバイス。

★★★

バイタルサインの基準値の覚え方は？

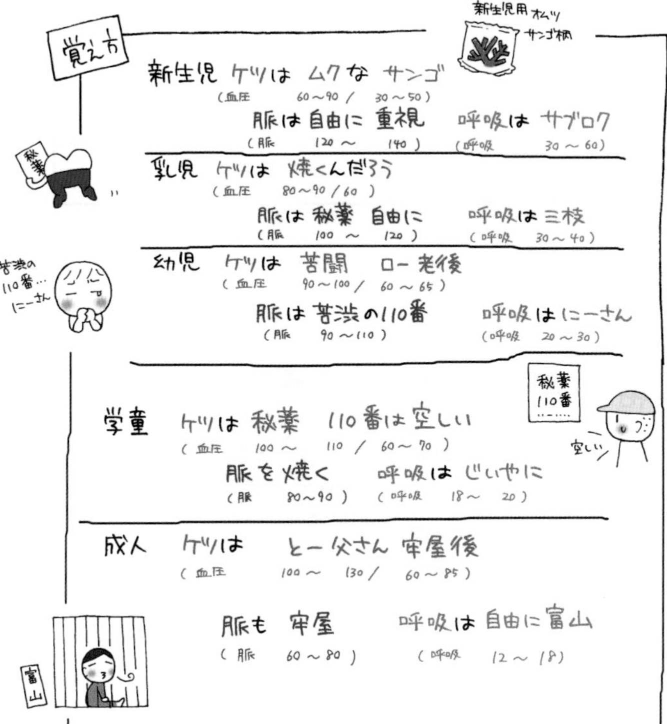

一度に覚えようと思うと、語呂とはいってもかなり大変なので、年代ごとに一つずつ覚えていくと良いと思いますよ。

血圧だけは、年代が上がるごとに、数値がUPします。脈拍と呼吸数は年代が上がることに数値がDOWNします。語呂と一緒に覚えておきましょー！

基準値

- 「バイタルサイン」というのは、看護・医学の現場で使われる医学用語で、生命徴候という意味があります。簡単にいえば「生きているサイン」という意味となります。
- バイタルサインの中でも看護の現場で使われる場合（バイタルサインの測定）は、血圧・脈拍・呼吸数・体温の4つを指します。
- 今回はこの4つの中でも覚えづらい血圧・脈拍・呼吸数について、年代ごとの基準値を紹介します。

	血圧	脈拍	呼吸数
新生児	60～90／30～50	120～140	30～60
乳児	80～90／60	100～120	30～40
幼児	90～100／60～65	90～110	20～30
学童	100～110／60～70	80～100	18～20
成人	100～130／60～85	60～80	12～18

＊脈拍・呼吸数は1分あたり。

- 以上のとおり、年代ごとにかなり細かく数値があり、さらに数値に幅もあるため、覚えるのが難しいものとなっています。

★★★

脈拍測定可能部位の覚え方は？

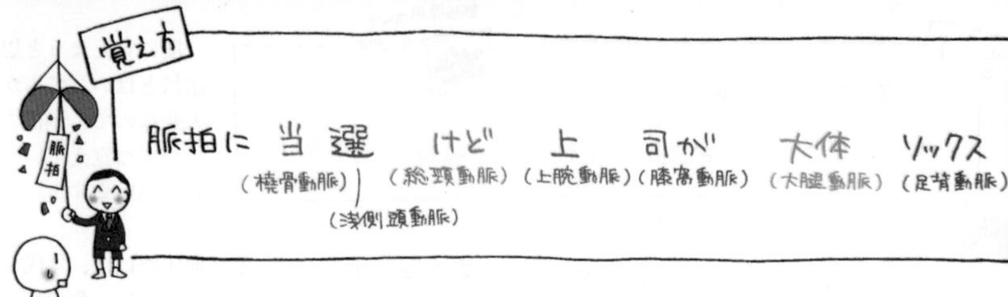

これで、脈拍測定可能部位を一気に覚えてしまいましょう。

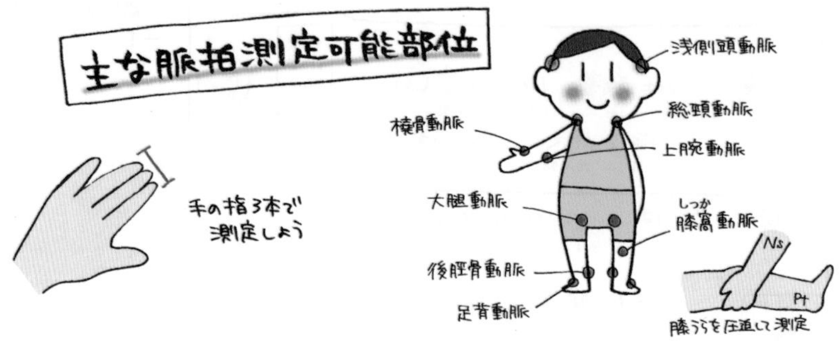

主な脈拍測定可能部位

●脈拍を測定することができる主な部位は次のとおりです。

- 橈骨動脈…使われることが一番多い部位。
- 浅側頭動脈　・総頸動脈　・上腕動脈
- 膝窩動脈　・大腿動脈　・足背動脈

●まず、橈骨動脈は看護師に限らず一般の人でも、脈拍を測るときに使う部位となりますのでわざわざ覚える必要はないかもしれませんが、橈骨動脈という名称をきちんと覚えておきましょう。

●その他の部位は、イラストで位置をつかむようにしてくださいね。試験対策としては、部位名をすべて覚えるようにしておきましょう。

●脈拍測定の一般的な手順は橈骨動脈に、手の指 3 本（第 2・3・4 指の指先）を置き、15 秒間または 30 秒間の脈拍数をカウントします。その際にリズムや強弱もチェックするようにします。

看護技術

★★★

吸引の基礎知識の覚え方は？

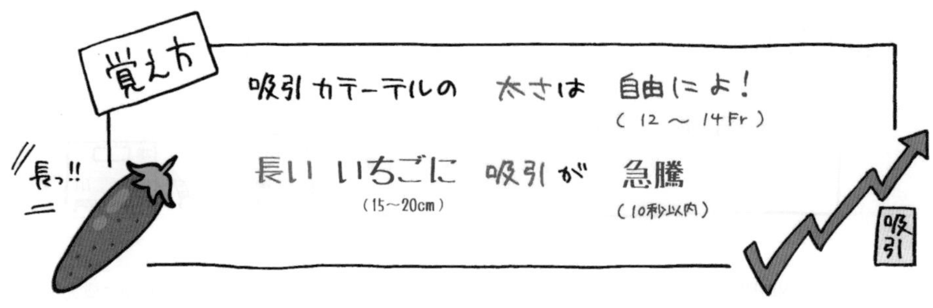

これで、「太さ」「長さ」「時間」の数値をまとめて覚えてしまいましょー。特に、太さと長さは間違えやすいと思いますので、意識的に覚えるようにしてくださいね。

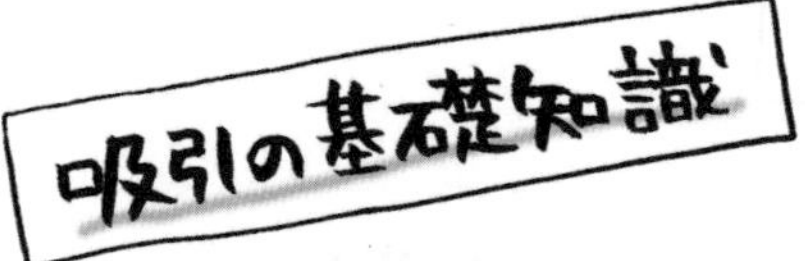

・吸引用カテーテルの太さ　12～14Fr

・挿入する長さ　15～20cm

・1回の吸引　10秒以内

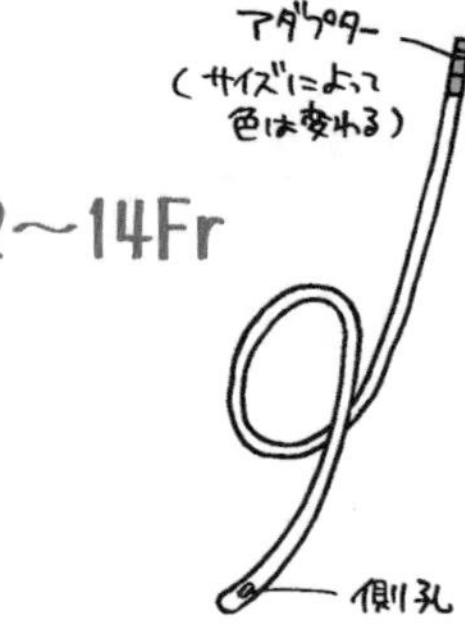

基礎知識

●体内から血液や痰などを体外に排出するために行われる吸引は、いくつか覚えておくべき数値があります。
それぞれ紹介していきます。

・吸引用カテーテルの太さ　→　12 ～ 14Fr

・気管切開時の吸引カテーテルを挿入する長さ　→　15 ～ 20cm

・1 回の吸引時間　→　10 秒以内

＊吸引時間が長くなると、動脈血酸素飽和度（SaO_2）が低下しやすくなる。

●以上のとおり、「太さ」「長さ」「時間」の数字がそれぞれ出てきますので、一つずつ確実に覚えられるようにしましょう。

腋窩と口腔の検温時間の覚え方は？

★

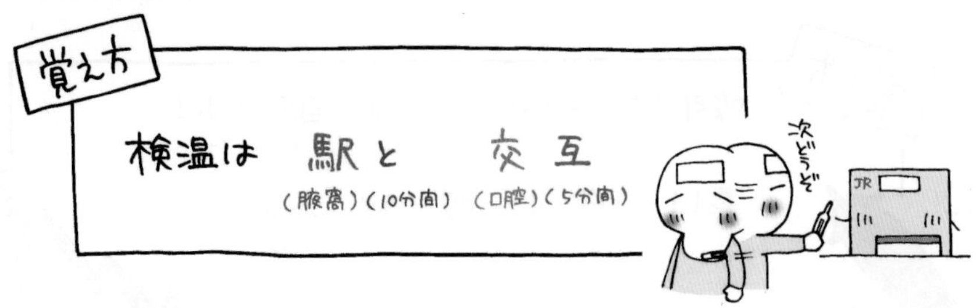

これで、検温時間を覚えることができますよ。語呂も単純で短いので、数回繰り返せば簡単に覚えられると思いますよ。
直腸の検温時間やその他基礎知識とあわせて覚えておくようにしましょうね。

腋窩と口腔の検温時間

腋窩検温…10分間（実測式）
口腔検温…5分間（実測式）

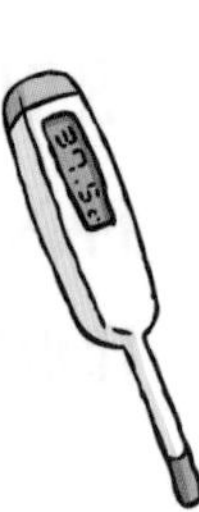

検温時間

- 体温を測る部位としては、直腸・腋窩・口腔などがあります。この中から今回は、腋窩と口腔で検温をするときの計測時間を覚えてみます。
- それぞれの検温時間は、以下のとおりです。
  - ・腋窩検温…10 分間（実測式）
  - ・口腔検温…5 分間（実測式）

  以上となりますので、それぞれの検温時間を覚えるようにしておきましょう。
- ちなみに“実測式”というのは、言葉そのままで、その部位の熱そのものを測定するというものです。ただし実測式は、測定に時間がかかるという欠点があるので、それを補うものとして“予測式”というものがあって、こちらは短時間で熱を予測して計測するというものです。

★★

罨法の種類ごとの目的の覚え方は？

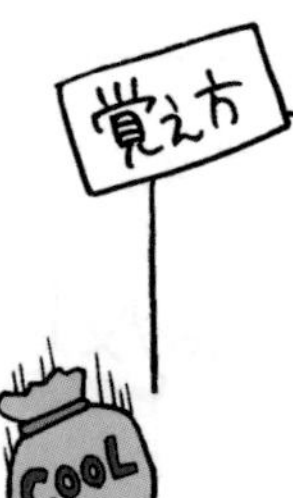

温罨法を　賃　貸　法
（鎮静）（産物の代謝）（保温）
冷罨法は　突貫で　止血　収縮
（疼痛緩和）（止血）（血管収縮作用）

これで、温罨法と冷罨法それぞれの目的を覚えましょー！　温罨法で“保温”の効果があるのは当たり前のことなので、温罨法は「賃貸（鎮静・代謝）」だけで覚えても OK だと思いますよ。

罨法の種類ごとの目的

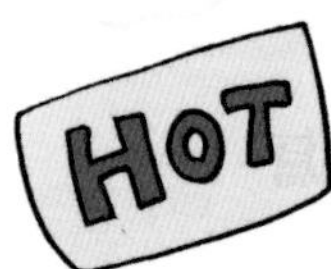

温罨法の目的
- 産物の代謝
- 鎮静
- 保温

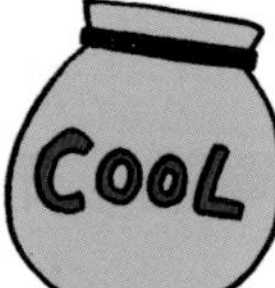

冷罨法の目的
- 血管収縮作用
- 疼痛緩和
- 止血

目的

● 罨法というのは、特定の部位または全身を温めたり冷やしたりすることで、症状の改善を図る治療法です。温める場合を“温罨法”、冷やす場合を“冷罨法”といいます。
温罨法と冷罨法では、以下のとおり異なります。
- 温罨法の目的…産物の代謝、刺激の鎮静、保温
  温罨法は、温湿布、部分入浴、湯たんぽ、電気毛布等を用いて行います。
- 冷罨法の目的…血管収縮作用、疼痛緩和、止血
  冷罨法は、冷湿布、氷枕、氷嚢等を用いて行います。

● 試験対策としては、温罨法と冷罨法それぞれの目的を覚えるようにしておきましょう。それぞれで用いる道具等は、特に意識しなくても覚えやすいと思います。

★★

罨法の禁忌の覚え方は？

覚え方

温罨法は 決戦の 出血で 休戦 握手 ダメ。
（血栓がある）（出血傾向）（急性炎症）（悪性腫瘍）

冷罨法は 例の 巡回で 決戦しちゃダメ
（レイノー現象）（循環障害）（開放性損傷）（血栓ができやすい時）

これで、温罨法と冷罨法それぞの禁忌を覚えてしまいましょう。注意点としては、どちらにおいても“血栓”絡みとなることですが、温罨法では「血栓がある」ことが禁忌であり、冷罨法では「血栓ができやすいとき」が禁忌となりますので、意識的に覚えるようにしてください。

罨法の禁忌

温罨法…出血傾向がある場合
血栓がある場合
急性炎症、悪性腫瘍

冷罨法…循環障害、開放性損傷
レイノー現象
血栓ができやすい時

レイノー現象
手足の冷感・色の変化が見られる。

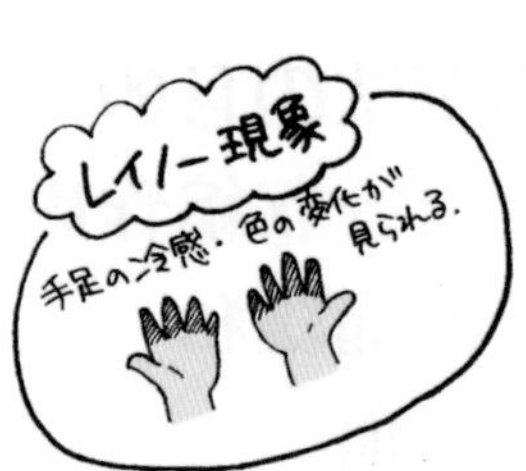

罨法の禁忌

- 罨法は、患部を温めたり、冷やしたりすることの作用から禁忌があります。
  それぞれの禁忌は以下のとおりです。
  - 温罨法…出血傾向がある場合 、血栓がある場合、急性炎症、悪性腫瘍
    温めることにより血管が拡張されたり、代謝があがるため上記が禁忌となります。
  - 冷罨法…循環障害、開放性損傷、レイノー現象、血栓ができやすい時
    冷やすことにより血流が抑制され、代謝が下がり、血管収縮作用があるため、上記が禁忌となります。

  上記の他、寒冷蕁麻疹のとき、急性炎症の治りかけのときも禁忌となります。
- 以上の禁忌は、方法ごとに間違えないように、きっちり覚えるようにしましょう。

採血の基礎知識の覚え方は？

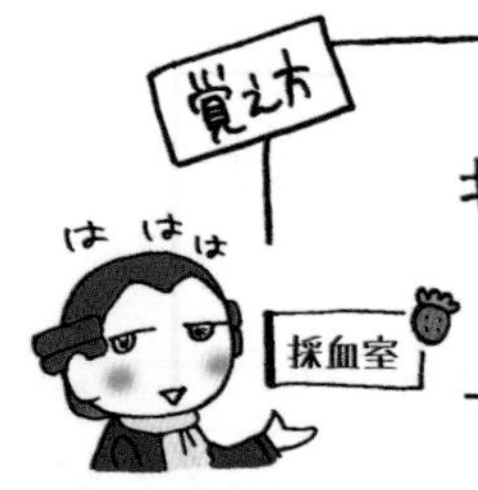

採血は 中世 侵入 イチゴに 1分。
（肘正中皮静脈） （刺入角度15～20°） （駆血時間1分以内）

これで、採血の手順の中でも覚えづらい静脈名や刺入角度などを覚えてしまいましょう。その他、細かく覚えることは多いですが、一連の流れをイメージすれば比較的覚えやすいと思いますよ！

採血の基礎知識

- 肘正中皮静脈に穿刺する
- 穿刺時は末梢側から
  刺入角度を15～20°とする
- 駆血時間は1分以内

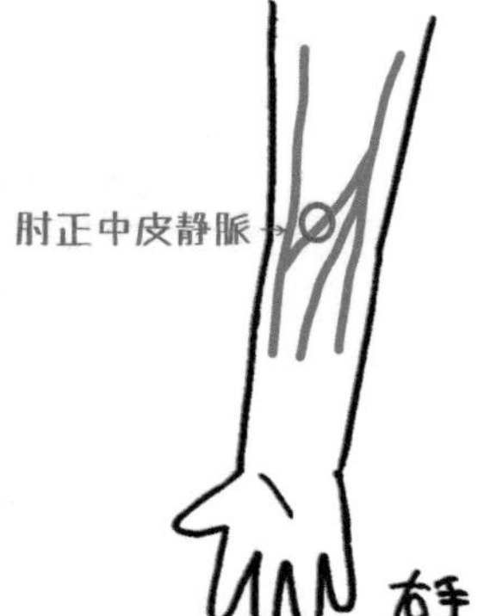

基礎知識

- 採血時に穿刺する部位としては、一般的には肘正中皮静脈となります。肘正中皮静脈は患者さんにとって疼痛が少ないために選ばれます。
- 穿刺時は、末梢側から刺入角度を 15 ～ 20° とする。
- 採血時には、穿刺部位の 10 センチ程度上（中枢側）に駆血帯を巻く必要があります。このときの駆血時間は、1 分以内にしないと血液成分が変化する可能性があります。
- 穿刺後は、
  駆血帯を外す→針を抜く→圧迫止血する（揉まない）
  という手順を踏みます。
- 駆血帯を外す前に針を抜くと、血液が、刺した部位から大量に出てくるので、この順番は間違えないように！
- 試験対策としては、一連の流れを押さえるようにしておきましょう。

★★★

看護技術

注射針の適応サイズの覚え方は？

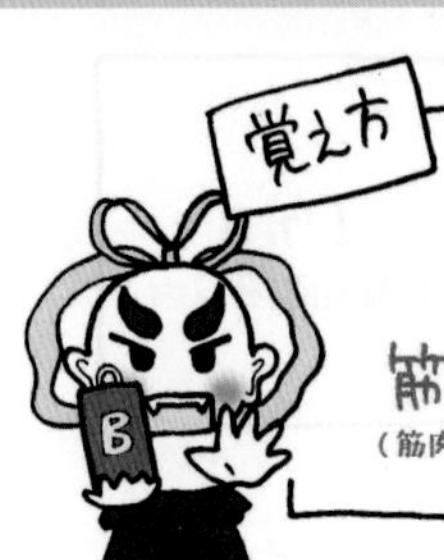

覚え方

輸血とは仁王。（輸血）（18～20G）
採血・静脈に1,2,3！（採血・静脈注射）（21～23G）
筋肉・皮下兄さんに碁。（筋肉注射）（皮下注射）（23～25G）
皮内に無になる（皮内注射）（26～27G）

ビシッ

これで、注射方法別の注射針の適応サイズをまとめて覚えることができますよ！
苦手なものだけ語呂を使うという形でも良いので、すべてのサイズを確実に覚えるように頑張ってみてくださいね。

注射針の適応サイズ

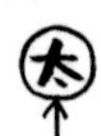

太
輸血…18～20G
採血・静脈注射…21～23G
筋肉注射
皮下注射 } 23～25G
皮内注射…26～27G
細

適応サイズ

- 注射針は方法ごとに太さが異なります。この太さの単位をゲージ（G）といいます。
- ゲージの数値が小さいほど、針は太くなります。
- 注射方法ごとの適応サイズは以下のとおりです。
  - ・輸血…18 ～ 20G
  - ・採血・静脈注射…21 ～ 23G
  - ・筋肉注射…23 ～ 25G
  - ・皮下注射…23 ～ 25G
  - ・皮内注射…26 ～ 27G

  以上のとおり、適応サイズはある程度の幅があるので、単純に数値を一つ覚えるだけではいけません。
- 一番太いサイズを用いるのが輸血時で、一番細いサイズを用いるのが皮内注射となります。
- 試験対策としては、注射方法ごとの適応サイズをまとめて覚えてしまいましょう。

★★★

看護技術

注射方法ごとの穿刺部位の覚え方は？

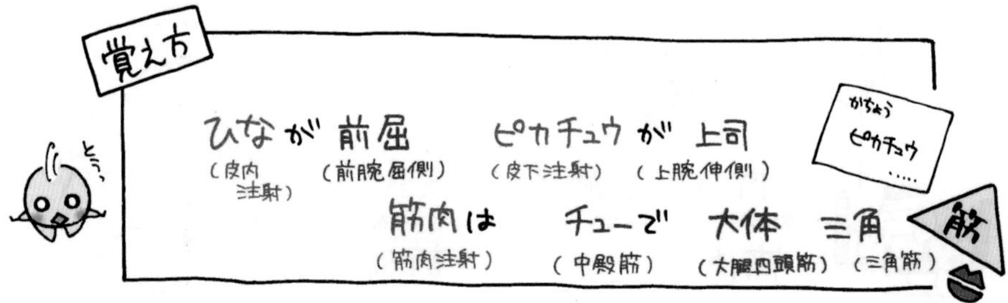

これで、注射方法ごとの穿刺部位を覚えることができますよ！
穿刺部位とあわせて、注射部位ごとの刺入角度（後述）も一緒に覚えてしまいましょー！

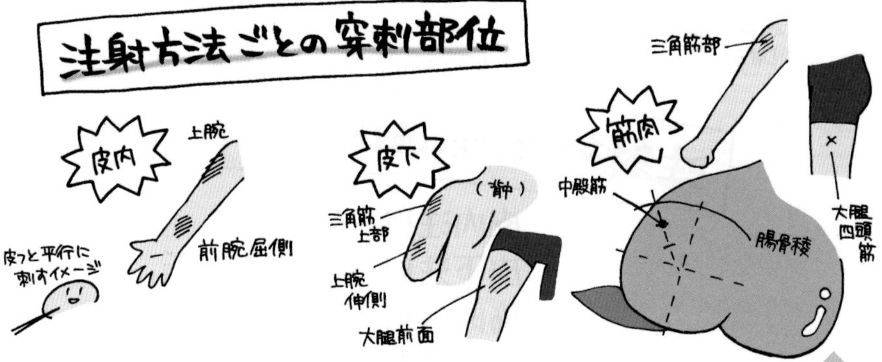

穿刺部位

●注射方法によって、穿刺部位は変わってきます。
注射方法ごとの穿刺部位は以下のとおりです。

・皮内注射　→　前腕屈側

・皮下注射　→　上腕伸側

・筋肉注射　→　中殿筋、大腿四頭筋、三角筋

それぞれの位置はイラストで確認しましょう。

●なお、静脈注射は表在静脈に穿刺します。
筋拘縮症を考慮し、小児では、できる限り注射を避けます。

●その他の注意点としては、皮内注射と静脈注射は、基本的に注射後のマッサージをしないのに対して、皮下注射と筋肉注射のときは、薬剤吸収を促進するためにマッサージを行います。
（使用薬剤により異なりますので、医師・薬剤師に確認しましょう）

●試験対策としては、穿刺部位を確実に押さえるようにしましょう。

★★★

注射部位ごとの刺入角度の覚え方は？

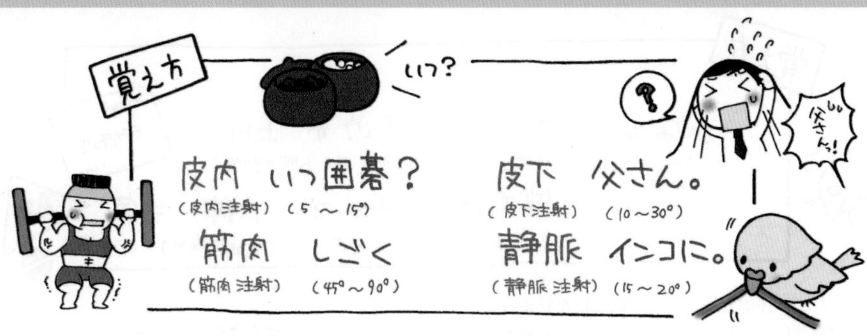

これで、注射部位別の刺入角度を押さえることができますよ。刺す場所を部位別にイメージして、語呂もあわせて覚えておけば完璧です！
一緒に注射方法ごとの穿刺部位も覚えてしまってくださいね。

注射部位ごとの刺入角度

皮内注射…5〜15°
皮下注射…10〜30°
筋肉注射…45〜90°
静脈注射…15〜20°

刺入角度

- 注射は部位ごとに、針の刺入角度が変わってきます。
  部位ごとの刺入角度は以下のとおりです。
  - ・皮内注射　5 〜 15°
  - ・皮下注射　10 〜 30°
  - ・筋肉注射　45 〜 90°
  - ・静脈注射　15 〜 20°
- 皮内は表皮と真皮の間くらいのとても浅いところに刺すので、刺入角度は一番浅くなります。そして、皮下注射・筋肉注射と順に刺入角度が深くなります。最後に静脈注射は、静脈中に刺し入れるために、若干浅い刺入角度となります。
- どこに刺すのか？　を意識すれば、ある程度の角度は覚えやすくなります。
- 試験対策としては、さらに細かい数字まで覚えるようにしておきましょう。

★★

注射方法による作用持続時間の順番の覚え方は？

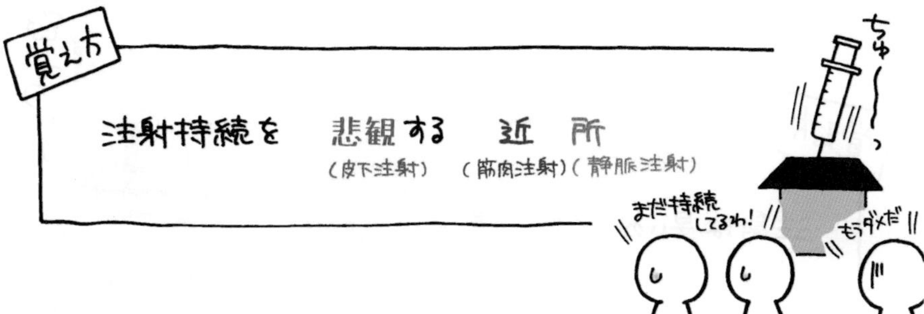

注射方法による薬剤の作用持続時間の順番は、これで覚えてしまいましょー！
そして、吸収速度はこの逆になりますので、一緒に覚えてしまいましょうね。
覚えやすいほうを片方だけ覚えてしまうという方法でも良いと思いますよ。

注射方法による作用時続時向の順番

長く効く
・皮下注射
・筋肉注射
・静脈注射

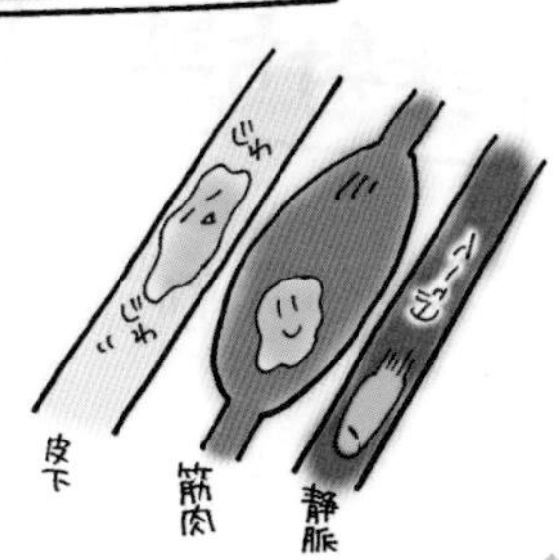

順番

- 注射方法による作用持続時間の順番は、吸収速度の反対となり、以下のとおりです。
  （長）皮下注射→（中）筋肉注射→（短）静脈注射
- 皮下注射は、皮下には血管が少ないため、薬剤が吸収されるスピードが一番遅いのですが、逆に薬剤の作用が持続する時間は、一番長くなります。
- 筋肉注射は、筋肉には皮下よりも血管が多いため、薬剤が吸収されるスピードが速くなり、薬剤が作用する時間は、皮下よりも短くなります。
- 静脈注射は、血管にするものなので、吸収は一番早くなりますが、薬剤の作用時間は一番短くなります。
- 吸収速度と作用時間は、逆の関係になりますので、覚えるときに混同しないように注意しましょう。

看護技術 ★★★

注射方法による薬剤吸収速度の順番の覚え方は？

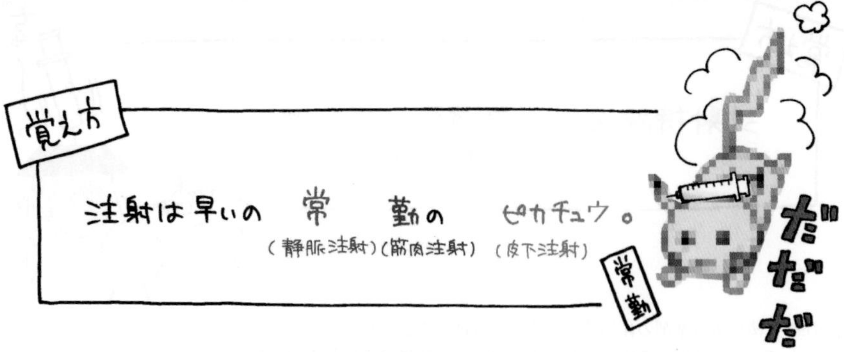

これで、注射方法による薬剤吸収速度の順番を覚えるようにしましょー！
「ピカチュウが早い」で皮下注射の吸収速度が速いと勘違いしないようにしてくださいね。あくまでも、語呂の順番が吸収速度の順番となります！

注射方法による薬剤吸収速度の順番

薬効

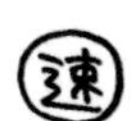

・静脈注射

・筋肉注射

遅 ・皮下注射

順番

- 注射方法による薬剤吸収速度の順番は、以下のとおりとなります。
  （速）静脈注射→（中）筋肉注射→（遅）皮下注射
- 上記のとおり、薬剤の吸収速度を速くするには、静脈注射が一番適しています。
- 筋肉注射は、上腕、太もも、臀部等に行いますが、吸収速度は筋肉中の血中濃度が高いほど、吸収も速くなります。
- 皮下注射は、毛細血管またはリンパ管により、薬剤が運ばれます。注射時は、消毒部位ではないところの皮膚をつまんで、注射を行います。また、静脈注射や筋肉注射よりも、吸収速度は遅いのですが、薬効の持続時間は長いのが特徴となります。
- 試験対策としては、吸収速度の順番を確実に覚えるようにしておきましょう。

★★★

看護技術

経管栄養法の基礎知識の覚え方は？

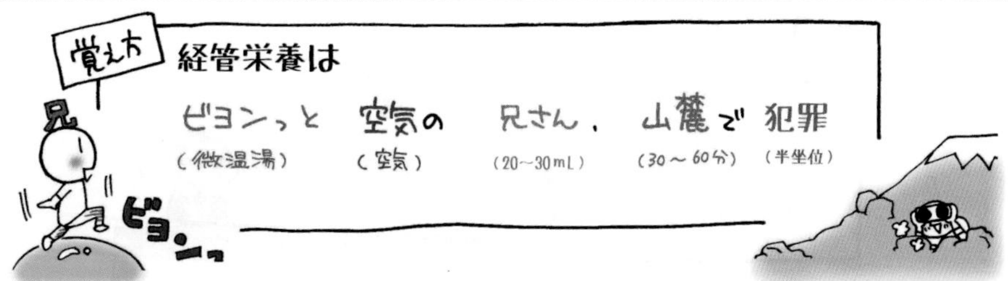

これで、下記の①～③の手順を覚えることができますよ。あとは栄養剤を注入前に常温、体温くらいに保つことも覚える必要がありますので、あわせてチェックしておきましょう。

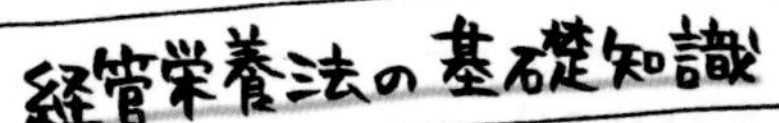

冷たすぎると下痢の原因に。

栄養剤を
常温～体温くらいに
温めて注入
↓
微温湯を20～30mL 注入
↳ 空気を20～30mL 注入 → 30～60分半坐位

せっかく入れた栄養剤が
胃から逆流して
気管に入ったら
肺炎・窒息の危険が！

基礎知識

- 経管栄養法は、口から栄養を摂取できない（食事ができない）場合に、管を通して、鼻や胃から栄養補給する方法のことです。
- 主に鼻から胃へ管を通す経鼻栄養法と、胃に直接管を通す胃瘻栄養法があります。
- 栄養剤は、常温～体温くらいに温めて注入します。栄養剤の注入後は、次の手順を踏みます。

①微温湯 20 ～ 30mL 注入
↓
②空気 20 ～ 30mL 注入
↓
③患者は 30 ～ 60 分半坐位を保つ

- 栄養剤が逆流しての誤嚥等を防ぐために、注入後に 30 ～ 60 分間は半坐位の姿勢を保つ必要があります。
- 試験対策としては、①～③の手順と、栄養剤を常温、体温くらいに温めることを覚えておきましょう。

看護技術

在宅中心静脈栄養法（HPN）が必要となる主な疾病の覚え方は？ ★

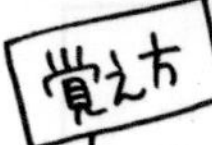

在宅中心静脈栄養法は，

黒で　短調な　悪い長官
（クローン病）（短腸症候群）（悪性腫瘍による腸管機能不全症例）

これで、在宅中心静脈栄養法が必要となる主な疾病を覚えることができますよ。元の疾病名がちょっと長いものもあるので、覚えにくいと思いますが、思い出すためのとっかかりとして、語呂を使ってみてくださいね。

在宅中心静脈栄養法（HPN）が必要となる主な疾病

- 短腸症候群
- クローン病
- 悪性腫瘍による腸管機能不全症例

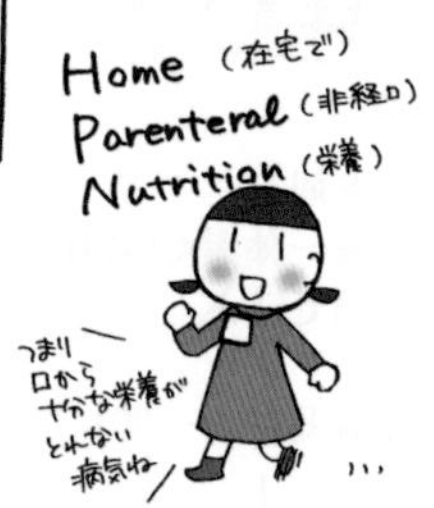

必要となる主な疾病

●在宅中心静脈栄養法とは、口から栄養を摂取できないときに利用される中心静脈栄養法（TPN）を在宅で行うものです。

略称は

H → HOME（在宅で）

P → Parenteral（非経口）

N → Nutrition（栄養）

から来ており、“HPN” となります。

●在宅中心静脈栄養法は、在宅で中心静脈栄養法を行えるため患者の QOL 向上に寄与しますが、トラブルや合併症を避けるために、患者と家族への十分な訓練、指導が必要となります。

●在宅中心静脈栄養法が用いられる主な疾病は、次のとおりです。

- 短腸症候群
- クローン病
- 悪性腫瘍による腸管機能不全症例

●試験対策としては、上記の知識と中心静脈栄養法の基礎知識をともに覚えるようにしましょう。

★★

中心静脈栄養法（TPN）で使用する血管の覚え方は？

覚え方
中心静脈栄養法は　大体　鎖骨で　泣け。
（大腿静脈）（鎖骨下静脈）（内頸静脈）
えーん

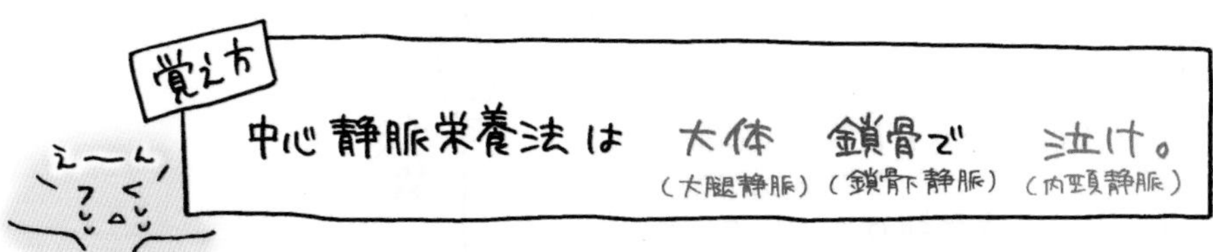

これで、中心静脈栄養法で使用される中心静脈の名称をまとめて覚えてしまいましょう。

中心静脈栄養法で使用する血管は？
無菌操作
カテーテル挿入は医師がします
Dr
内頸静脈
鎖骨下静脈
大腿静脈

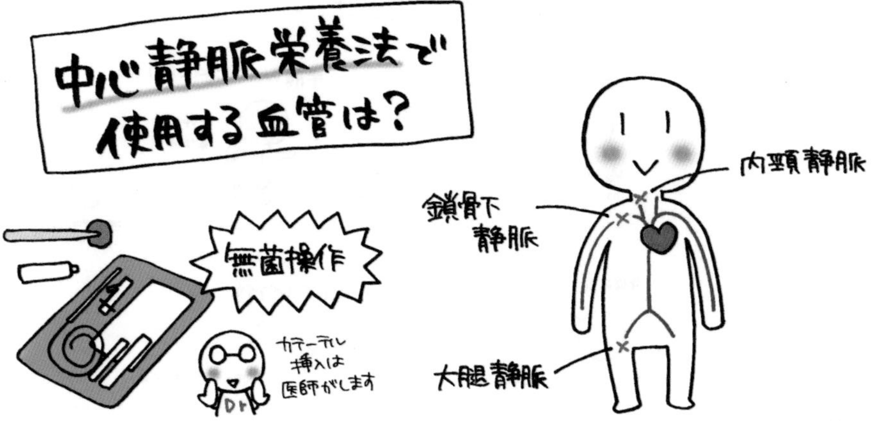

使用する血管

- 中心静脈栄養法は、口から栄養を摂取できないときに、心臓に近い中心静脈からカテーテルで栄養を補給する方法のことです。TPN（Total Parenteral Nutrition）と略されます。
- なお、口から栄養を摂取できない患者だけではなく、口から栄養は摂取できるが消化管を休める必要が生じた患者に利用される場合もあります。
- この中心静脈栄養法では下記の静脈を使用します。
  - ・鎖骨下静脈
  - ・内頸静脈
  - ・大腿静脈
- 上記の心臓に近く太い静脈を使用することになります。位置は名称から大体わかると思いますが、念のためイラストで確認しておきましょう。
- 試験対策として、上記の３つの静脈はすべて覚えておきましょう。ちなみに「内頸静脈」は「ないけいじょうみゃく」と読みますよ。

治療時の体位の種類の覚え方は？

★★★

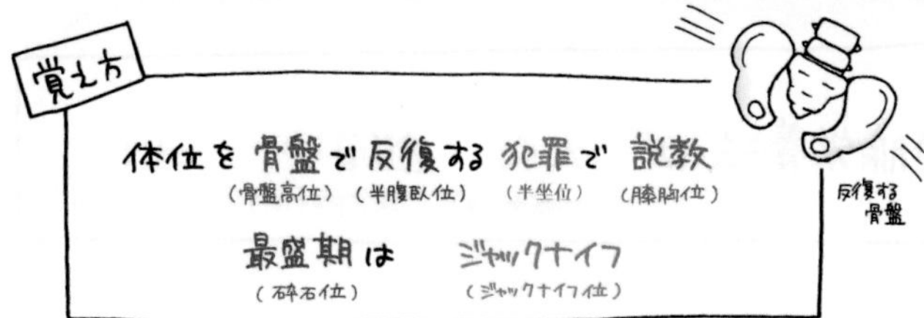

これで、体位６種類の名称をまとめて覚えることができますよ！

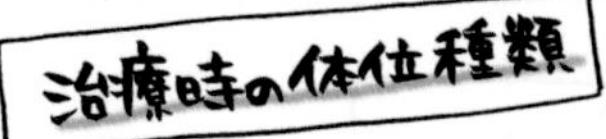

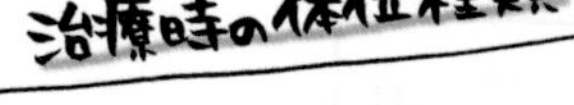

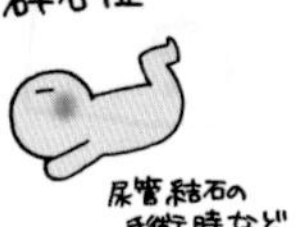

砕石位
尿管結石の
手術時など

半腹臥位（シムス位）
妊婦さんも
楽な体位

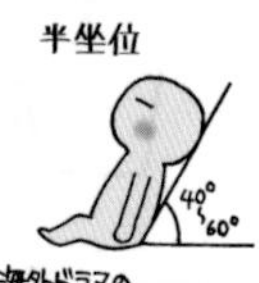

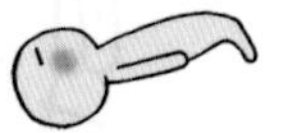

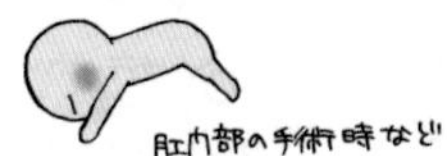

種類

●治療時の体位として主なものは、次のとおりです。

〈膝胸位（しっきょうい）〉床面に胸を向けて、膝を立てた状態で殿部（臀部）を持ち上げた状態。肛門の診察などで利用される。

〈砕石位〉仰向けになり、膝を曲げて開脚して持ち上げた状態。尿管結石の手術時や、産婦人科の診察で利用される。

〈半腹臥位（シムス位）〉うつ伏せになり、左右どちらかの膝を上げ、左右の膝の間に枕、クッション等を挟んだ状態。

〈骨盤高位〉頭部を低く仰向けになった状態。大量出血やショック時に利用する。

〈ジャックナイフ位〉うつ伏せで、腰の部分で折れ曲がった状態。肛門部や仙骨部の手術で利用する。下大静脈の圧迫により低血圧になりやすい。

〈半坐位〉上半身を 40 ～ 60° の角度で起こした状態。

●以上が主な治療時の体位となります。試験対策としては、すべての体位名称を覚えるようにしておきましょう。

★★★ 必修

清拭の基礎知識の覚え方は？

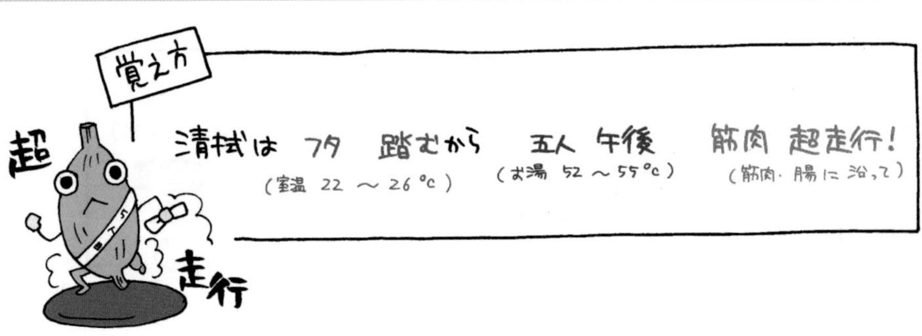

これで、室温とお湯の温度と拭き方の基礎的な知識を覚えてしまいましょー！

清拭の基礎知識

室温22～26℃　お湯52～55℃
筋肉、腸の走行に沿うように行う。

基礎知識

- 清拭の基礎的な知識は、次のとおりです。
  - ・室温を 22 ～ 26℃に保つ。
  - ・お湯を 52 ～ 55℃にする。
  - ・筋肉、腸の走行に沿って行う。
  - ・清拭用タオルを絞った後は、腕の内側で温度確認する。
  - ・清拭用タオルは、肌から離さないように拭く。
  - ・看護師から見て、遠い側を先に拭く。
- 試験対策としては、室温とお湯の温度を覚えることと、筋肉と腸の走行に沿って拭くことを確実に覚えておきましょう。
- その他の基礎知識については、実習を通して実践することで、自然と覚えることが可能だと思います。室温とお湯については、文献によって多少の幅がある場合もありますが、とりあえず上記の温度を覚えておけば、試験対策としては問題ありません。

★★★

坐位の褥瘡ができやすい部位の覚え方は？

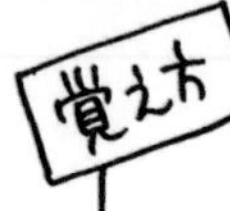

坐位は　船　尾で　ザコが　貢献　カット
（仙骨部）（尾骨部）（坐骨部）（後頭部・肩甲骨部）（踵部）

車椅子は　肩で　ビ　ザ
（肩甲骨部）（尾骨部）（坐骨部）

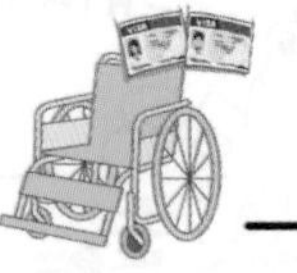

これで、坐位と車椅子坐位の違いを明確にして、褥瘡の好発部位を覚えましょう。

坐位の褥創ができやすい部位

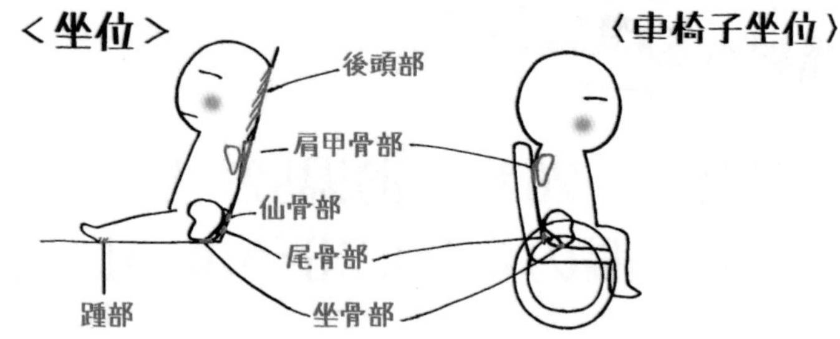

できやすい部位

- 座った状態だとあまり褥瘡ができるイメージが湧かないかもしれませんが、座った状態が長時間続けば、当然褥瘡ができます。

〈坐位：褥瘡の好発部位〉

・後頭部　・肩甲骨部　・仙骨部　・尾骨部　・坐骨部　・踵部（しょうぶ）

- 以上が坐位の褥瘡の好発部位となります。座っているだけなのに意外と多いので、覚えるのが少し大変です。また、お尻周りだけで、仙骨部・尾骨部・坐骨部と3か所もあるので、注意しましょう。
- さらに、車椅子坐位の場合は、好発部位が少し違います。

〈車椅子坐位：褥瘡の好発部位〉

・肩甲骨部　・尾骨部　・坐骨部

- 以上のとおり、3か所ありますが、坐位と共通する部位になります。坐位の場合と違って、お尻周りは、尾骨部・坐骨部の2つだけ（仙骨部はない）となります。

皮膚・創傷管理

★★★

側臥位の褥瘡ができやすい部位の覚え方は？

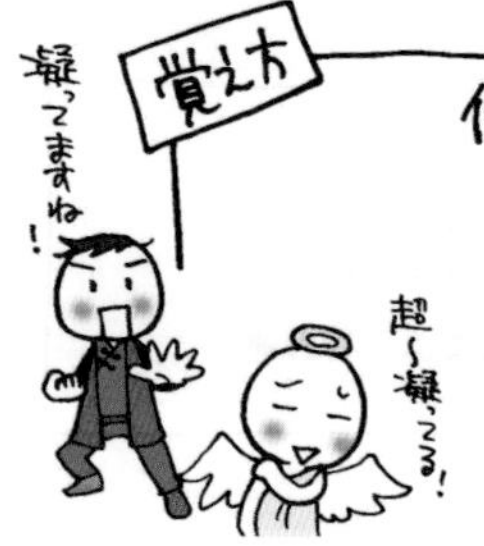

側臥位は 次回 挙法 で
（耳介部）（肩峰突起部）

超凝ってる 大天使が 膝 カーブ
（腸骨部）（大転子部）（膝関節部）（踝部）

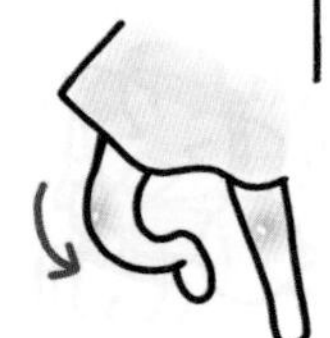

これで、側臥位の褥瘡好発部位をまとめて覚えることができますよ。膝は「膝関節部・しつかんせつぶ」なのですが、ここは語呂として名称を覚えられるようにはなっていないので、必要な場合は自力で覚えておいてくださいねー。

側臥位の褥瘡ができやすい部位

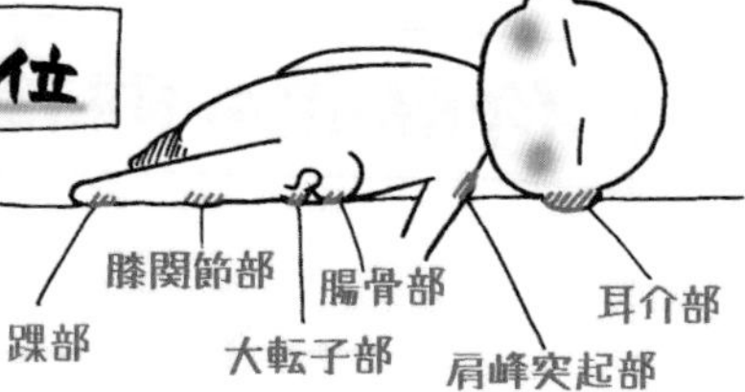

できやすい部位

- 寝たきり等により、皮膚や皮下組織が長時間圧迫されて起こる。
- 今回は横向きに寝た状態である側臥位で褥瘡ができやすい部位を紹介していきます。側臥位での長時間の手術中などに圧迫される部位でもあります。

  〈側臥位・褥瘡の好発部位〉

  ・耳介部（じかいぶ）

  ・肩峰突起部

  ・腸骨部

  ・大転子部

  ・膝関節部（しつかんせつぶ）

  ・踝部（かぶ）
- 横を向いた状態ということで、「耳」「肩」「腰」は長時間圧迫されるというイメージがしやすいのではないでしょうか。ただ、名称がちょっと特殊なのと、膝や踝部など、圧迫されているというイメージがない部分もあります。
- 試験対策としては、どの部分なのか？　を確実に覚えるようにしておきましょう。余裕があれば、名称もきちんと覚えられると良いですね。

★★★

仰臥位の褥瘡ができやすい部位
の覚え方は？

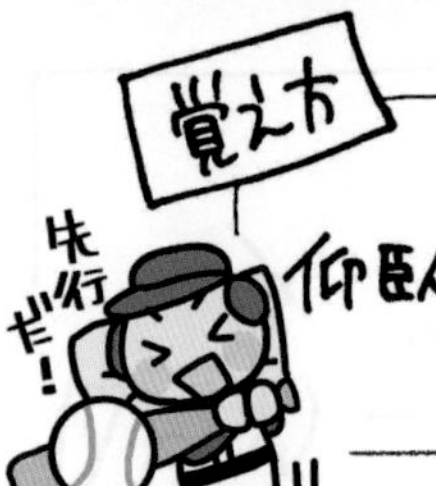

仰臥位に貢献する 中等部が 先行 勝負

（後頭部・肩甲骨部）（肘頭部） （仙骨） （踵部）

これで、仰臥位の褥瘡好発部位を覚えることができますよ。前述したとおり、後頭部・肩甲骨部・仙骨部は比較的イメージしやすいところなので、イメージしづらい肘頭部と踵部だけを覚えたいときは、「仰臥位に中等部がカット」でも OK ですよ。

仰臥位の褥瘡ができやすい部位

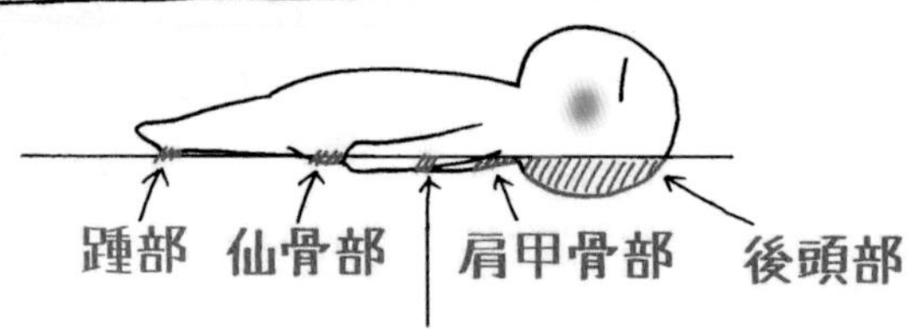

できやすい部位

- 褥瘡は、寝たきりなどにより、皮膚や皮下組織が長時間圧迫されて起こります。
- 姿勢によって褥瘡の好発部位は異なりますが、今回は仰臥位の褥瘡の好発部位を紹介します。

〈仰臥位：褥瘡の好発部位〉

・後頭部

・肩甲骨部

・肘頭部（ちゅうとうぶ）

・仙骨部

・踵部（しょうぶ）

- 上を向いた状態で寝ているので、後頭部・肩甲骨部・仙骨部は、比較的イメージしやすいと思います。肘頭部と踵部は、長時間圧迫されているイメージがないかもしれませんので、こちらは意識して覚えるようにしておきましょう。
- 以上の、褥瘡の好発部位は確実に覚えるようにしておきましょう。

褥瘡の重症度評価 DESIGN-R®の覚え方は？

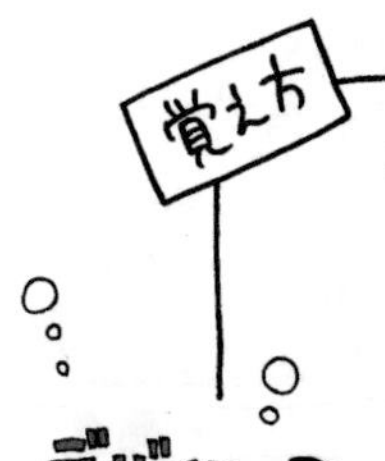

褥瘡のデザインは 深く 進出
（DESIGN-R）（深さ）（滲出液の多寡）

大きな 炎症で 肉が 壊死の ポケット
（大きさ）（炎症）（肉芽組織の性状）（壊死組織の有無）（ポケット）

デザインR

壊死!?

これで、DESIGN-R の文字ごとの意味を覚えてしまいましょう。語呂の順番が DESIGN の並びに対応していますよ！

褥瘡の重症度評価 DESIGN-R(R)

日本褥瘡学会

D…深さ
E…滲出液の多寡
S…大きさ
I…炎症/感染の有無
G…肉芽組織の性状
N…壊死組織の有無

＊ポケットがある時は…
P…ポケットの有無を加える

重症度評価 DESIGN-R®

- 褥瘡の重症度を評価する指標として、DESIGN-R があります。文字それぞれに意味があり、次のようになっています。

  D…深さ（Depth）
  E…滲出液の多寡（Exudate）
  S…大きさ（Size）
  I…炎症 / 感染の有無（Inflammation ／ Infection）
  G…肉芽組織の性状（Granulation）
  N…壊死組織の有無（Necrotic tissue）

  ＊ポケットがあるときは、ポケット（Pocket）の有無を記載。-R は Rating（評価）

- 試験対策としては、文字それぞれの意味を押さえるようにしましょう。褥瘡ができるときに皮膚に何が発生するのか？　から連想すれば、比較的覚えやすいことばかりだと思います。覚えづらいところは、語呂で覚えてしまいましょう。
- ちなみに、DESIGN-R は、日本褥瘡学会の登録商標となっています。

★★★

ブレーデンスケールの6項目の覚え方は？

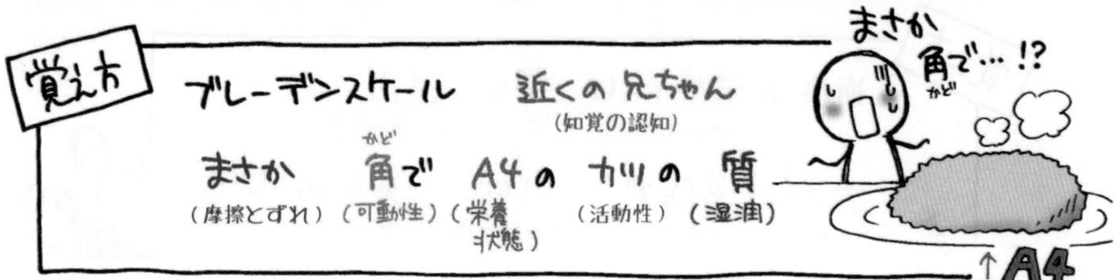

これで、ブレーデンスケール6項目をまとめて覚えてしまいましょー！

ブレーデンスケール6項目

・知覚の認知
・湿潤
・活動性
・可動性
・栄養状態
・摩擦とずれ

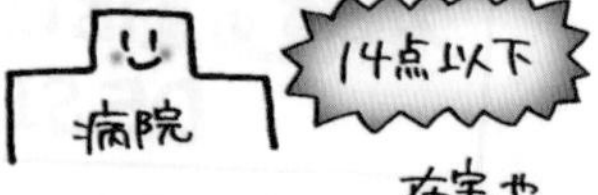

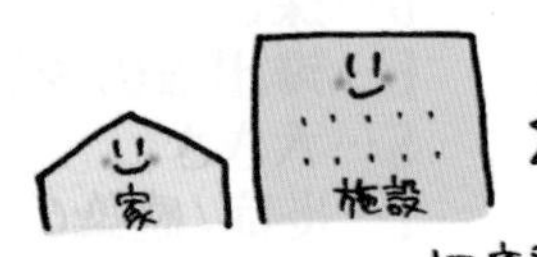

ブレーデンスケールの6項目

- ブレーデンスケールは、褥瘡が発生する危険度（リスク）を数値で評価する方式の一つです。次の項目を観察します。
  ・知覚の認知　・湿潤　・活動性　・可動性　・栄養状態　・摩擦とずれ
- 以上の6項目を23点満点でチェックします。“摩擦とずれ”だけは3点が満点で、その他5項目は4点が満点となります。
  例えば、“知覚の認知”を例にすると…
  1点…全く知覚なし　2点…重度の障害あり　3点…軽度の障害あり　4点…障害なし
- 以上のように、患者がどこにあてはまるかを観察して、点数をつけていきます。
- 病院では、合計14点以下が褥瘡発生の危険あり。
- 在宅、施設では、合計17点以下が褥瘡発生の危険あり。
- 以上のように、患者のいる場所によって評価が多少異なります。
- 試験対策としては、6項目すべてを覚えられるようにしておきましょう。

★★★

創傷の治癒過程の覚え方は？

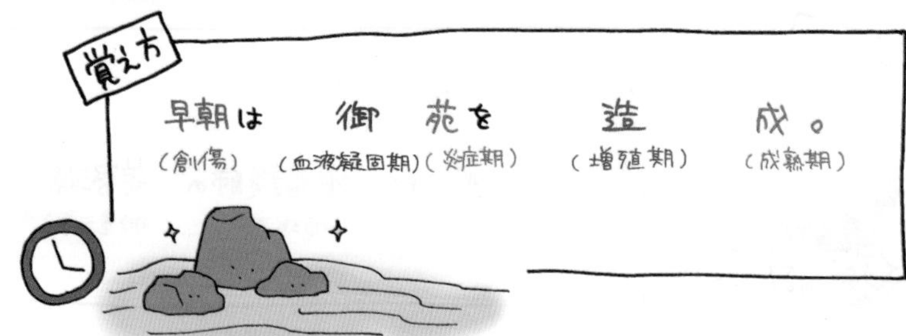

かなーり短い語呂なので、結構簡単に覚えられると思いますよ！
ちなみに「御苑」は皇室所有の庭園のことです。

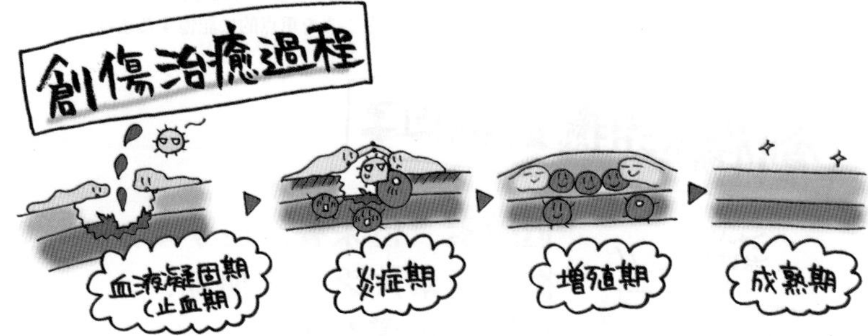

創傷治癒過程

- 創傷とは、様々な原因でできた損傷（傷）を表します。
- そのため、ナイフでついたような切り傷も、咬まれることでできた咬創も、針などでできた刺し傷もすべて“創傷”ということになります。
- 創傷は、以下のような過程を経て治癒します。
  1. 血液凝固期
  2. 炎症期
  3. 増殖期
  4. 成熟期
- 細胞の増殖を促して、早期に治癒させるためには、ドレッシング材（ハイドロサイトなど）で覆って創部を湿潤させることが必要です。
- なお、創部は消毒せず洗浄するだけに留めることもあります（土、泥などによる明らかな創汚染などのときは別です）。
- 試験対策としては、それぞれの過程が意味するところは、ある程度の把握に留めて（覚えられれば理想的ですが…）、治癒過程とその順番を確実に押さえられるようにしておきましょう。

★★★

創傷の治癒遅延因子の覚え方は？

覚え方
べちっ
これが
美容源っ！
准

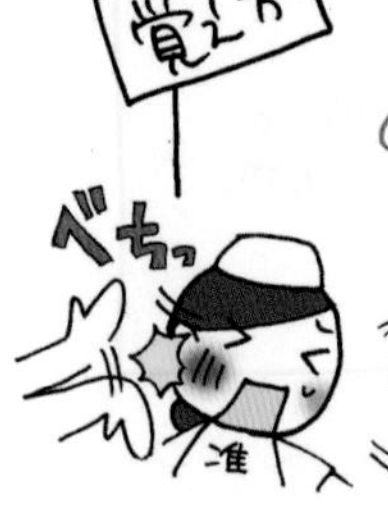

低い Aさん 高潔で
（低栄養・低酸素）（高血糖）

かーさん ビンタが 准看護師の 美容源
（感染）（ビタミン欠乏）（循環不全）（微量元素欠乏）

これで、創傷の遅延因子をまとめて覚えましょう〜。
とはいっても、低栄養とか、低酸素、ビタミン欠乏などは覚えるまでもなく、「そりゃ遅延因子になるでしょー」という感じなので、その他の覚えづらいところを重点的に記憶するようにすると良いですよ。

創傷の治癒遅延因子

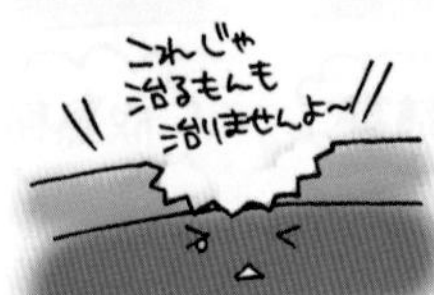

これじゃ
治るもんも
治りませんよ〜

低酸素、低栄養、ビタミン欠乏、
微量元素欠乏、高血糖、
感染、循環不全

治癒遅延因子

●創傷の治癒遅延因子として主なものは、以下のとおりです。

・低酸素
・低栄養
・ビタミン欠乏
・微量元素欠乏…必須微量元素である亜鉛、銅などの欠乏
・高血糖
・感染
・循環不全…血液の循環量、質が不足する状態

●日常的に経口で食事を摂ることが困難であったり、高血糖が続く状態であったり、全身状態が悪かったりすると、傷はなかなか塞がらないということになります。そのため、血液データと併せて創傷の状態を観察する必要があります。

●試験対策としては、上記の遅延因子をすべてまとめて覚えるようにしておきましょう。

★★★

口腔・鼻腔・気管内吸引の吸引圧の覚え方は？

覚え方

口吸引の　秘薬から　秘薬ご自由に。
（口腔内吸引）　（100 ～ 150 mmHg）
鼻吸引は　ハチ自由に。気管吸引の　秘薬ご自由に飛躍。
（鼻腔内吸引）（80～120mmHg）（気管内吸引）　（150 ～ 200mmHg）

これで、口吸引、鼻吸引、気管吸引それぞれの吸引圧の数値を覚えることができますよ！
「秘薬」と「飛躍」は、「100」を表していますので、出てくる回数がちょっと多いですが、区別して覚えるようにしてみてください。

口腔、鼻腔、気管内吸引の吸引圧

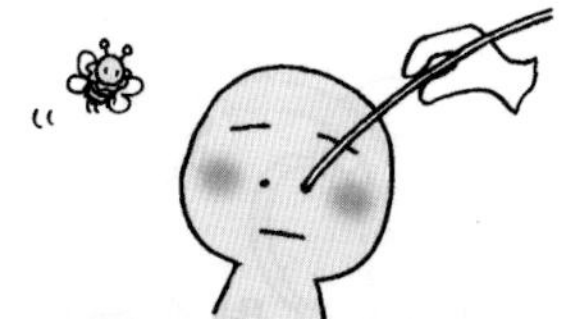

鼻腔内 80～120mmHg

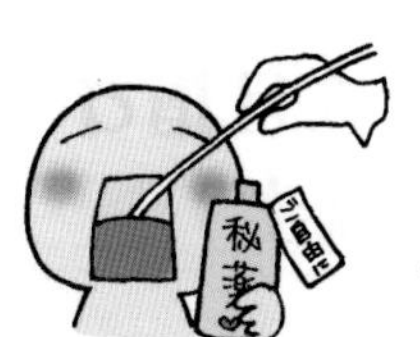

気管内150～200mmHg

口腔内 100～150mmHg

吸引圧

- 吸引は、口腔内や鼻腔内の痰や血液などを体外に排出するために行われます。
- この吸引時に気道に傷がつくことを防ぐために、吸引圧は以下を目安にするようにします。
  - ・口腔内　→　100 ～ 150mmHg
  - ・鼻腔内　→　80 ～ 120mmHg
  - ・気管内　→　150 ～ 200mmHg
- 鼻腔内が一番弱い吸引圧となり、次に口腔内となり、一番強いのが気管内吸引となります。それぞれについて、できれば数値もあわせて覚えるようにしましょう。

★★★

酸素療法の基礎知識の覚え方は？

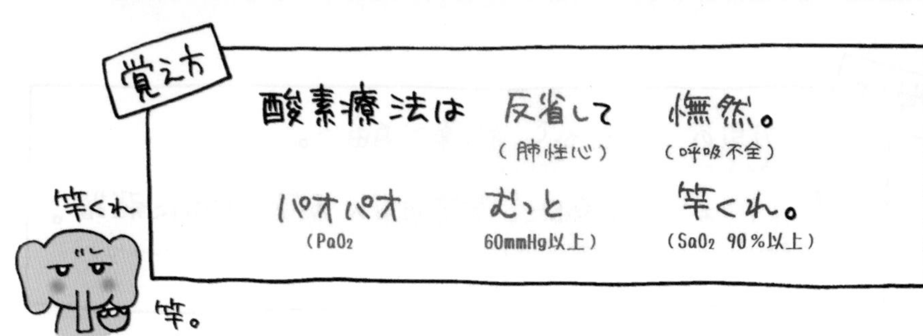

これで、酸素療法の基礎知識を覚えてしまいましょー。
できればその他に、利用する器具の名称やボンベの色（黒）も一緒に覚えてしまえれば理想的ですね。

酸素療法の基礎知識

・酸素療法は呼吸不全、肺性心の患者に行われる
・PaO_2　60mmHg以上を目指す（またはSaO_2　90％以上）

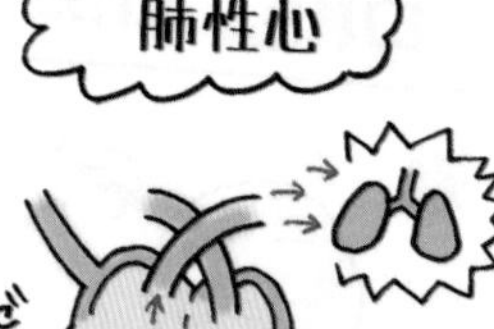

基礎知識

- O_2 不足によって、肺血管は収縮します。よって O_2 不足は、肺高血圧症の原因になります。
- 酸素療法は、低酸素症を改善させるために行われるもので、酸素濃度を高めた酸素を吸入させる治療方法です。主に、呼吸不全、肺性心の患者に行われます。
- PaO_2　60mmHg 以上（または SaO_2 を 90％以上）を目指す。
- 酸素療法で用いられる器具としては、鼻腔カニューレ、単純酸素マスクなどがあります。なお、酸素ボンベは、高圧ガス保安法容器保安規則によって黒色にすることが義務づけられています。
- 試験対策としては、酸素療法を用いる疾患と、治療により目指す数値を確実に押さえるようにしましょう。

★★★

標準予防策（スタンダードプリコーション）と感染源の覚え方は？

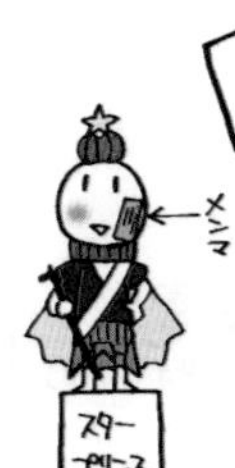

覚え方

スタプリの 皮膚に 多 分 メンマの 気 配
（スタンダードプリコーション）（損傷した皮膚）（体液）（分泌物）（粘膜）（血液）（排泄物）

多分 メンマ…

これで、標準予防策（スタンダードプリコーション）で“感染源”と定義されるものを一気に覚えてしまいましょう。

標準予防策（スタンダードプリコーション）と感染源

全ての患者、医療現場に共通して実施される感染対策のこと。
感染源とみなされるのは、
血液、体液、分泌物（汗を除く）、排泄物、粘膜、損傷した皮膚

標準予防策（スタンダードプリコーション）と感染源

- 標準予防策は、スタンダードプリコーションとも呼ばれる感染対策のことです。
- 標準予防策（スタンダードプリコーション）ではすべての患者、すべての医療現場に共通して実施されます。
- 感染源とみなされるものは以下のとおりです。
  - ・血液
  - ・体液（唾液、胸水、腹水、心のう液、脳脊髄液など）
  - ・分泌物（汗を除く）
  - ・排泄物
  - ・粘膜
  - ・損傷した皮膚

  以上のとおりとなっており、基本的には人体から出る多くの物質が感染源とされています。
- これらから病原菌等が感染しないように予防策を講じることを、標準予防策（スタンダードプリコーション）といいます。

★★★

滅菌法の種類の覚え方は？

貸さん！
ガス

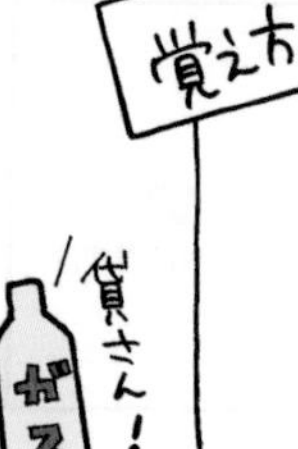

覚え方

- 高圧 蒸気で 理念を 構成
（高圧蒸気滅菌法） （リネン類） （鋼製小物）
- 酸 化 プラス ゴム
（酸化エチレンガス滅菌法） （プラスチック） （ゴム製品）
- 貸さん ガス 高額な 電子
（過酸化水素低温ガスプラズマ滅菌法） （光学機器）（電子機器）
- 乾 熱 は ガラスで 構成
（乾熱滅菌法） （ガラス製品） （鋼製小物）

これで、滅菌法ごとの対象物を覚えることができますよ。滅菌法ごとに違う語呂なので一つずつ着実に覚えていきましょう。

滅菌法の種類

なんでもオートクレーブに入れちゃダメ！
←気管支鏡

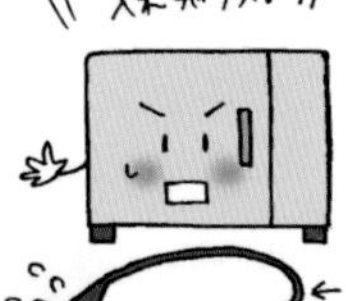

- 高圧蒸気滅菌法（オートクレーブ）
  ⇒鋼製小物、リネン類
- 酸化エチレンガス滅菌法（EOG滅菌）
  ⇒プラスチック、ゴム製品
- 過酸化水素低温ガスプラズマ滅菌法
  ⇒光学機器、電子機器
- 乾熱滅菌法
  ⇒ガラス製品、鋼製小物

滅菌テープ

滅菌すると…

こうなるよ

種類

●滅菌というのは、細菌類等を限りなく無菌に近い状態にすることをいいます。

●医療行為を施す過程で、様々な器具等を看護師は使いますが、これらの器具等を滅菌する必要があります。

●滅菌法はその器具によって違います。対象物による滅菌法の種類を以下紹介します。

・高圧蒸気滅菌法　⇒　リネン類、鋼製小物（手術器具）

・酸化エチレンガス滅菌法　⇒　プラスチック／ゴム製品

・過酸化水素低温ガスプラズマ滅菌法　⇒　光学／電子機器

・乾熱滅菌法　⇒　ガラス製品、鋼製小物

●試験対策としては滅菌法の名称と、どの滅菌法を使うと何を滅菌できるのか？　を区別できるようにしておきましょう。

★★★

感染防止対策

消毒薬の効能による分類の覚え方は？

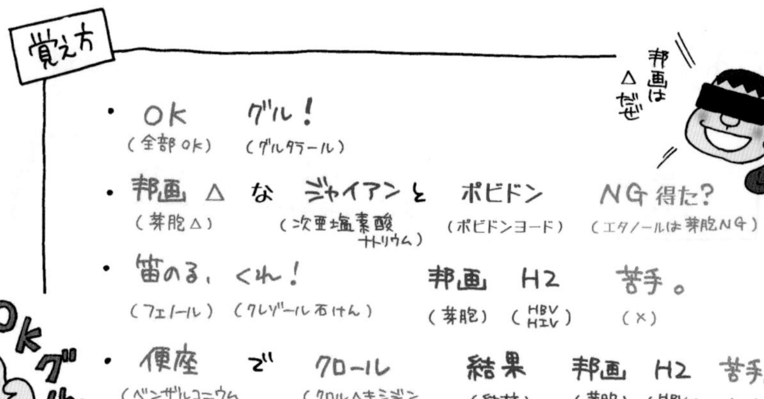

芽胞を除いて一部の△となるものについては省略していますのでご注意ください。とりあえず、○と×を明確に区別できるようにし、余裕があれば△のものを覚えましょう。

消毒薬の効能による分類

消毒薬	細菌	結核	真菌	ウィルス（エンベロープあり）	HBV HIV	芽胞	なにに使うの？
グルタラール（ステリハイド）	○	○	○	○	○	○	手術器具の消毒など
次亜塩素酸ナトリウム（ピューラックス）	○	○	○	○	○	△	ノロウィルスなどの吐物にもOK
エタノール（消毒用エタノール）	○	○	○	○	○	×	皮膚の消毒にも使える！
クレゾール石けん（クレゾール石けん液）フェノール（フェノール）	○	○	△	△	×	×	結核菌や排泄物に
ベンザルコニウム塩化物（オスバン）	○	×	△	△	×	×	石けんと併用NG
クロルヘキシジングルコン酸塩（ヒビテン）	○	×	△	△	×	×	皮膚にも使える
ポビドンヨード（イソジン）	○	○	○	○	○	△	皮膚にも使える

分類

- 消毒薬の効能による分類は、上記の表のとおりです。
- 一つの消毒薬ごとに、効能を記憶していくのはかなり効率が悪いので、効能ごとに分けてまとめて覚えてしまう形をおすすめします。

誤薬防止5つのRの覚え方は？

★★★

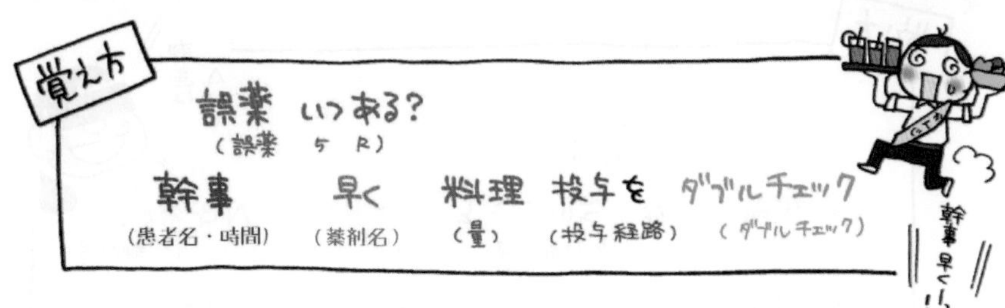

これで、5つのRをすべてまとめて覚えてしまいましょう。5つのRを覚えるだけであれば、前後を省略して「幹事早く料理投与」だけでもOKですよ。

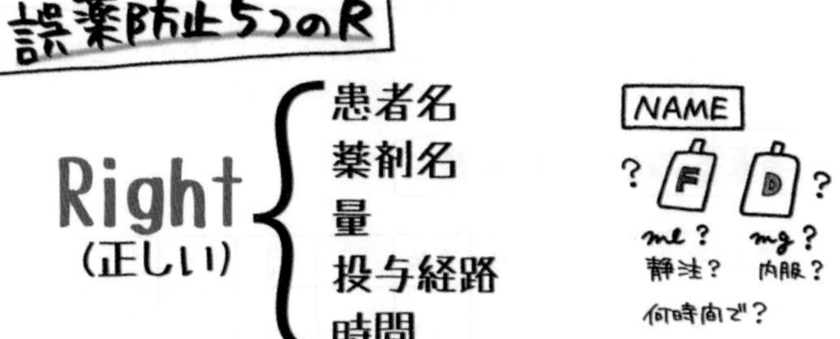

誤薬防止5つのR

- 誤薬を防止するために気をつけることとして、5つのRがあります。
- これは5つの気をつけるべきことを列挙したもので、"R"は"Right＝正しい"を意味します。
- 具体的には以下のとおりです。
  正しい患者（Right Patient）
  正しい薬剤名（Right Drug）
  正しい量（Right Dose）
  正しい投与経路（Right Route）
  正しい時間（Right Time）
- 以上について、正しいかどうかを必ずチェックする必要があります。また看護師2名でダブルチェックも行います。

安全管理

★★

リスクマネジメントのプロセス（順番）の覚え方は？

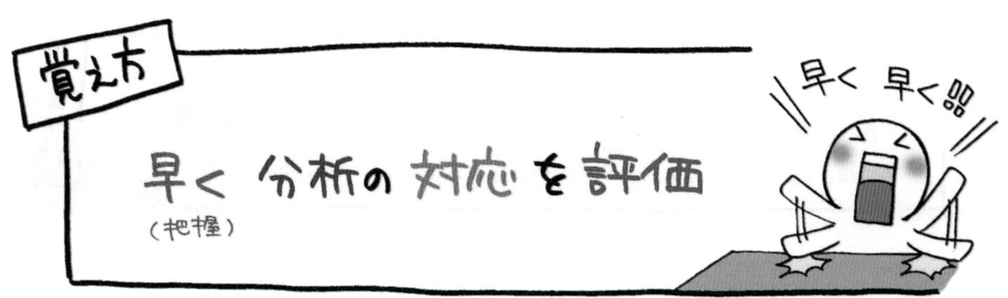

これで、リスクマネジメントのプロセスを確実に覚えておくようにしましょう！

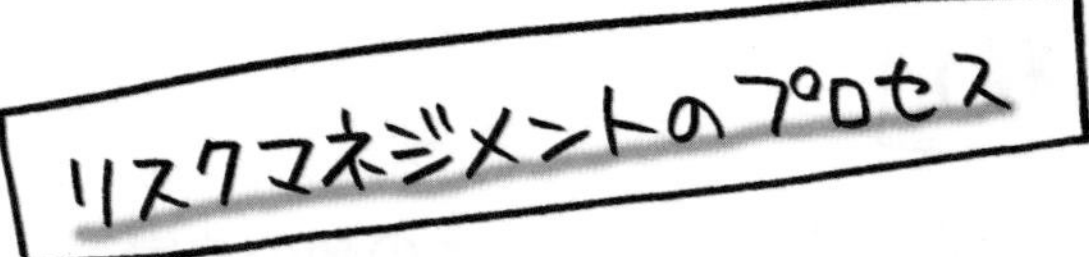

①リスクの把握→②分析→③対応→④評価

リスクマネジメントとは？

- 事故リスクを組織的に管理して、組織の損失を回避または低減させること、医療の質を保証しようとすることです。なお、医療業界以外でも一般企業で広く使われている用語です。
- リスクマネジメントのプロセスは、次のとおりです。

1. リスクの把握　→　間違い（現場実務では、“ヒヤリハット”“インシデント”」とも表現される）を特定し把握する。
2. リスクの分析　→　間違いの重要度、危険度等を分析する。
3. リスクの対応　→　間違いのリカバリー、回避策、防止策を実行する。
4. リスクの評価　→　対応してきたことについて評価する。

- 以上のようなプロセスを経て、事故を防止または低減させることを目指すことになります。
- 試験対策としては、最低限、プロセスの順番だけは覚えておきましょう。それぞれに対応する意味については、言葉の意味から何となく連想できるので大丈夫だと思います（多分…）。

★★ 必修

病室の広さ（床面積）の覚え方は？

覚え方

一般、療養は無視　その他 シミは　無味 無臭
（一般病床、療養病床 6.4㎡以上）（その他病室 4.3㎡以上）（その他個室6.3㎡以上）

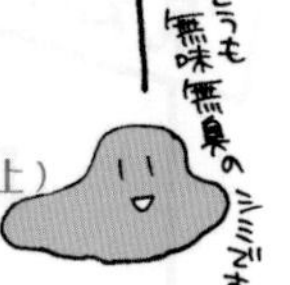

これで、病室の広さを床面積の数値と一緒に覚えてしまいましょう。最後の“無臭”は何にもかかってないので、“無味”だけを意識して覚えるようにしてくださいね。

病室の広さ（床面積）

一般病床、療養病床
1人あたり6.4㎡以上

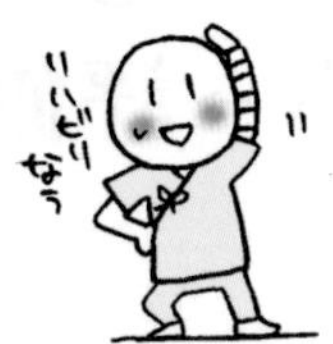

その他の病室
（多床室）
1人あたり4.3㎡以上

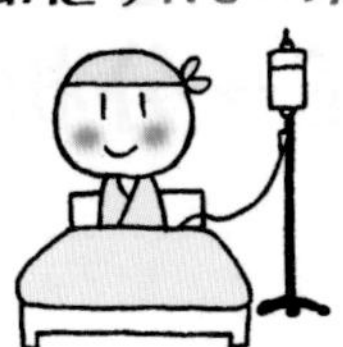

その他の病室
（個室）
1人あたり6.3㎡以上

病室の広さ（床面積）

- 病室の広さというのは、医療法施行規則で、一定以上の広さを確保するように義務づけられています。 反対にいえば、広ければ問題なく、広さの下限だけが定められています。
- 法律で定められている病室の広さは、以下のとおりです。
  - ・一般病床・療養病床の病室　1人あたり 6.4m^2 以上
  - ・その他の病室で多床室の場合　1人あたり 4.3m^2 以上
  - ・その他の病室で個室の場合　1人あたり 6.3m^2 以上
- 以上のとおりですが、療養病床とその他の病床は、求められる広さが異なりますし、個室の場合もまた異なりますので、それぞれの違いを押さえておきましょう。

★★ 必修

入浴の効果の覚え方は？

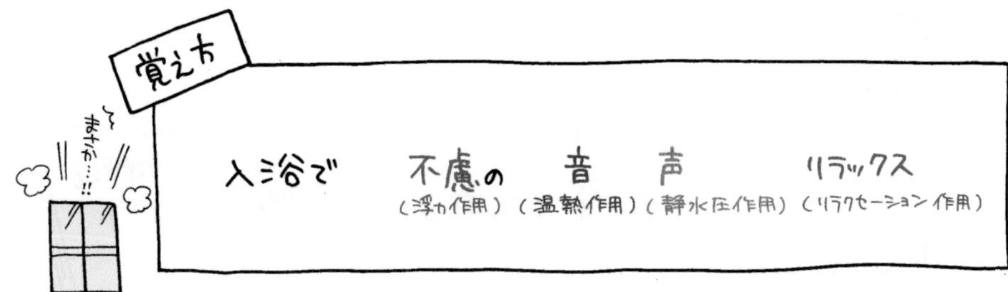

これで、入浴の効果を覚えてしまいましょう。語呂なしでも何となく体感的に実感していることばかりなので、比較的簡単に覚えられると思いますが、きちんとした名称を覚えるために、語呂を活用してみてください。

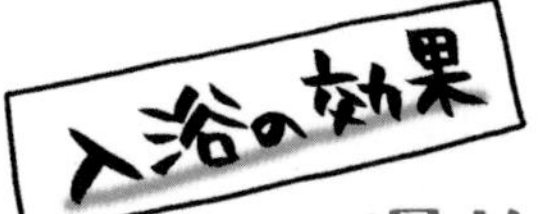

・温熱作用
・浮力作用
・静水圧作用
・リラクセーション作用

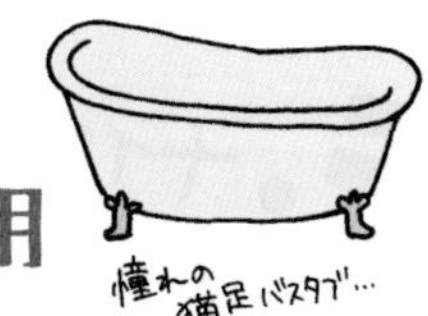

入浴の効果

- 入浴の効果は次のとおりです。
  - ・温熱作用…血管が拡張することで、全身の血行が促進されます。熱いお湯である必要はありません。
  - ・浮力作用…浮力作用により関節等への負荷を軽減できるため、リハビリにも有用。
  - ・静水圧作用…体にかかる水圧のこと。半身浴により、心臓・肺への負担は軽減します。
  - ・リラクセーション作用…入浴時は、休息のときに働く副交感神経が優位になります。
- 以上のとおりの作用がありますが、基本的には一般的に想像しやすい作用ばかりなので、覚えるのも苦にならないと思います。
- 入浴時の注意点としては、食後の入浴を避けること、脱衣室を 22 ～ 26℃程度にし、浴室からの急激な温度変化が起こらないようにすることがあります。

★★

ナイチンゲールの看護理論の覚え方は？

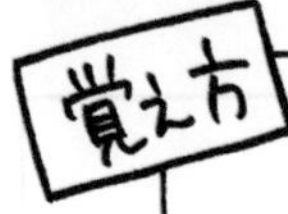

自然治癒力は無いちん。
看護覚え書。

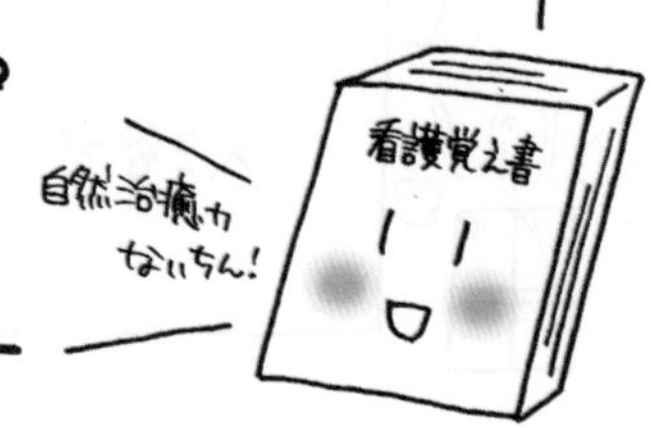

名前は誰でも知っているので、覚えるまでもないのですが、上記のように理論名と関連づけて覚えておいたほうが効率が良いです。
これで著者名・著書名・理論名の３つをまとめて覚えてしまいましょう。

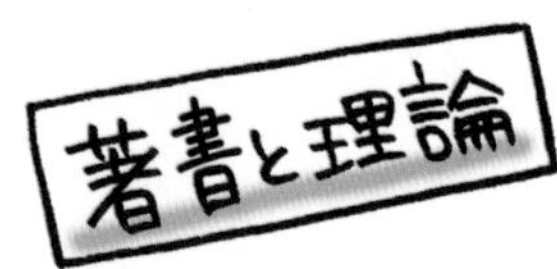

F.ナイチンゲール　著書…『看護覚え書』
理論…自然治癒力

フローレンス・ナイチンゲールとは？

- イギリスの看護師、看護教育者。
- クリミア戦争での負傷兵たちへ行った看護や、衛生状態の改善などが有名です。
- ちなみに、このときのナイチンゲールのとった行動等から看護師のことを「白衣の天使」などと形容するようになったといわれています。また、戴帽式でキャンドルを持つのも、クリミアでのナイチンゲールが由来とされています。
- 覚える必要があるのは、
  著書名と理論です。
  著書名は『看護覚え書』。
  理論は「自然治癒力」。

以上の２つは確実に押さえておきましょう。

★★

ヘンダーソンの看護理論の覚え方は？

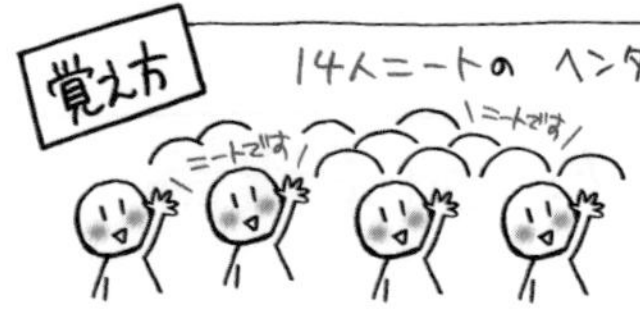

14 項目のニード論はちょっと覚えづらいので、14 人ニートと置き換えます。
あとは、続けて一つの文章として 14 人ニートのヘンダーソン。看護の基本となるもの。で覚えてしまいましょう。

著書と理論

V. ヘンダーソン　著書…『看護の基本となるもの』
理論…14項目の基本的ニード論

ヴァージニア・A・ヘンダーソンとは？

- アメリカの看護師、看護研究者です。（1897 ～ 1996 年）
- 代表的な著書は『看護の基本となるもの』です。
- 看護理論は「14 項目の基本的ニード論」となります。
- 14 項目の基本的ニード論は下記のとおりです。
  - ・正常に呼吸する。
  - ・適切に飲食する。
  - ・身体の老廃物を排泄する。
  - ・移動する、好ましい肢位を保持する。
  - ・眠る、休息する。
  - ・適当な衣類を選び、着たり脱いだりする。
  - ・衣類の調節と環境の調整により、体温を正常範囲に保持する。
  - ・身体を清潔に保ち、身だしなみを整え、皮膚を保護する。
  - ・環境の危険因子を避け、また、他者を傷害しない。
  - ・他者とのコミュニケーションを持ち、情動、ニード、恐怖、意見などを表出する。
  - ・自分の信仰に従って礼拝する。
  - ・達成感のあるような形で仕事をする。
  - ・遊び、あるいはさまざまな種類のレクリエーションに参加する。
  - ・“正常”発達および健康を導くような学習をし、発見をし、あるいは好奇心を満足させる。
- 試験対策として、まず優先するのは著者名である「ヘンダーソン」、著書名である『看護の基本となるもの』、理論名である「14 項目の基本的ニード論」です。
  14 の項目は、余裕があれば、頭に入れるようにしましょう。

★

ロイの看護理論の覚え方は？

覚え方
ロイの　敵をモデルにした　ロイ看護論
（適応モデル）
ロイ
ロイ
看ゴ論

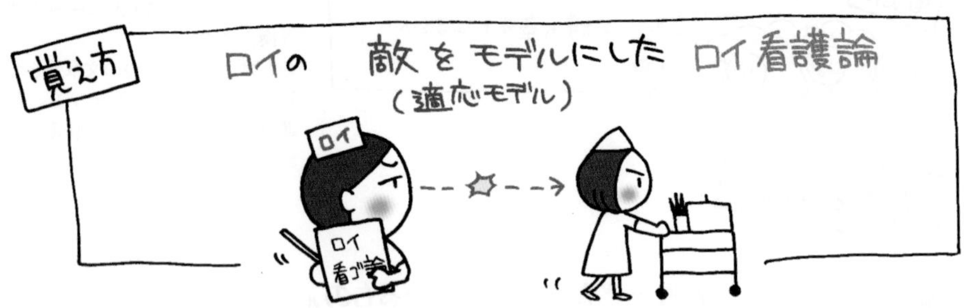

看護師国家試験の対策として覚える必要があるのは、著者名・著書名・理論名の３つになります。この３つを一つの文章にして語呂とともにまとめて覚えてしまいましょう。

著書と理論

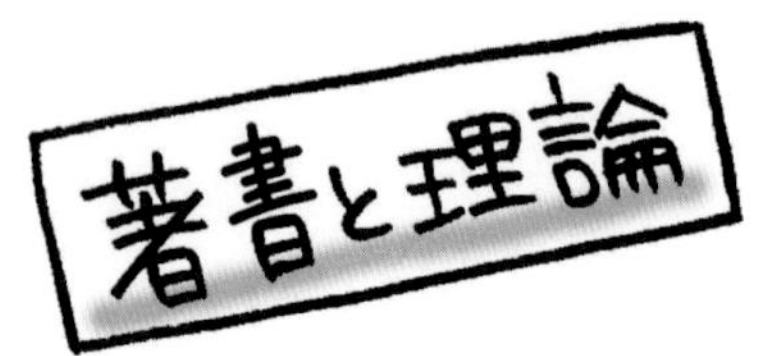

C・ロイ

著書…『ロイ看護論』
理論…適応モデル

シスター・カリスタ・ロイとは？

- ロイはアメリカの看護師です。また、臨床看護学者としての実績も多く、大学名誉教授なども務めた人物で、看護について「看護とは、人々の適応能力を促進させること」と述べています（“医学界新聞”2009 年 8 月 24 日付のロイへのインタビューより）。
- 著書名は『ロイ看護論』です。
- 理論は「適応モデル」となります。

以上の、名前と著書、理論名を確実に押さえておきましょう。

★

トラベルビーの看護理論【ラポールの成立】の覚え方は？

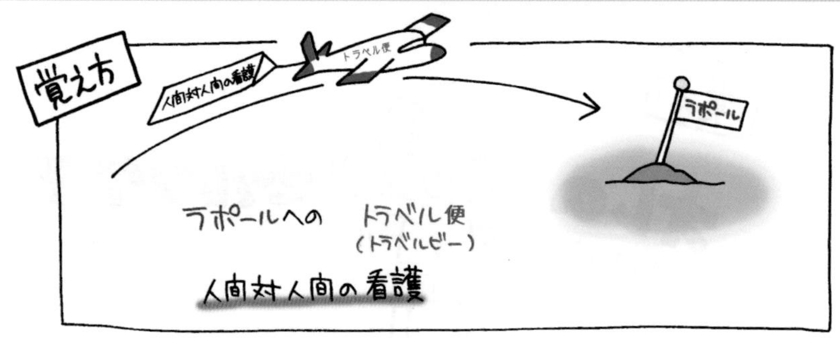

これで、著者名・著書名・理論名の３つを確実に覚えましょう（著書名は語呂になっていませんが…）。

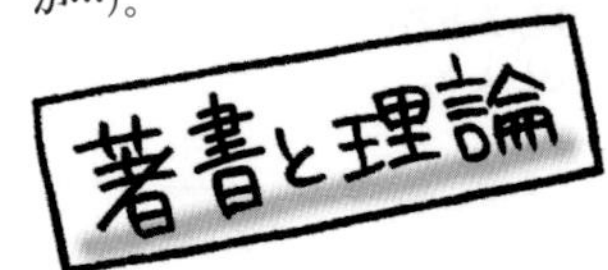

J．トラベルビー　著書…『人間対人間の看護』
理論…ラポールの成立

ジョイス・トラベルビーとは？

- ジョイス・トラベルビーは、アメリカの看護学者（1926 ～ 1973 年）です。
- 代表的な著書に『人間対人間の看護』があります。
- その理論は「ラポールの成立」です。
- トラベルビーは、看護をする側と患者は、次の 4 つの位相を経て、ラポールが成立するとしています。
  1. 初期の出会い
  2. 同一性の出現
  3. 共感、感情移入
  4. 同情
- 以上を経たうえで、打てば響くような親密な関係になれる（つまり、ラポールが成立）としました。
- 4 つの位相は余裕があれば、記憶するようにして、最優先で覚えるのは著者名「トラベルビー」、著書名『人間対人間の看護』、理論「ラポールの成立」です。

オレム看護論の著者名と理論の覚え方は？

★

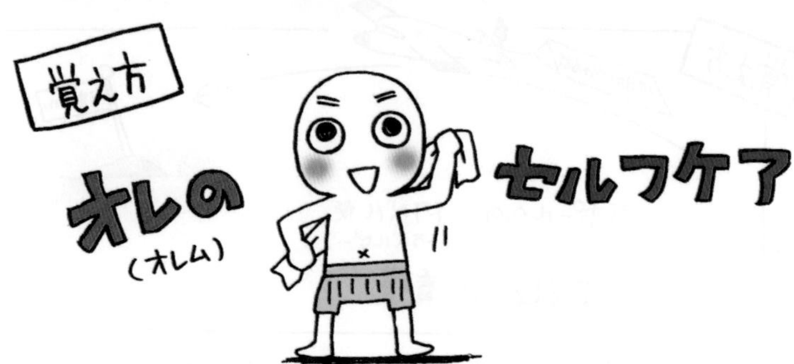

かなり簡単な語呂ですが、これで著者名と理論を覚えてしまいます。著書名は『オレム看護論』と、そのまま名前が入っているので、上の２つを覚えておけば大丈夫でしょう。

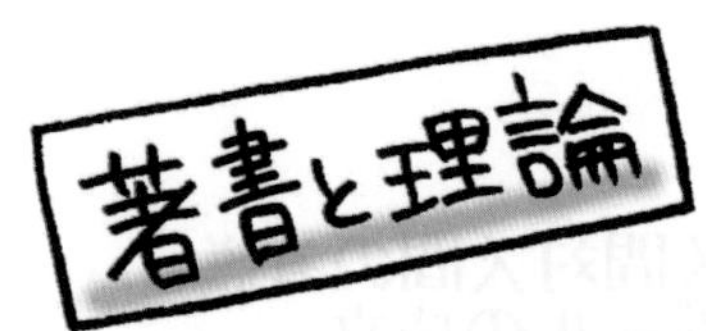

D・E・オレム

著書…『オレム看護論』
理論…セルフケアの概念

D・E・オレムとは？

- D・E・オレム。より正確にはドロセア・E・オレム。
- アメリカの看護師で、2007 年没。
- 看護師資格だけではなく、看護学士号、看護教育の修士号を取得しています。
- その看護理論は『オレム看護論』にまとめられ、その理論はセルフケア理論、セルフケア不足理論、看護システム理論の３つから成っています。国家試験対策としては「セルフケア」のワードを確実に頭に入れておく必要があります。
- オレムの定義したセルフケアは、「個人が生命、健康、安寧を維持するうえで、自分自身で開始し、遂行する諸活動の実践である」。
- 以上が D・E・オレムの主な情報となりますが、看護師国家試験の対策としては、その名前と、著書名『オレム看護論』、理論「セルフケアの概念」の３つだけで OK です。

ペプロウ人間関係の看護論の覚え方は？

★★

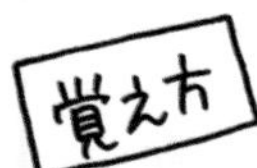

ペプロウは
『人間関係の看護論』で
発達したモデル

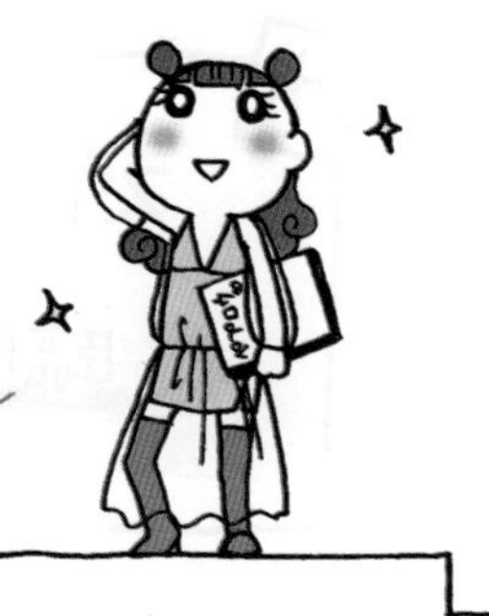

あまり語呂にはなっていませんが、こんな感じでまとめて覚えてしまいましょう。イラストでイメージしておけば比較的覚えやすいと思いますよ。

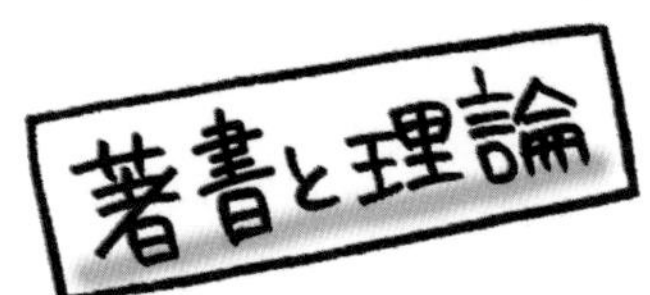

H・E・ペプロウ

著書…『人間関係の看護論』
理論…発達モデル

H・E・ペプロウとは？

- H・E・ペプロウ。より正確にはヒルデガード・E・ペプロウという女性で、1999年没。
- 波乱万丈な人生を送り、シングルマザーとして娘を育てました。
- また、精神医学者サリヴァンに師事し、1952年に『人間関係の看護論』を発刊。これがロングセラーとなり精神科看護で長く読まれることになりました。現代でもペプロウの看護理論を実践する病院は数多いです。
- 覚える必要があるのは、人物名であるH・E・ペプロウと、著書名『人間関係の看護論』、理論「発達モデル」の3点です。

ウィーデンバック相互作用モデル の覚え方は？

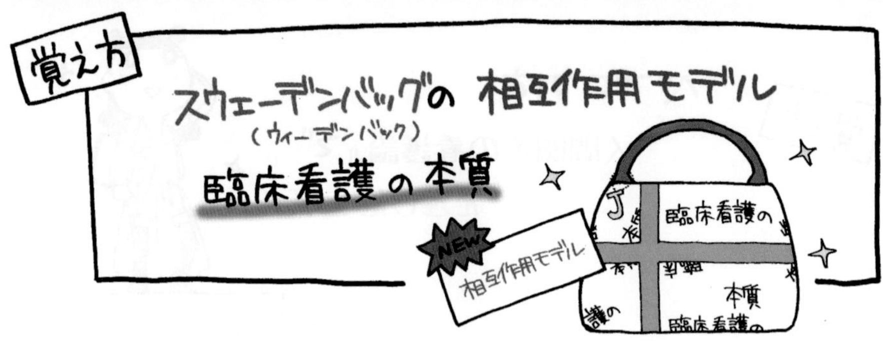

ウィーデンバック　⇒　スウェーデンバッグと置き換えて…
スウェーデンバッグの相互作用モデル
で覚えてみてください。臨床看護の本質は…　自力であわせて覚えてください。すいません(T_T)。

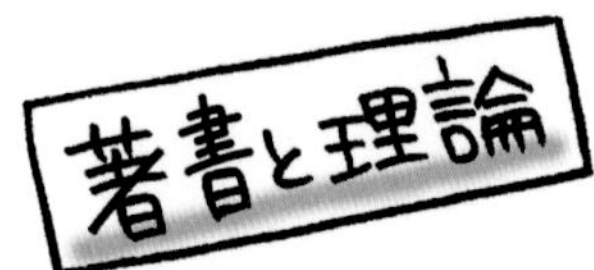

ウィーデンバック

著書…『臨床看護の本質』
理論…相互作用モデル

アーネスティン・ウィーデンバックとは？

- アメリカの看護学者です。（1900 ～ 1996 年）
- 助産師、保健師として臨床経験を積み、その後イェール大学で看護教育に携わるようになりました。
- 著作としては『臨床看護の本質』があります。
- また、その理論は「相互作用モデル」です。臨床看護の目的として、患者の体験しているニードを満たす必要があるとしています。
- 看護師国家試験の対策としては、
  - ・著者名である「ウィーデンバック」
  - ・著書名である『臨床看護の本質』
  - ・理論である「相互作用モデル」

  以上の 3 つを確実に押さえておきましょう。

★★★

F・G・アブデラのニード論の覚え方は？

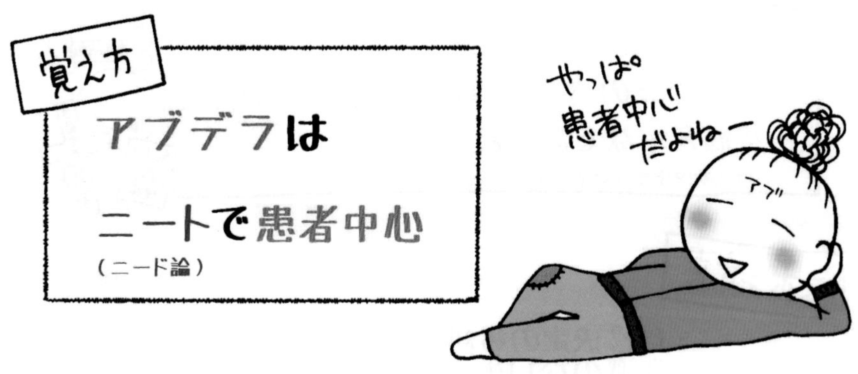

これで著者名、理論名、著書名の３つを一気に覚えてしまいましょう。

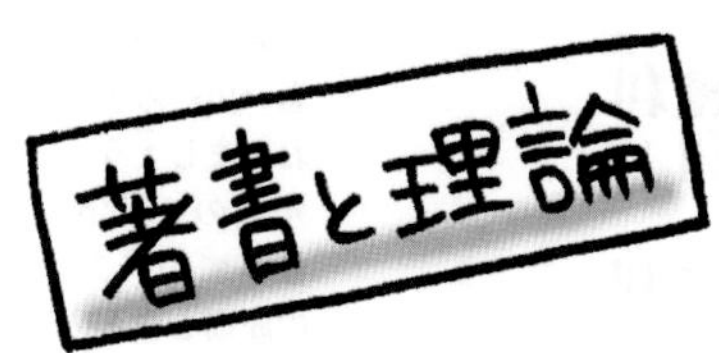

FGアブデラ　著書…『患者中心の看護』
理論…ニード論

F・G・アブデラとは？

- 正確には「フェイ・グレン・アブデラ」。ただし、国家試験出題時は主にF・G・アブデラと表記されています。F・G・アブデラ（1919年～）
- アメリカの公衆衛生局の主任看護官に就任（1970～1987年）するなど、アメリカの看護師としては中心的な人物となる。
- 21の看護問題を著書『患者中心の看護』で紹介しました（21の看護問題は、国家試験対策としては重要性が低いため、記載を省略します）。
- 理論の「ニード論」とは、患者のニードを満足させることが看護における問題解決としたもの。
- 以上となりますが、覚える必要がある（試験対策として重要性が高い）のは「F・G・アブデラ」という名前、「ニード論」という理論名、『患者中心の看護』という著書名の３つです。

看護理論

★★★

患者の権利宣言（リスボン宣言）の覚え方は？

覚え方

自己意識の守秘情報を選択。良質の健康。尊厳を宗教で患者を法的保障。

↑先頭2文字ずつまとめて覚えちゃおう！

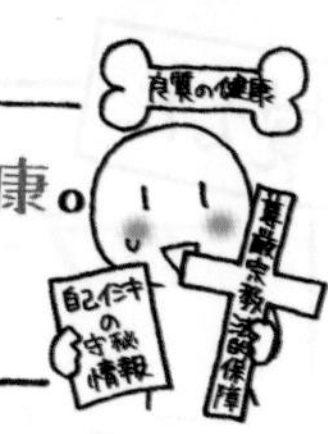

リスボン宣言

- 自己決定の権利
- 意識のない患者の権利
- 守秘義務に対する権利
- 情報に対する権利
- 選択の自由の権利
- 良質の医療を受ける権利
- 健康教育を受ける権利
- 尊厳に対する権利
- 宗教的支援に対する権利
- 患者の意思に反する処置
- 法的無能力の患者に対する権利

11もの原則がずらっと並んでいるので、完璧に覚えるのは、なかなか大変です。
そこで、それぞれの権利の先頭2文字ずつを確実に覚えてしまって問題文を見たときに、思い出せるようにしておきましょう。
先頭の2文字ずつを並べて…　これで11の原則をまとめて覚えることができます。（語呂は順不同）

患者の権利宣言とは？

- 患者の権利宣言とは、世界医師会総会で採択された「患者の権利に関する世界医師会リスボン宣言」のことをいいます。
- 1981年にポルトガルのリスボンで採択されたために、リスボン宣言ともいわれます。
- この宣言は患者の権利を明文化したものであり、看護師や医師などの医療従事者が患者に対して保障するべきものとされます。
- その内容として次の11の原則があります。（日本医師会訳）

1. 良質の医療を受ける権利
2. 選択の自由の権利
3. 自己決定の権利
4. 意識のない患者
5. 法的無能力の患者
6. 患者の意思に反する処置
7. 情報に対する権利
8. 守秘義務に対する権利
9. 健康教育を受ける権利
10. 尊厳に対する権利
11. 宗教的支援に対する権利

フィンクの危機モデル４つの段階の覚え方は？

★★★ 必修

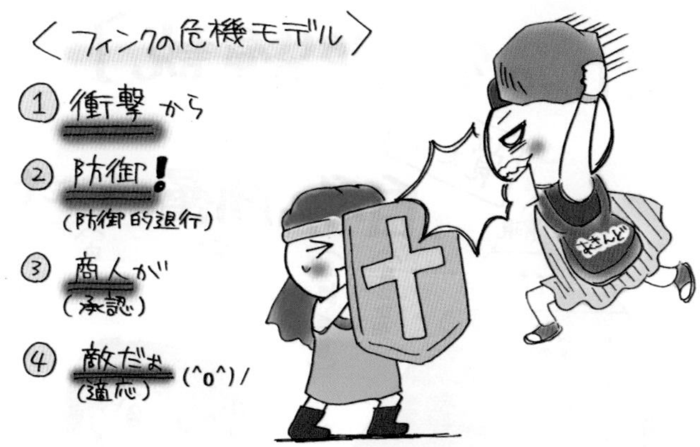

衝撃から防御！承認が敵だぉ(^o^)/

段階を覚える方法は
「衝撃（衝撃）から防御！（防御的退行）　商人（承認）が敵だぉ（^O^）／（適応）」
これで覚えられます。
試験対策としては、過程の順番がどうなっているのかを把握する必要があります。

フィンクの危機モデルとは？

●フィンクの危機モデルは、危機の過程と、各過程で援助者がするべきことを示したものです。各過程の特徴や援助についても、ざっくりと把握しておきましょう。

●段階１　衝撃
特徴　⇒　気が動転し、パニック状態に。
援助　⇒　安全に保護して、温かく静かに見守る。

●段階２　防御的退行
特徴　⇒　現実逃避をして、希望を抱いたりする。
援助　⇒　患者を受け入れ、安全・安楽を保証する。

●段階３　承認
特徴　⇒　悲しみ、抑うつ、怒りなどが生じる。
援助　⇒　現実の再認識と残存機能の活用ができるよう、安全を保証し、励まし続ける。

●段階４　適応
特徴　⇒　新しい自己イメージを確立する。新しい価値観を見出す。
援助　⇒　新たな可能性への挑戦に向け、必要な資源を提供し、成長を促す。

以上が段階ごとの特徴と援助です。

マズローの欲求５段階説の覚え方は？

★★★ 必修

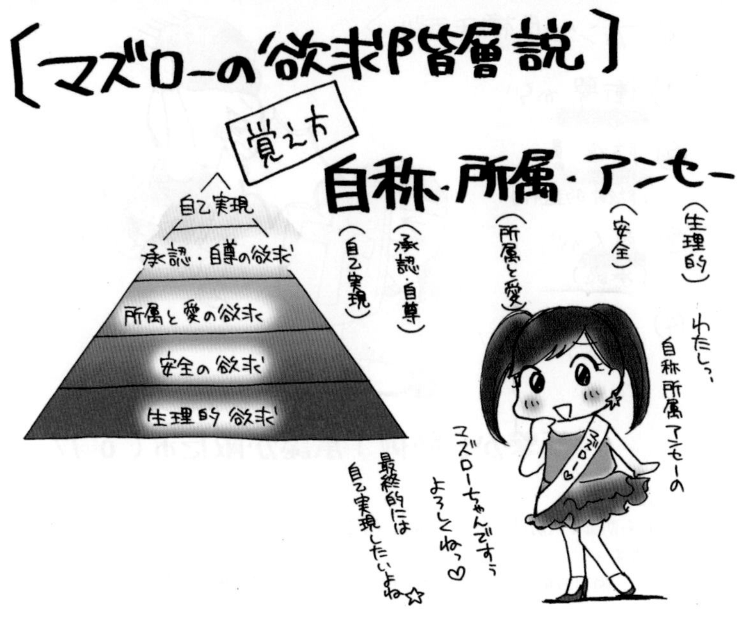

階層の上から順に覚えていきます。
「自称・所属アンセー」で何となく全体の順番が覚えられますよ。
自（自己実現）称（承認）・所属（所属と愛）アン（安全）セー（生理的）
それぞれの欲求の意味も把握できていれば完璧です。

マズローの欲求階層説とは？

●アメリカの心理学者のマズローが定義した、人間の欲求を５段階で表したものです。“欲求段階説”ともいわれます。

●下の階層の欲求が満たされると上の階層の欲求を人間は求めるというもので、
- ・生理的欲求　→（例）トイレ行きたい！
- ・安全の欲求　→（例）危険なことはダメ！
- ・所属と愛の欲求　→（例）私を仲間に入れて！
- ・承認、自尊の欲求　→（例）私って尊敬されてるー　私すげー！
- ・自己実現欲求　→（例）私成功しちゃうわ。

●それぞれの欲求がどういった意味なのかは、それぞれの名称から比較的イメージしやすいと思います。
あとは、確実にピラミッドの順番を上から覚えていきましょう。

★★★ 必修

トリアージタッグのカテゴリー色の覚え方は？

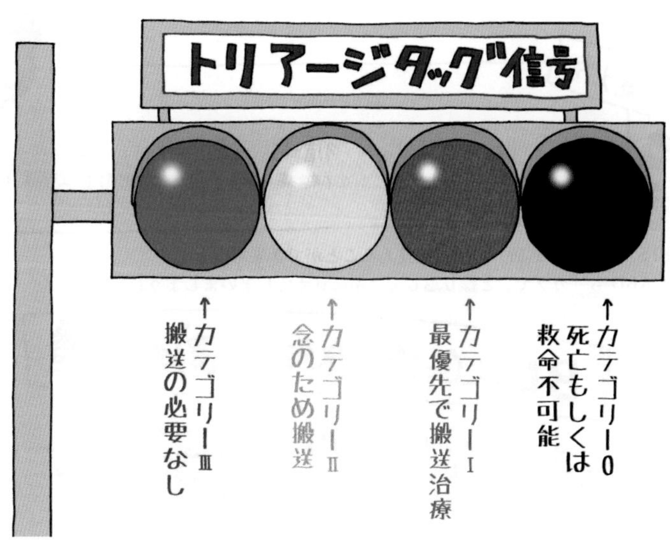

それぞれの色と優先度を信号に例えて覚えてしまいましょう。
今回は語呂はないのですが、信号をイメージしてみると感覚的に覚えやすくなりますので４色の信号イラストを参考にして覚えましょう。

トリアージタッグとは？

- トリアージは、災害などの非常時に、患者の重症度や緊急度によって、搬送・治療の優先度をつけることです。
- トリアージタッグは、搬送・治療の優先度を色札（カード）としたもののことです。
- カテゴリーと色の関連は？

カテゴリー０は、死亡または救命不可能　⇒　搬送・治療しない
カテゴリーⅠは、生命に関わる重篤な状態　⇒　最優先で搬送・治療
カテゴリーⅡは、生命の危険が及んでいないが、治療が必要な状態　⇒　搬送・治療
カテゴリーⅢは、軽傷またはそれ未満　⇒　搬送・治療の必要なし
それぞれのカテゴリーと色の関連を押さえていきましょう。

★★★ 必修

BLS（一次救命処置）の順番の覚え方は？

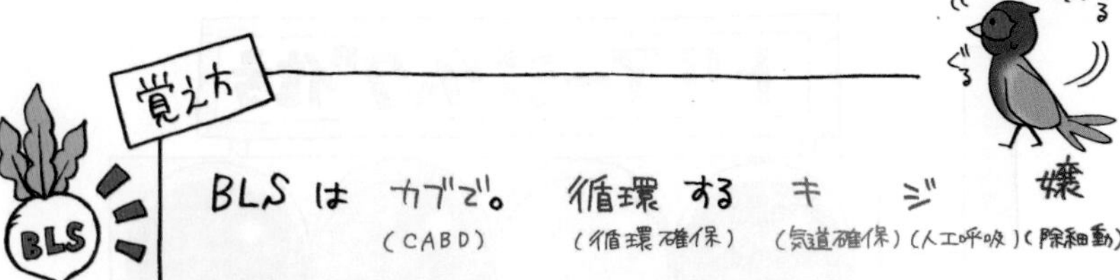

これで、BLS（一次救命処置）の順番を覚えることができますよ！
頭文字のCABDも「カブで」と繰り返して一緒に覚えてしまいましょうね。

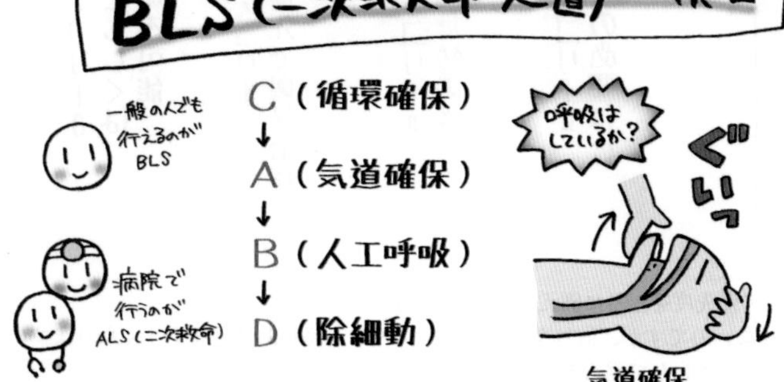

BLS（一次救命処置）の順番

●BLSというのは、心肺蘇生法（CPR）の処置の一つで、一般人でも行える処置となります。そのため、BLSは一次救命処置という意味があります。

●次に、医療従事者が行う処置をALS（二次救命処置）といいます。

●BLSは次の手順で行う必要があります。

C…circulation（循環確保）
↓
A…airway（気道確保）
↓
B…breathing（人工呼吸）
↓
D…defibrillation（除細動）

以上の順番を確実に覚えるようにしておきましょう。

CPR（心肺蘇生法）の基礎知識の覚え方は？

★★★ 必修

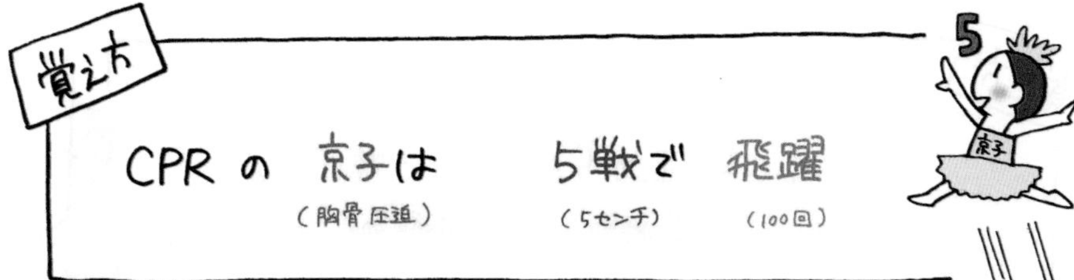

これで、胸骨圧迫で覚える数値を把握できるようになりますよ。その他の注意点は、比較的イメージしやすいものばかりなので、覚えやすいと思います。

CPR（心肺蘇生法）の基礎知識

胸骨圧迫は5センチ沈むように
100〜120回/分で休まず行う
胸骨圧迫は強く早く絶え間なく

たえまなく
テンポよく
肘まっすぐ
童謡「うさぎとかめ」が
BPM100ぐらい

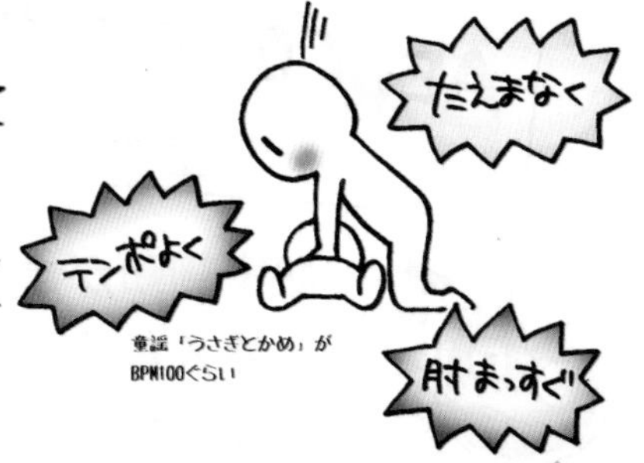

基礎知識

- CPR（心肺蘇生法）の中でも、胸骨圧迫をみていきます。
- 一般的には、“心臓マッサージ”と呼ばれることもありますが、医療従事者は“胸骨圧迫”として覚えるようにしておきましょう。
- 心停止時に行うものですが、心停止をしていない場合に胸骨圧迫をしたとしても、大きなリスクはないので、心停止をしたかどうか判断に迷う場合は、胸骨圧迫を行うようにします。
- 胸骨圧迫を行う際は、下が固くて平らなところでするようにし、次の点に注意します。
  - ・5センチ（6センチを超えない）以上沈むように（成人の場合）
  - ・1分間に100〜120回
  - ・絶え間なく、できる限り休まず行う
- 以上の胸骨圧迫の基礎知識の中でも、数字は覚えづらい部分なので語呂で覚えてしまいましょう。

救急医学

★★★ 必修

AED（自動体外式除細動器）の基礎知識の覚え方は？

覚え方

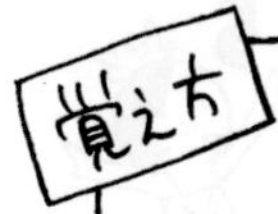

AEDの　寝室から　除くサイド。
（心室細動）　（除細動）

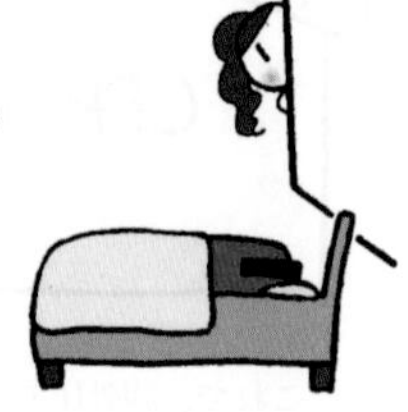

今回は、AEDを実施する対象者とその処置を覚えてしまいましょう。心室細動と除細動という単語を確実に覚えておきましょうね。

AED（自動体外式除細動器）の基礎知識

心室細動
ブル
ブル
けいれんして
血液が送りだせない

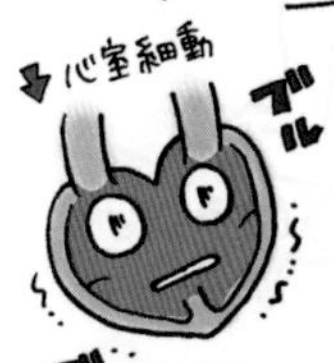

心室細動がある人に除細動を行う機械で一般人も使える。
意識がなく、正常な呼吸・脈拍がない人に使う。

基礎知識

- AEDとは、心電図から心臓の状態を自動で解析して、心室細動がある人に除細動を行う機械です。
- AEDは、自動体外式除細動器の略称で、A（Automated・自動化された）E（External・体外式）D（Defibrillator・除細動器）の頭文字を取ったものです。
- AEDは、医療従事者だけではなく、一般人も問題なく使うことができます。
- AEDは、意識がなく、正常な呼吸・脈拍がない患者に使用します。ただし、AEDを使う必要がない場合は、AED自体が心電図を解析して「電気ショックは不要です」とアナウンスをしますので、迷ったときも使用するようにしましょう。

救急医学

★★★ 必修

AED 電極パッド貼り付け位置の覚え方は？

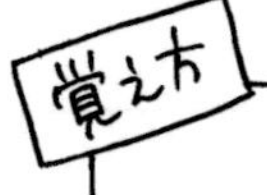

AEDの　パッド　に　右京　左京
（電極パッド）　（右前胸部）（左側胸部）

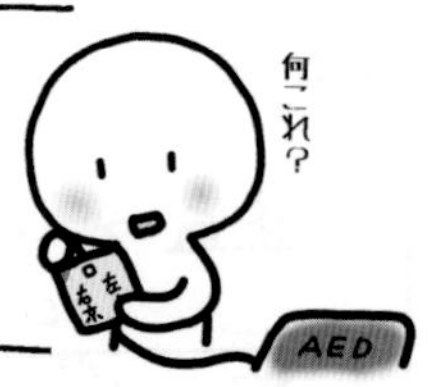

これで、電極パッドの貼り付け位置を覚えてしまいましょう。
「右京」で右前胸部、「左京」で左側胸部ですね。心臓をはさむ位置関係になることを知っておいてくださいね。

AED（自動体外式除細動器）の
電極パッド貼り付け位置

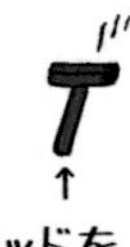

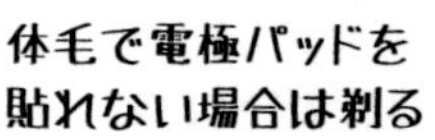

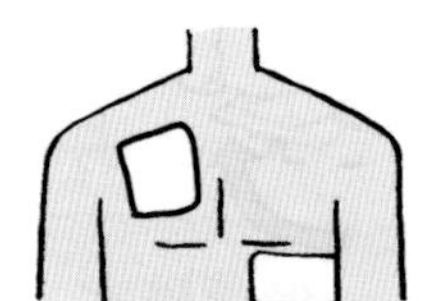

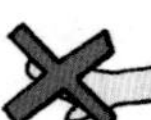

・電極パッドは右前胸部と左側胸部に貼る
・水気は拭く
・除細動を行うときはすべての人が離れること

AED 電極パッド貼り付け位置

●AED 使用時のパッド貼り付け位置と、その他の主な注意点は以下のとおりです。

- 電極パッドは右肩（右前胸部）と左側胸部に貼る。
- 水気は拭く。
- 体毛で電極パッドを貼れない場合は剃る。
- 除細動を行うときは、すべての人が離れる。

どれも重要なことなので、覚えておくようにしましょう。

●この中から、ちょっと覚えづらい（右と左の違いを覚えるのがややこしい…）、電極パッドの貼り付け位置を語呂で覚えていきます。

★★★ 必修

止血法の主な注意点の覚え方は？

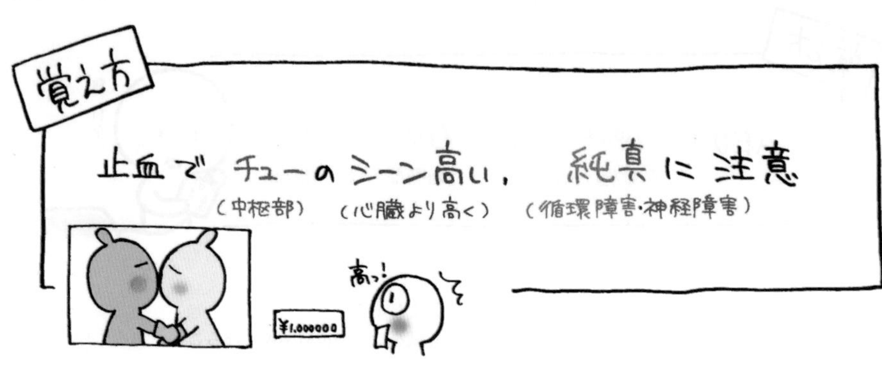

これで、止血法の注意点を覚えてしまいましょう。直接止血法はわかりやすいものなので、止血法の中でも間接止血法に関する注意点ばかりとなっていますよ。

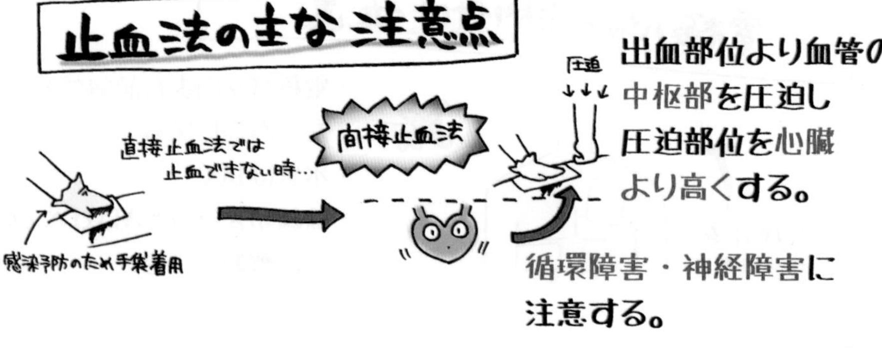

主な注意点

- 止血法には直接止血法、間接止血法、止血帯法があります。
- 直接止血法は、名称そのままで、止血している部位を圧迫して止血する方法です。
- 間接止血法は、直接止血法で止血できない場合に用いる方法で、出血部位よりも血管の中枢部を圧迫することで、止血する方法です。なお間接止血法では、圧迫部位を心臓よりも高くすること、循環障害、神経障害に気をつける必要があります。
- 直接止血法は、特に意識的に覚えることもないのですが、間接止血法はいくつか注意点があります。上記の赤字で紹介している部分は、特に意識して覚えるようにしておきましょう。

★★★ 必修

熱中症の基礎知識の覚え方は？

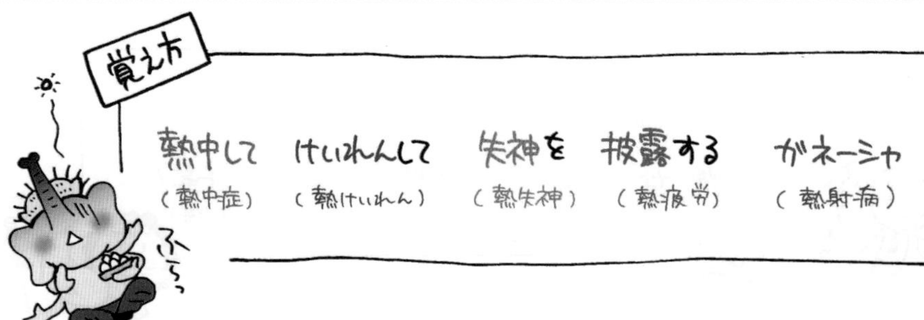

これで、熱中症の症状４種をまとめて覚えてしまいましょう。それぞれの意味するところは、名称からそのまま連想できるものが多いと思うので、症状名だけ覚えるだけでも、試験には対応可能な場合が多いですよ～。

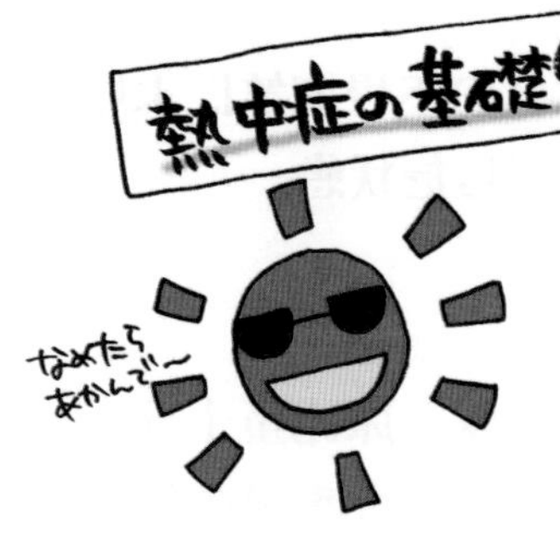

熱中症は高温多湿な環境下での障害の総称で以下のような症状がある。

- 熱けいれん
- 熱失神
- 熱疲労
- 熱射病

基礎知識

- 熱中症は、高温多湿な環境下での障害の総称で、以下のような症状があります。
  - 熱けいれん…大量に発汗しても水だけを補給すると、低 Na 血症となって、けいれんし、小児に多くみられます。熱性けいれんともいいます。
  - 熱失神…皮膚血管の拡張により、血圧が低下し、脳虚血を起こし、めまいや顔面蒼白などの症状が出ます。必ずしも意識を失う状態だけを指すわけではありません。
  - 熱疲労…血圧が下がり、脈拍は速くなる。強い疲労感を伴います。
  - 熱射病…体温の上昇により、意識障害やショック状態を起こしたりします。
- 高齢者や小児、また体調不良のときなどは、特に熱中症になりやすくなります。
- 熱中症を予防するためには、水分、塩分補給をこまめに行い、長時間の屋外での活動は控えるように指導をする必要があります。
- 試験対策としては、熱中症の症状４種の名称を覚えるようにしておきましょう。

救急医学

★★★

高張性脱水（水欠乏性脱水）の原因と症状の覚え方は？

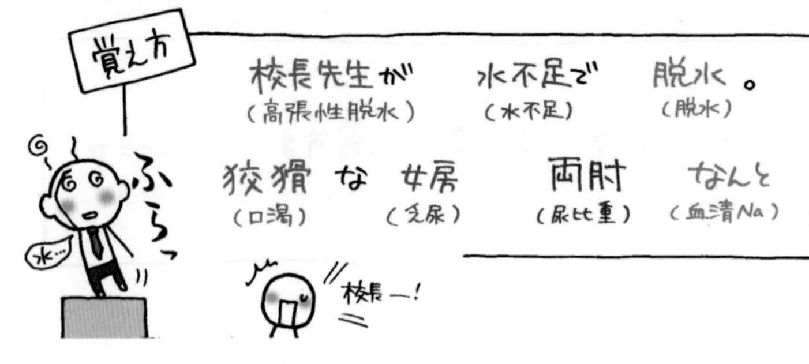

これで、高張性脱水の原因と症状を一気にまとめて覚えてしまいましょう。
覚える数が多いので、混乱するかもしれませんが、校長先生と狡猾（口渇）な女房をセットで思い出せるようにできたらいいですね。

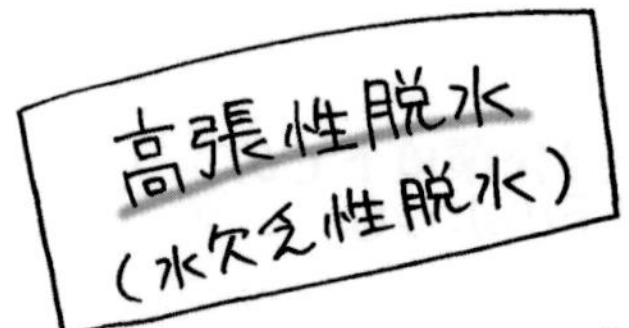

発汗、水分の不摂取等により体内の水分が不足した状態。

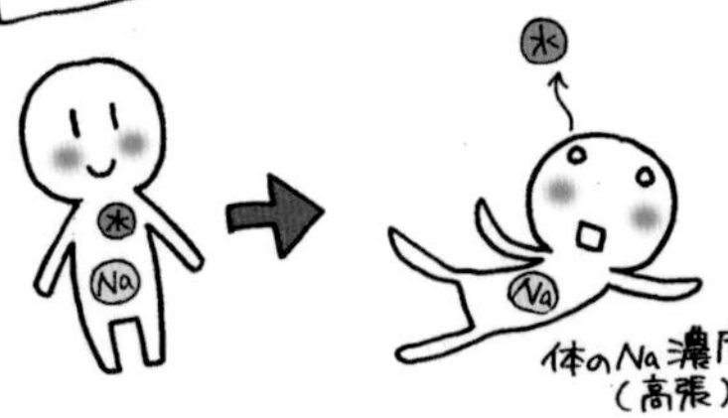

症状は、
口渇、乏尿、尿比重上昇、
血清Na上昇、体重減少等
がある。

原因と症状

- 高張性脱水は、発汗、水分の不摂取等により、体内の水分が不足して起こる脱水です。
- 脱水は、水分とナトリウムの喪失の程度により分類されますが、高張性脱水は、上記説明のとおり水分が喪失したものとなります。
- 症状としては、
  口渇、乏尿、尿比重上昇、血清 Na 上昇、体重減少等
  がみられます。
- ちなみに海水で溺れると…
  海水のほうがナトリウムが濃い　⇒　体から水分が抜ける　⇒　輸液管理が必要
  となります。溺れた後は、肺炎が生じやすいことも覚えておければ、なお良いですね。

救急医学

★★★

低張性脱水（Na欠乏性脱水）の原因と症状の覚え方は？

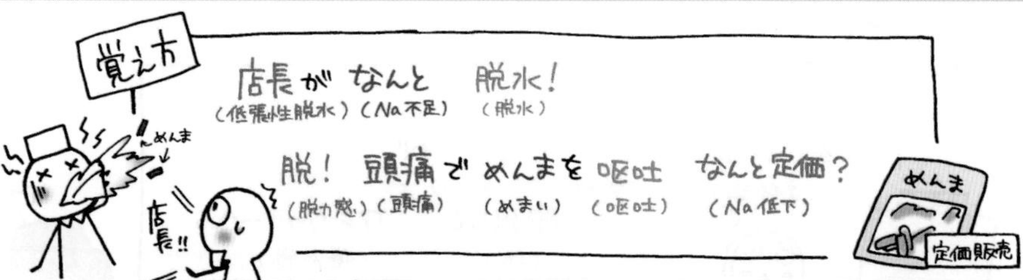

これで、低張性脱水の原因と症状をまとめて覚えてしまいましょう。
覚えることの数が多いですし、高張性脱水と混同してしまいがちですが、「店長、なんと、めんま、なんと定価」くらいだけでも最低限覚えておけば、低張性脱水の知識として定着すると思いますよ。

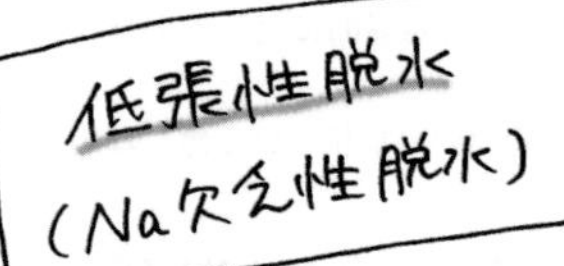

Na（ナトリウム）不足により生じる脱水症状。

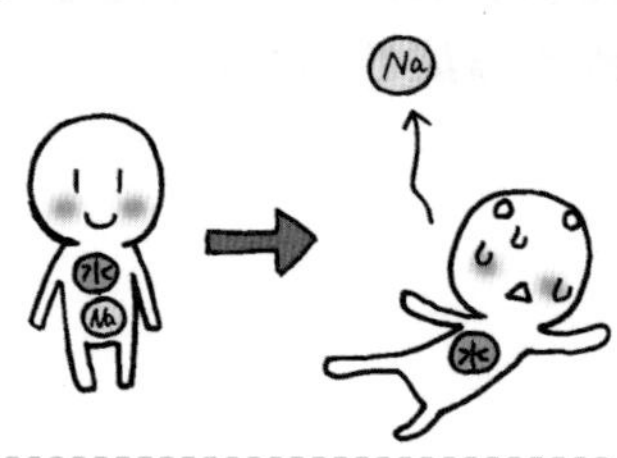

症状としては、
頭痛、脱力感、目まい、嘔吐、
尿中Na低下、血清Na低下等
がみられる。

原因と症状

- 脱水は水分とナトリウムの喪失の程度により分類されますが、低張性脱水は、ナトリウムを多く喪失したものとなります。
  なお、水・ナトリウムを同じくらい失った脱水は、等張性脱水といいます。
- 低張性脱水の症状としては、
  頭痛、脱力感、めまい、嘔吐、尿中 Na 濃度低下、血清 Na 低下等
  がみられます。
- 低張性脱水は、発熱、口渇感が表れることが少なく、初期には自覚しづらいという特徴があります。
- ちなみに淡水で溺れると…
  体のほうがナトリウムが濃い ⇒ 肺胞から体に水が入る ⇒ 水中毒の危険
  があります。
- 治療としては、高張性脱水と同じく、輸液管理が必要となります。

高体温症に伴う症状の覚え方は？

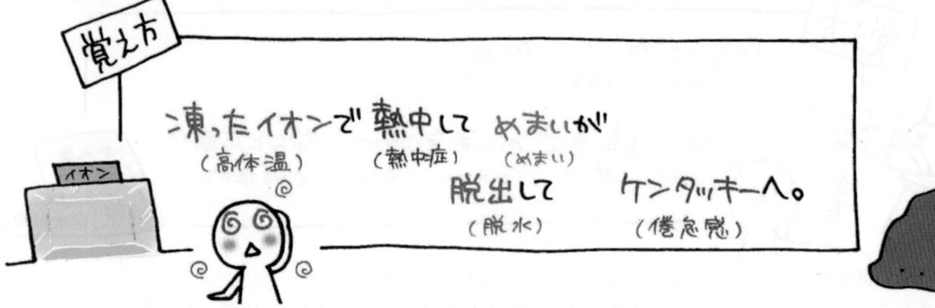

これで、高体温症に伴う症状を覚えるようにしましょう。
ただ、「凍ったイオン」は、寒い感じを想像させるのに「高体温」なので、ちょっと混乱しちゃうかも… 「凍ったイオン」は、寒い状態を表しているわけじゃないので、意識的に覚えるようにしてくださいね！
また、悪化した場合の意識障害と多臓器不全はなんとなく、想像の範囲内の症状という感じなので、合わせて軽ーく覚えちゃいましょう（ちょっと無責任）。

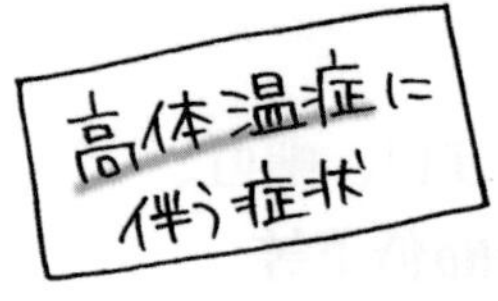

風邪等のウイルスによらずに体温があがることを高体温症という。
原因は熱中症、ストレス等。

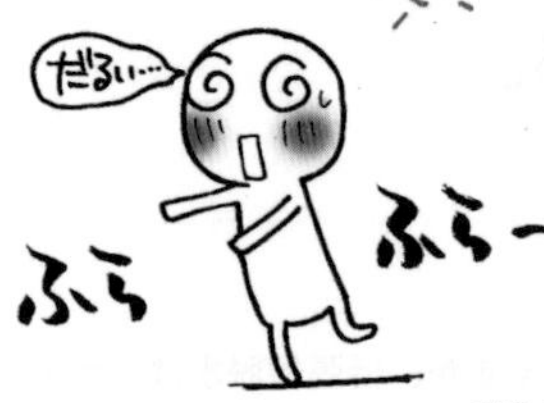

症状は
・めまい
・脱水
・倦怠感
などが見られる。
悪化すると意識障害、多臓器不全に至る。

症状

- 高体温症は、風邪等のウイルスによらずに、熱中症・ストレス等を原因として体温が上がる状態のことです。
  ＊風邪等のウイルスによる体温上昇は“発熱”という。
- 症状としては、
  ・めまい　・脱水　・倦怠感
  などがみられます。さらに悪化すると、意識障害、多臓器不全に至ります。
- 看護は、涼しい場所に移動し安静にさせる、脇の下等の動脈部分を冷やす、水分・電解質補給、解熱剤の投与等を行います。

★★★

低体温症に伴う症状の覚え方は？

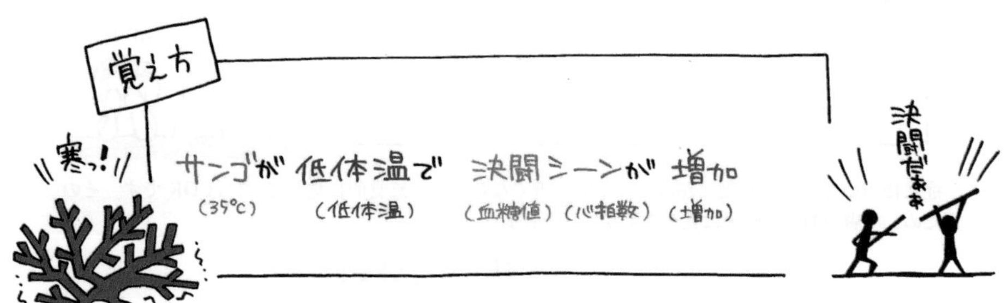

これで、最低限の部分は確実に押さえられますよー。
なお、血糖値、心拍数が増加し、さらに悪化した場合は、意識障害・心停止などとなりますが、これはよくある雪山の遭難シーンとかを想像（「○○起きろ―っ！」とか）すれば簡単にわかることなので、語呂にしなくても記憶できると思いますよ。

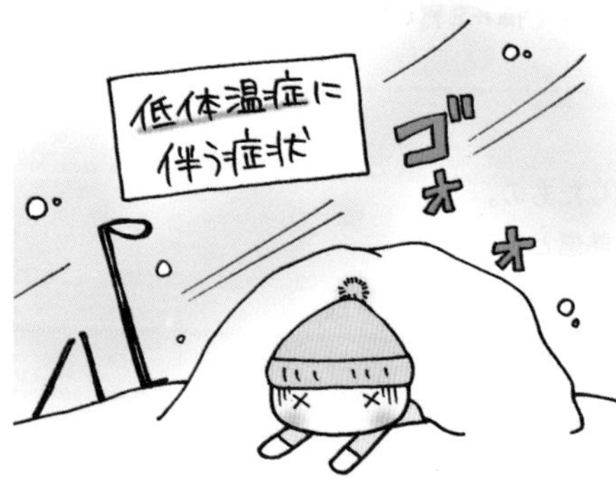

低い外気温の中にいる場合などを原因として体温が35℃未満になった状態を低体温症という。

症状は、血糖値・心拍数の増加がみられる。悪化すると意識障害、心停止に至る。

症状

- 低体温症とは、低い外気温の中にいる場合などを原因として、体温が35℃未満になった状態のことです。
- 低体温症になると、血糖値・心拍数の増加がみられます。
- 悪化すると、意識障害・心停止に至ります。
- 低体温からの回復に伴う生体反応として、ふるえがみられます（←過去の国試に出た部分）
- 試験対策としては、低体温症とされる体温と低体温症になったときの症状を確実に押さえておきましょう。

★★★
必修

熱傷深度・熱傷の分類の覚え方は？

覚え方

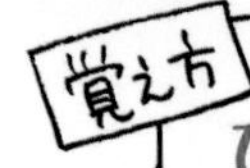

ひょー！戦争の真相　悲観組織
（表皮）　（浅層）　（深層）　（皮下組織）

もう うちの組織は
おしまいだぁぁぁ

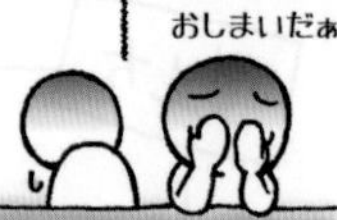

症状についてはⅠ～Ⅲ度にかけて段階的に重くなるので、感覚的に覚えておけばOKです。そのため、皮膚の順番を確実に覚えるようにしましょう。

熱傷の分類

・受傷の深さの程度によりⅠ～Ⅲ度に分類される。

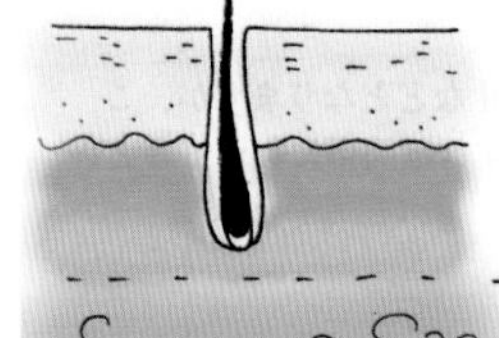

表皮　Ⅰ度（痛い）
真皮（浅層）（深層）　Ⅱ度
皮下組織　Ⅲ度（痛みを感じない）

熱傷深度（熱傷の分類）とは？

- 皮膚のどの層まで、受傷が及んでいるかを分類したもの。
- Ⅰ～Ⅲ度で表され、数字が大きくなるほど重い熱傷となる。
- Ⅰ度では？

深さ　⇒　表皮

症状　⇒　発赤・疼痛

- Ⅱ度では？

・浅達性Ⅱ度

深さ　⇒　真皮浅層

症状　⇒　水泡・発赤・強い疼痛

・深達性Ⅱ度

深さ　⇒　真皮深層

症状　⇒　浅達性Ⅱ度とほぼ同じ。水疱形成しないこともある。知覚鈍麻。

- Ⅲ度では？

深さ　⇒　皮下組織

症状　⇒　白く乾燥。炭化。壊死。植皮が必要。無痛。

＊Ⅲ度は一番重い状態ですが、痛みはないので意識的に覚えましょう。

救急医学

★★★

アナフィラキシーショックの症状、特徴の覚え方は？

ボクたちが
ヨリを戻したりしたら
愛のアナフィラキシーで
4Kになっちゃうよ
えっ？
ヨリなんて
戻さないよ♡

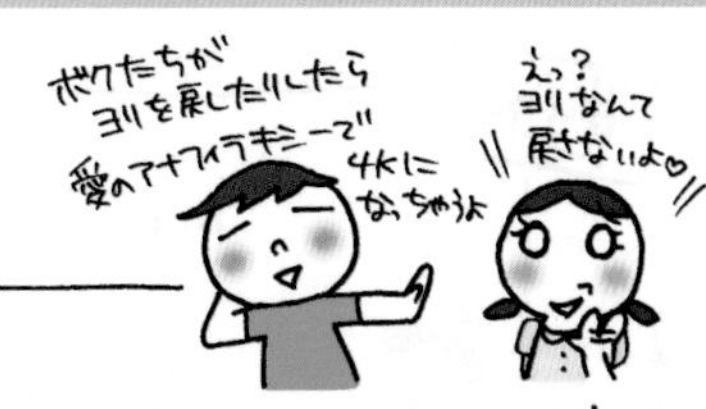

覚え方

愛のアレルギーを二度投与
（IgE）（I型）

K K K K （4K）
（血圧低下）（呼吸困難）（喉頭浮腫）（気道確保）

試験対策としては、上記のとおり IgE 抗体と I 型アレルギーの関係、代表的な症状、発症時の対応をまとめて覚えてしまいましょう。
症状と対応は頭文字がすべて K なので、関連づけて覚えてみてください。

アナフィラキシーショック

IgE

・IgE抗体を介したI型アレルギー反応
・1度目の感作後、2度目の投与時に起こる
・血圧低下、呼吸困難、喉頭浮腫が起こる
↓
まず気道確保

アナフィラキシーショックとは？

●アレルゲンの摂取を原因とし起こるもので、急性かつ重度のアレルギー反応のことです（アレルゲンを摂取することで、IgE 抗体が作り出され、I 型アレルギー反応を起こす）。

＊I 型アレルギーの例としては、食物アレルギー、アトピー性皮膚炎やアレルギー性鼻炎などがあります。

●様々な原因で起こり得ますが、特に多いのが、ハチの毒・食物（食物アレルギー）、薬剤です。これにより死に至ることもあり、治療にはエピペン®（アドレナリンの自己注射薬）が有効です。

●代表的な症状としては、

・血圧低下
・呼吸困難
・喉頭浮腫

などがあり、気道確保を行う必要があります。

★★

胃洗浄の方法と禁忌の覚え方は？

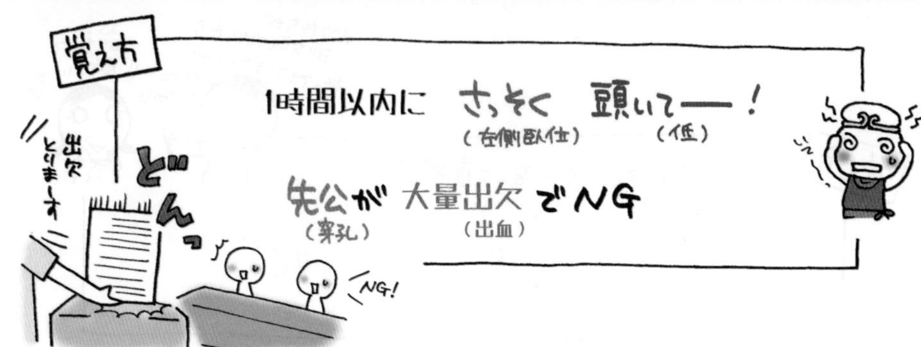

今回は試験対策として、手順と禁忌の重要なものだけを覚えてみます。特に禁忌の「穿孔」と「大量出血」は確実に押さえておきましょう！「1時間」と「左側臥位」は、感覚的にイメージどおりの手順という感じなので、語呂なしでも覚えやすいと思います。
上記の語呂で、胃洗浄の方法と禁忌は、ある程度カバーできますが、余裕があれば、その他の禁忌も覚えられると理想的ですね。

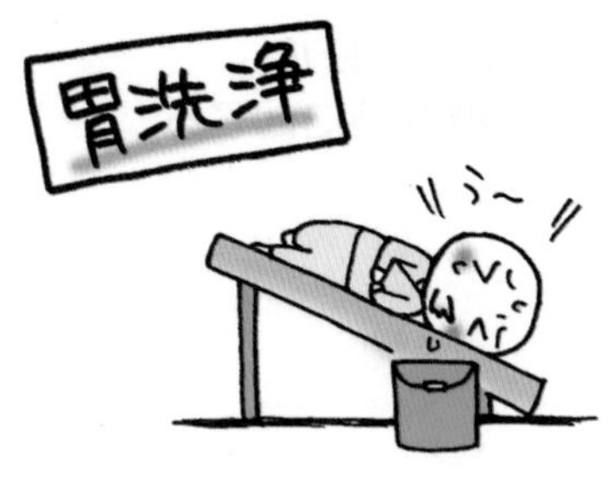

・胃洗浄は異物の摂取後1時間以内に左側臥位で頭を低くした状態で行う

・食道の穿孔の恐れがあるときや大量出血の恐れがあるときは行わない
＊未治療の食道静脈瘤など。

手順

●胃洗浄は、異物摂取後、1時間以内に行うことが望ましいとされています。

●患者を左側臥位にし、頭を低くした状態で行います。
胃洗浄を行う場面としては、イメージしやすいと思いますので、イラストのとおり覚えてみてください（イラストはさすがに傾斜がきつすぎますが…）。

禁忌

●以下のような症状がみられる場合は、胃洗浄を行ってはいけません。
・食道に穿孔や大量出血の恐れがあるとき
・石油製品、有機溶剤を摂取した場合
＊上記以外にも禁忌がありますが、主なものだけ紹介しています。

薬物相互作用

ニトログリセリンの薬物相互作用の覚え方は？

★

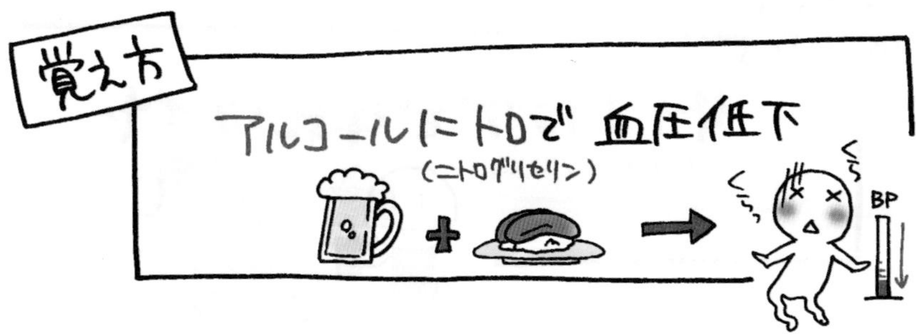

お寿司のトロを食べながらアルコールという絵をイラストでイメージしておけば覚えやすいと思いますよ。「血圧低下」は語呂になっていませんが、続けて一気に覚えてしまいましょう。
というわけで、「アルコールにトロ⇒血圧低下」これでまとめて覚えてみてください。

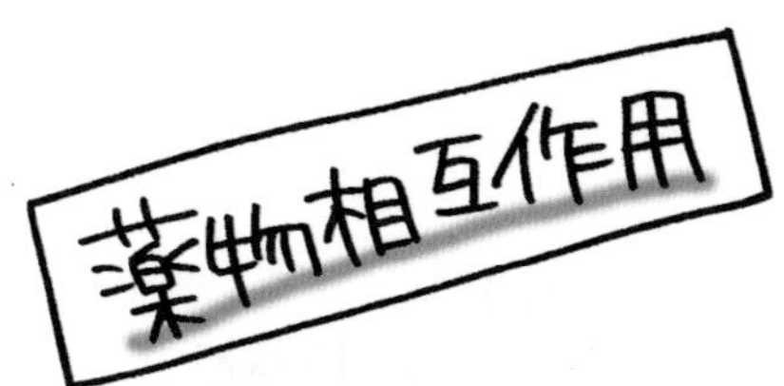

ニトログリセリン … アルコール摂取により血管が拡張
(狭心症・心筋梗塞薬)　急激な血圧低下をきたす.

ニトログリセリンとは？

- 冠動脈拡張薬。狭心発作に効果がある薬。
- 狭心症、心筋梗塞などの治療に用いられます。
- 副作用として過度の血圧低下、めまい、立ちくらみ等があります（必ず症状が発生するわけではありません）。

ニトログリセリンと薬物相互作用

- アルコール摂取により、急激な血圧低下をきたします。
- 副作用である血圧低下、めまい、立ちくらみ等が強まるため、アルコールの摂取は控える必要があります。

★★

テトラサイクリン系抗菌薬の薬物相互作用の覚え方は？

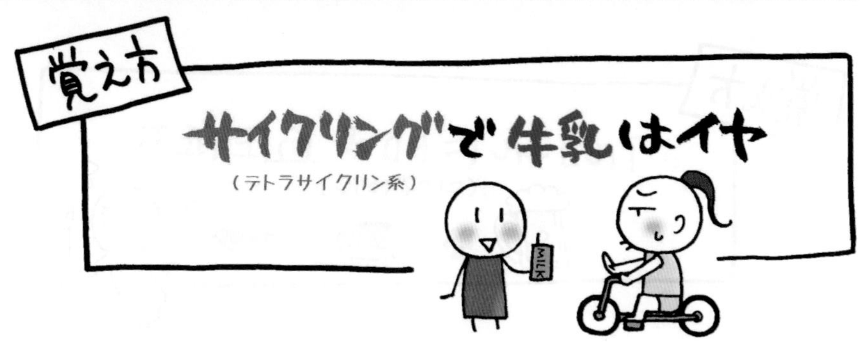

サイクリングなどの運動中に、牛乳は普通はイヤなので（ですよね？）、「サイクリングで牛乳はイヤ！」と感覚的に覚えてしまいましょう。

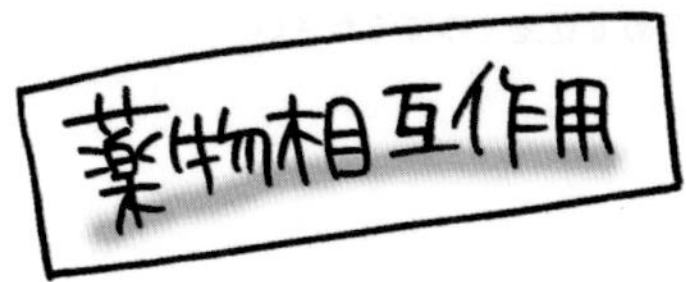

テトラサイクリン系
抗生物質
（ミノサイクリン等）

…牛乳・チーズなど
Caを含むものと一緒に摂ると
薬効が弱まる

テトラサイクリン系抗菌薬とは？

- 抗菌薬の総称の一種。多くの菌種に対して抗菌作用があります。
- 消化管が刺激され下痢、嘔吐、腹痛等の症状が副作用として現れる場合があります。
- 代表的なものとして、
  - ・ミノサイクリン（ミノマイシン）
  - ・ドキシサイクリン（ビブラマイシン）
  - ・テトラサイクリン（アクロマイシン）

  などがあります。

テトラサイクリン系抗菌薬と相互作用

- 牛乳、チーズなど、カルシウムを含むものと一緒に摂ると薬効が弱まります。
- 服用後２時間程度は、カルシウム系飲食物（乳製品など）の摂取は避けるようにする必要があります。

薬物相互作用

レボドーパ（レボドパ製剤）の服用の仕方の覚え方は？

★

覚え方
レポート パー で 吐くから 食後
（レボドーパ）
夜食…
今
吐くから！

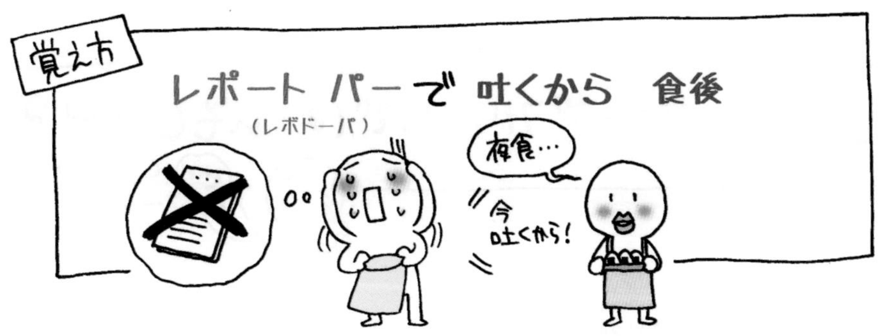

レポートがパー（台なし）になると、吐きたくなるほど、ショックなのは看護学生なら理解してもらえるでしょう！「レポートパー」は吐くほどショックなこと、ということで記憶してみてください。

「食後」のキーワードも合わせて、薬物と服用の仕方をまとめて覚えてしまいましょう。

服用の仕方

レボドーパ…嘔気、嘔吐予防のため食後に内服する
（レボドパ製剤）
（パーキンソン病の薬）

レボドーパ（レボドパ製剤）とは？

- パーキンソン病を治療するために用いられる薬。
- レボドーパを服用することで、レボドパがドーパミンとなり、パーキンソン病によるドーパミン不足を解消することができます。
- パーキンソン病治療においては、中心的な役割を果たします。

レボドーパ（レボドパ製剤）と服用の仕方

- 服用により、嘔気（吐気）、嘔吐を誘発するため、食後に服用します。
- 食後に服用することで、薬効が和らぎ嘔吐を予防するのが目的です。

薬物相互作用

ピモジドの薬物相互作用の覚え方は？

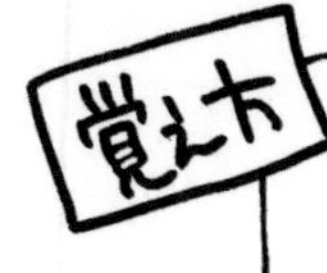

グレープフルーツでは ひもじいど？

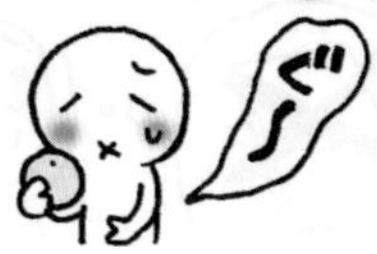

（ピモジド）

グレープフルーツでお腹いっぱいにはならないですよね？（多分） そんなわけで、「グレープフルーツではひもじいど」とまとめて覚えてみてください。
試験対策としては、血中濃度が上昇することや心室性不整脈などのキーワードも覚えておければなお良いですね。

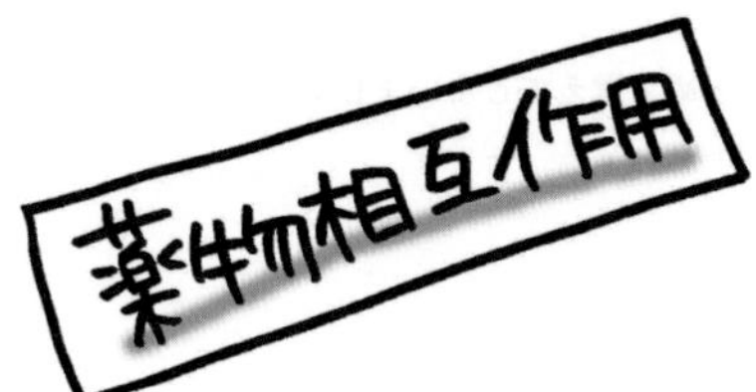

ピモジド…グレープフルーツジュースで内服すると血中濃度の上昇によりQT延長や心室性不整脈がみられる場合がある
（統合失調症薬）

ピモジドとは？

- 統合失調症の治療に用いられる薬で、子どもの自閉症に用いられることもあります。
- 不安感や緊張、気持ちの落ち込みなどの精神状態改善に効果があります。
- 副作用として、めまい・眠気・不眠・頭痛などがあります。また、まれに強い副作用として重い不整脈、悪性症候群の症状が発生することがあります。

ピモジドと薬物相互作用

- グレープフルーツジュースで内服すると、血中濃度の上昇により、QT 延長や心室性不整脈がみられる場合があります。

★★

妊婦と薬剤の禁忌の覚え方は？

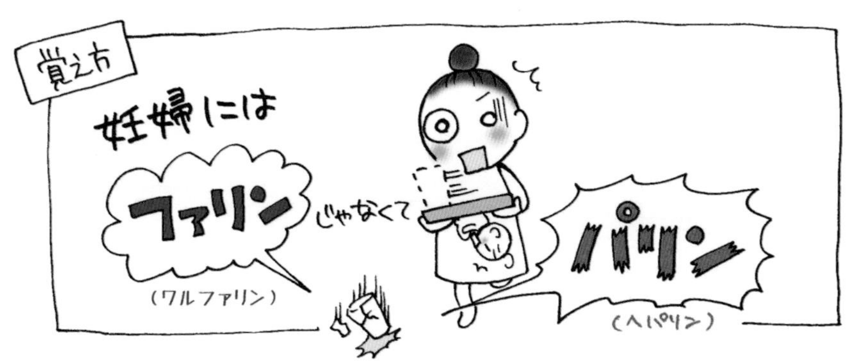

このように、「ファリンじゃなくてパリン」と語感でイメージしておくと比較的覚えやすくなります。「妊婦」というキーワードも合わせて確実に覚えておけば安心です！「ファリンじゃなくてパリン！」と繰り返して覚えちゃいましょう♪

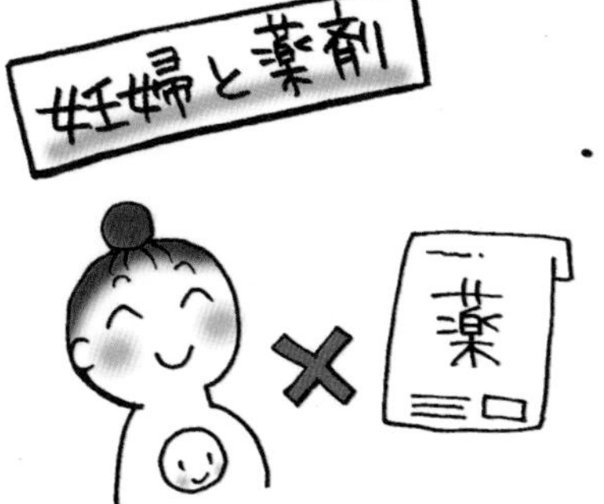

・ワルファリンは胎盤を通過し、胎児に出血、奇形をきたす恐れがあるので妊婦には禁忌。

妊婦にはヘパリンを用いる。

妊婦と薬剤

- ワルファリンという薬剤は、血液の凝固を防ぐもの（抗凝固剤）で、心筋梗塞症、脳血栓症などの治療に用いられます。
- このワルファリンは、胎盤を通過するため、胎児に悪影響を及ぼします。このため、妊婦への使用は禁忌です。
- 妊婦にはワルファリンではなく、同様の効果が期待できるヘパリンを使用します。

試験対策としては、妊婦にワルファリンが禁忌であること、代わりにヘパリンを用いることを押さえましょう。覚え方はイメージさえできれば、簡単に覚えられますよ！

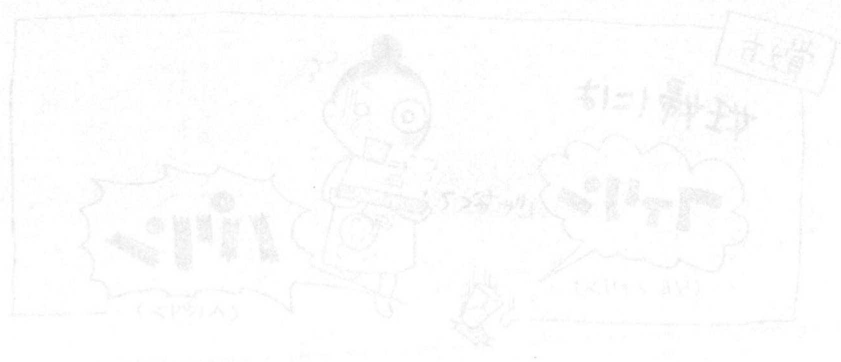

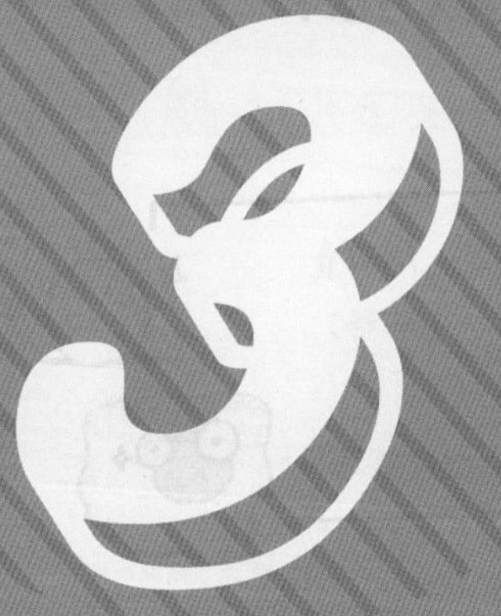

成人看護学

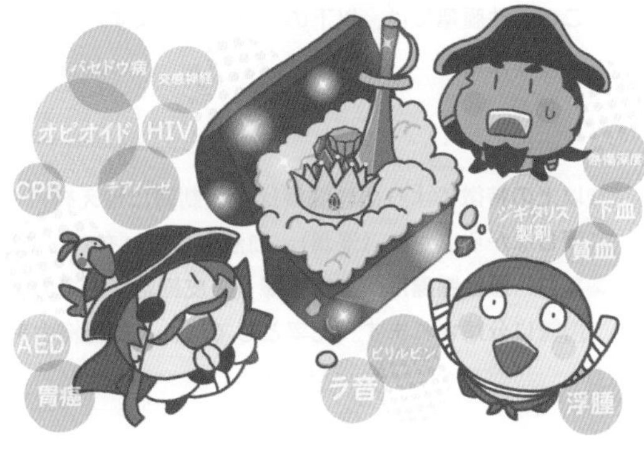

バセドウ病
交感神経
オピオイド
HIV
CPR
チアノーゼ
ジギタリス製剤
下血
貧血
AED
胃癌
ビリルビン
ラ音
浮腫

★★★

悪性腫瘍の基礎知識の覚え方は？

覚え方

悪性腫瘍の　自立した　真珠は　10位
（自律性増殖）（浸潤）（転移）

悪性腫瘍の　肉眼
（肉腫）（癌腫）

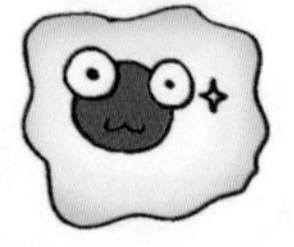

これで、悪性腫瘍の基礎知識を覚えてしまいましょう。
まずは、悪性腫瘍の基礎知識３つを覚えて、あわせて悪性腫瘍の分類２種を押さえるようにしてください。

悪性腫瘍の基礎知識

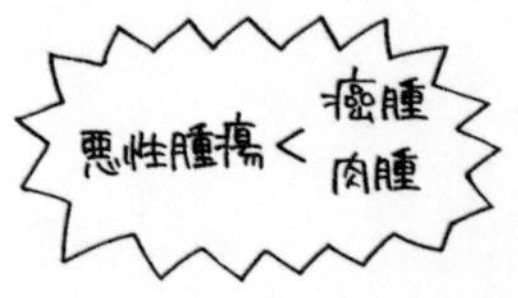

<悪性腫瘍の特徴>

「自律性増殖、浸潤、転移」という3つの特徴がある。

悪性腫瘍は癌腫と肉腫に分類される。

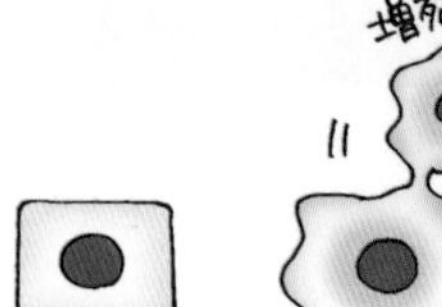

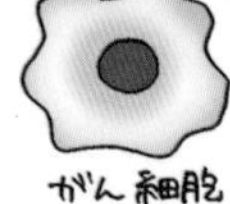

基礎知識

- 一般に「がん」ともいわれるのが、悪性腫瘍です。
- この悪性腫瘍には、以下の特徴があります。
  - ・自律性増殖
  - ・浸潤
  - ・転移
- 以上の特徴により悪性腫瘍は、無制限に増え続けて（自律性増殖）、悪性腫瘍の周囲組織を壊しながら広がり（浸潤）、血液やリンパを介して遠くにある臓器にも移動します（転移）。
- なお、悪性腫瘍は、上皮組織（上皮細胞）由来の癌腫と、骨や筋肉などの非上皮組織由来の肉腫に分類されます。比率としては、上皮組織由来の癌腫が９割を占めます。

★★★

がんの転移形式の種類の覚え方は？

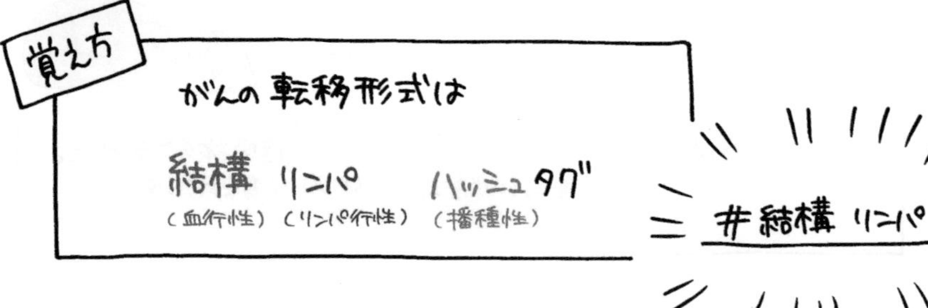

これで、がんの転移形式３種をまとめて覚えることができますよ。ちょっとややこしいですが、「ハッシュタグ」の「タグ」は、何も掛かってないので注意してくださいねー。

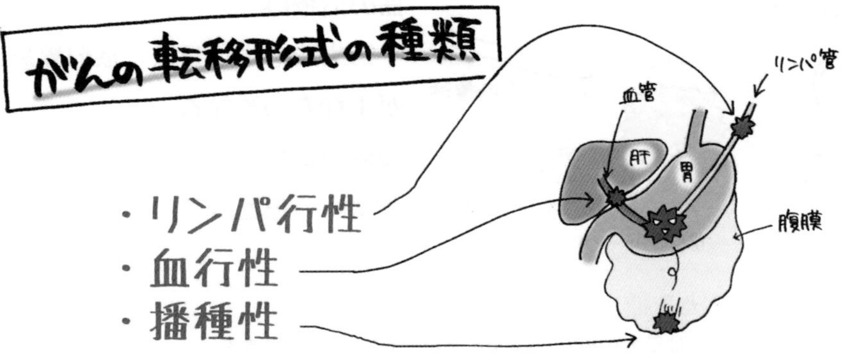

種類

- がんの転移形式は、主に以下の３種類となります。
  ・血行性　・リンパ行性　・播種性
- 「血行性」は、悪性腫瘍が静脈を流れて、離れた場所に悪性腫瘍ができることを指します。胃癌→肝癌が典型的です。
- 「リンパ行性」は、悪性腫瘍がリンパ管を流れて、リンパ節などに転移巣が作られる状態を指します。
- 「播種性」は、悪性腫瘍の浸潤が進行して、悪性腫瘍が体腔内に出て転移巣が離れたところに作られる状態を指します。
- 以上のがんの転移形式３種を覚えるようにしておきましょう。

★★★

がん治療方法３種（三大療法）の覚え方は？

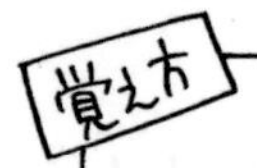

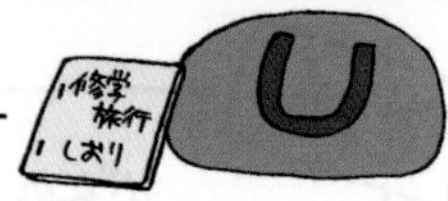

がんの治療は　ほ　か　で　修学旅行までに。
（放射線療法）（化学療法）（手術療法）（集学的治療）

語呂なしでもかなり覚えやすいと思いますが、ど忘れ防止のために語呂も使って確実に記憶を定着させておきましょう！

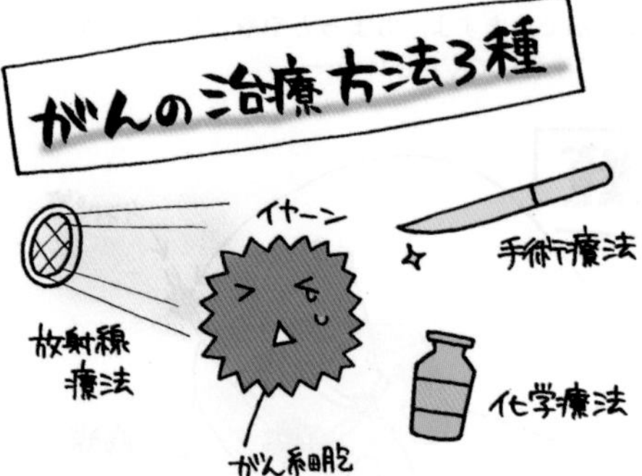

癌の治療は
手術療法・化学療法・放射線療法
が主なものとなる。
複数の治療を行うことを
集学的治療という。

がん治療方法３種

- がんの治療方法は三大療法といわれる以下が、主なものとなります。
  - ・手術療法
  - ・化学療法（「薬物療法」ともいわれる）
  - ・放射線療法
- そして、上記３種を組み合わせて行う治療法を集学的治療といいます。
- 試験対策としては、ここまでの基礎知識を確実に押さえるようにしておきましょう。なお、近年では上記３種に加えて“免疫療法”が行われることもあります。

〈手術療法とは？〉がん組織を外科的に切除する治療法。進行したがんの場合は、手術で完全に切除するのは難しくなる。

〈化学療法とは？〉抗がん剤を投与し、がん細胞を死滅、減少させる治療法。副作用としての障害が生じることが多い。

〈放射線療法〉放射線を照射し、がん細胞を破壊する治療法。放射線の照射により正常な細胞も破壊することから、副作用が生じることがある。

★★★

抗癌剤の主な副作用の覚え方は？

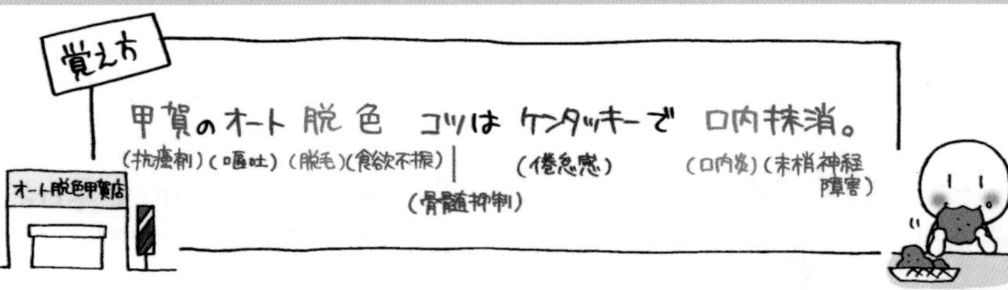

抗癌剤投与に伴う主な副作用は、これで一気に覚えてしまいましょう。"悪心"は語呂にありませんが、嘔吐と関連したものなので思い出しやすいと思います。

抗癌剤の主な副作用

抗癌剤の主な副作用は次のとおり。

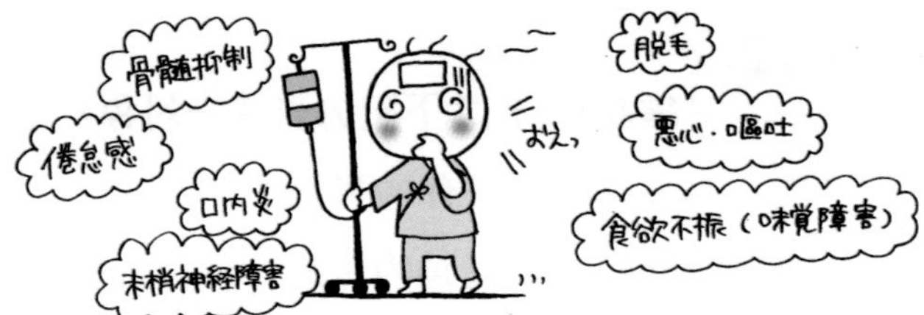

主な副作用

- 抗癌剤の多くは、細胞分裂が活発な正常な組織（骨髄、内臓、毛根など）にも作用しやすく、影響が出やすいという特徴があります。
- 抗癌剤の主な副作用は、次のとおりです。
  - ・悪心、嘔吐
  - ・脱毛
  - ・食欲不振、味覚障害
  - ・骨髄抑制
  - ・倦怠感
  - ・口内炎
  - ・末梢神経障害（一部の抗癌剤）

  試験対策としては、以上の副作用について覚えておくようにしましょう。
- 看護師としては、抗癌剤が、投与中に血管外に漏れた場合、皮膚や皮下組織に潰瘍や壊死を起こす場合があるので、点滴部位の痛みや、発赤、腫れ、点滴速度に十分注意する必要があります。

終末期看護 ★★★

緩和ケアの対象の覚え方は？

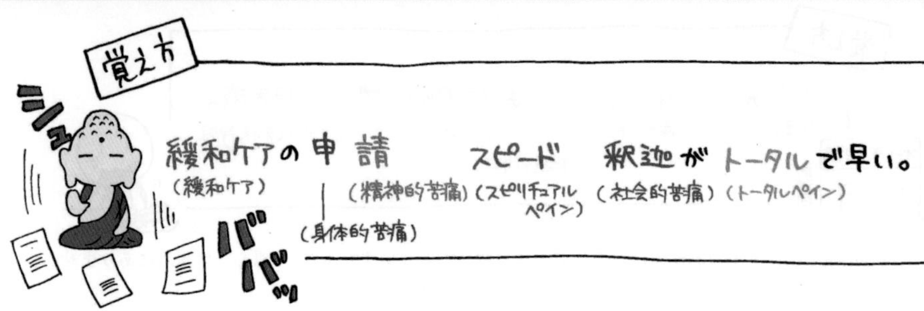

これで、緩和ケアの対象となる５つの痛みを覚えましょう。
それぞれの意味については、言葉からそのまま連想できるので、トータルペイン（全人的苦痛）だけ意識して覚えておけば、大丈夫ですよ。

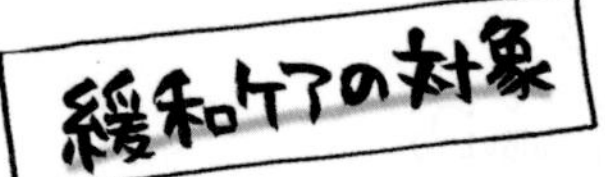

緩和ケアは下記の苦痛を対象とする。

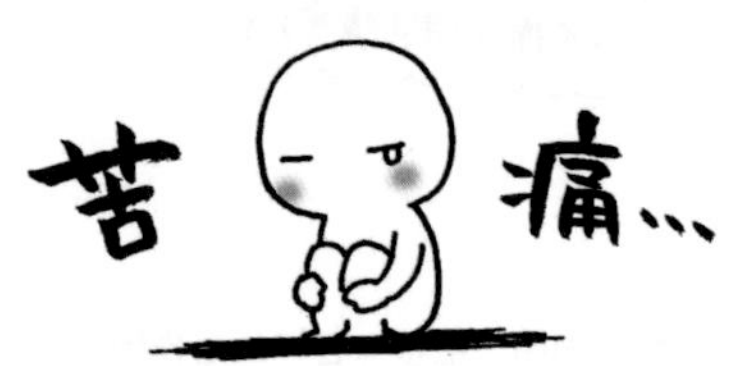

身体的苦痛
精神的苦痛
スピリチュアルペイン
社会的苦痛
トータルペイン（全人的苦痛）

対象

- 癌などにより、緩和ケアを受ける患者は、様々な痛みを抱えています。緩和ケアは、それらの痛みや、その他の苦痛をケアして、患者の QOL の向上を目指すものです。
- 緩和ケアが対象とするのは次のものとなります。
  - ・身体的苦痛…痛み、日常で生じる不便
  - ・精神的苦痛…恐れ、不安、怒り、孤独感、うつ状態等
  - ・スピリチュアルペイン…人生観、死生観、罪や苦しみの意味等
  - ・社会的苦痛…仕事・経済上の問題、家庭や人間関係の問題、相続問題
- そして、上記４つの痛みや苦しみは相互に関連し合っているもので、４つの痛みが重複する場合などを指すトータルペイン（全人的苦痛）を合わせて、合計５つとなります。
- 試験対策としては、単純に上記の５つの単語を確実に覚えるようにしておきましょう。

★★

WHO式癌性疼痛治療法 鎮痛薬使用の5原則の覚え方は？

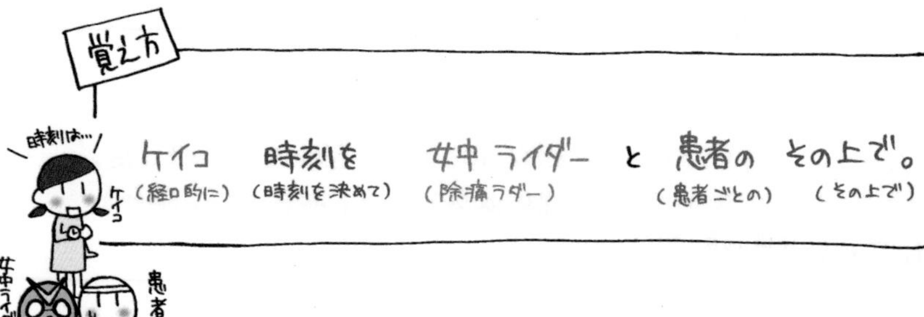

この語呂では、5原則の全文を暗記することはできませんが、冒頭の言葉は覚えることができますので、思い出すときの取っ掛かりにしてみてくださいね。

WHO式癌性疼痛治療法5原則

1. 経口的に（by mouth）
2. 時刻を決めて規則正しく（by the clock）
3. 除痛ラダーにそって効力の順に（by the ladder）
4. 患者ごとの個別的な量で（for the individual）
5. その上で細かい配慮を（with attention to detail）

＊日本緩和医療学会HPより

5原則

- WHO式癌性疼痛治療法は、WHO〈世界保健機関〉により定められた、患者をがんの痛み、苦痛から解放するための治療戦略を示したものです。
- WHO式癌性疼痛治療法により、がん患者の痛みの7～8割を減らすことができるとされています。
- WHO式癌性疼痛治療法では、鎮痛薬使用の5原則が、次のように定められています。

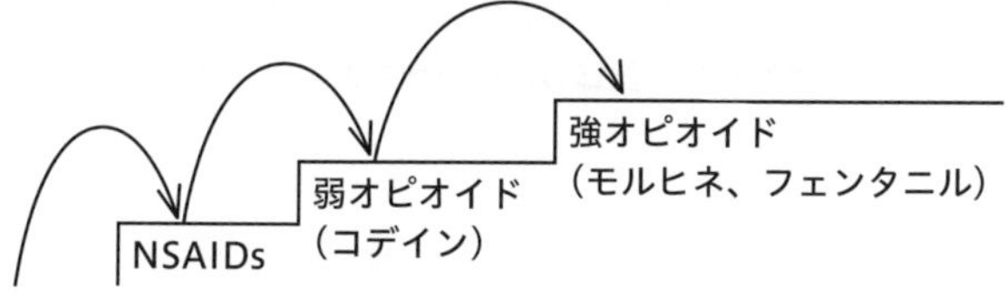

- 試験対策としては、上記の文言を一字一句違わず覚える必要はないので（マークシート方式であれば）、大体の意味と冒頭の言葉を確実に覚えるようにしておきましょう。

終末期看護

オピオイドの主な副作用の覚え方は？

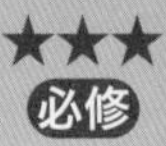

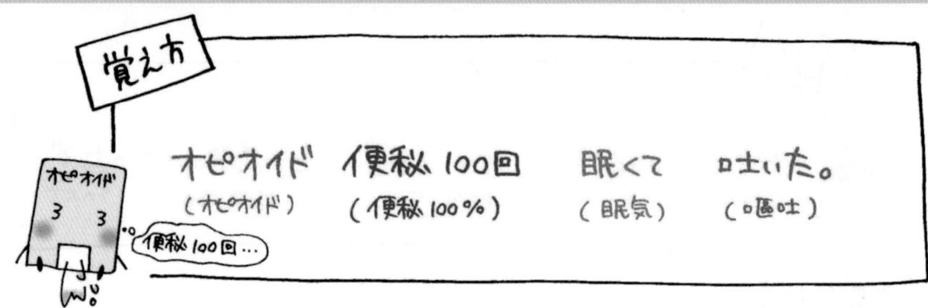

これで、オピオイドの副作用を覚えることができますよ！　便秘がほぼ100％出現するという部分は重要なので、ここだけパーセンテージも一緒に覚えるようにしておきましょう。

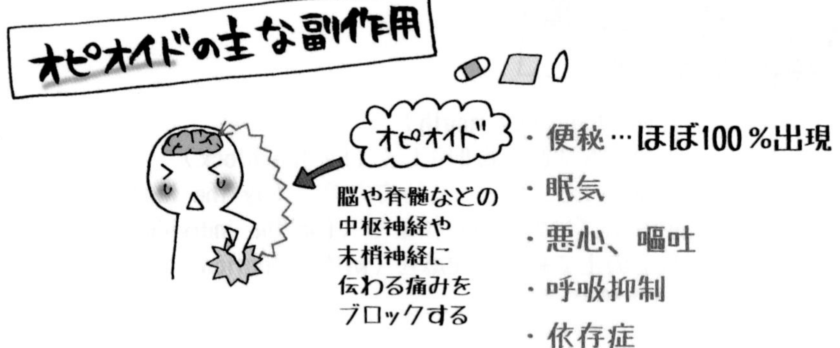

主な副作用

- がん治療等における緩和ケアの一環として、使用される麻薬性鎮痛薬の総称です。
- オピオイドを使用することで、脳や脊髄などの中枢神経や末梢神経に伝わる痛みがブロックされ、患者の痛み、苦痛が緩和されます。
- 薬剤の形態は様々で、経口薬、坐薬、注射薬、貼付薬など患者の状態によって処方されます。担当の看護師は、使用した場合は、日付と時刻を記録し、在庫数もあわせて確認する必要があります。
- そして、副作用としては
  ・便秘…ほぼ100％出現する。　・眠気　・悪心、嘔吐　・呼吸抑制　・依存症
  などがあります。
- 試験対策としては、副作用の主なものとして、上記の3種を覚えておきましょう。

★★★ 必修

かぜ症候群の基礎知識の覚え方は？

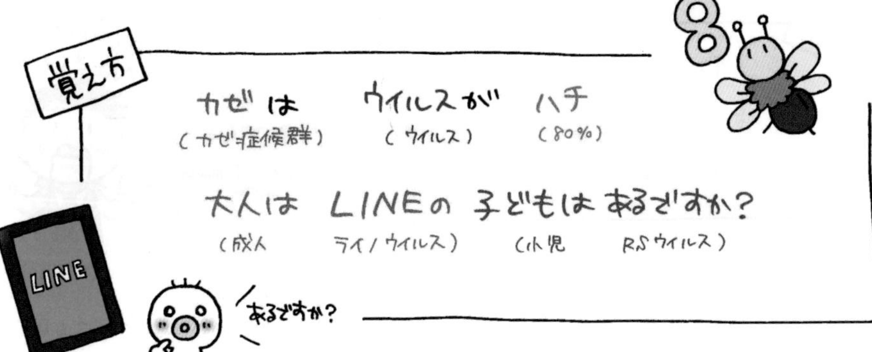

これで、かぜ症候群の基礎知識をまとめて覚えてしまいましょう。
かぜの症状については、わざわざ覚えなくても体感的にわかると思うので、原因となるウイルス名を押さえておくようにしましょう。

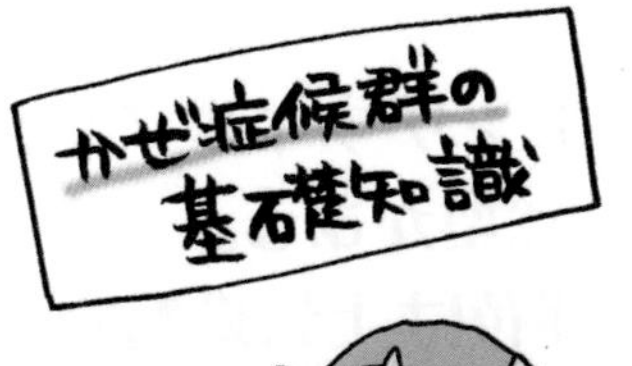

原因はウイルス感染が80％を占める。
成人はライノウィルス。
小児ではRSウイルスが多い。

基礎知識

- 一般的によくいわれる「風邪」のことです。
- かぜは、その原因の80％がウイルス感染となっており、成人はライノウイルス、小児はRS ウイルスが多くなっています。
  ＊夏かぜの原因としては、コクサッキーウイルスが多くなります。
- かぜは多くの場合で、1週間程度で自然治癒し、その治療は対症療法が中心となります。看護としては、小児・高齢者に対しては水分補給をこまめに行い、脱水症状となることを防ぐことが重要となります。なお、高齢者は自覚症状が出づらいことから、かぜからの肺炎発症にも注意する必要があります。

感染症

インフルエンザの特徴と合併症の覚え方は？

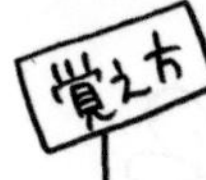

インフル　A　B　Cは
（インフルエンザA型　B型　C型）
蒸気で　煙幕　とは言えんから　NOでしょ
（上気道粘膜）　（肺炎）　（インフルエンザ脳症）

インフルABC？
NOでしょ!!

これで、インフルエンザの特徴と主な合併症を一緒に覚えてしまいましょう。
感染経路となる“飛沫感染”については一般的に知られていることなので、特に意識しなくても覚えられます。

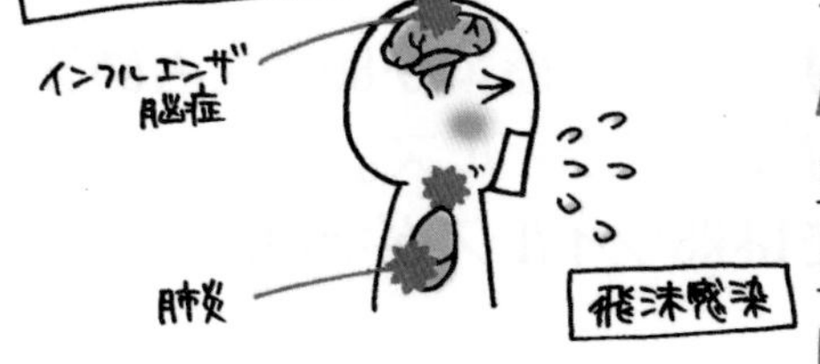

インフルエンザウイルスにはA型、B型、C型がある。
主な感染部位は上気道粘膜
主な合併症は
肺炎、インフルエンザ脳症

特徴と合併症

- インフルエンザウイルスには、A型・B型・C型があり、この中でもA型は最も流行しやすいタイプとなります。また、乳幼児、高齢者、重大な基礎疾患を持つ者では重症化しやすくなります。
  主な感染部位は上気道粘膜となります（感染経路は飛沫が多い）。
  主な合併症は肺炎、インフルエンザ脳症となります。
- なお、インフルエンザに感染した場合は、学校を休む必要が出てきますが、出席停止期間は「発症した後5日を経過し、かつ解熱した後2日（幼児にあっては3日）を経過するまで」です（学校保健安全法施行規則）。

★

インフルエンザの主な症状の覚え方は？

覚え方

インフルは　サンパチ
（インフルエンザ）　（38°C）
蒸気で　炎症で　ケンタが　キン　カン。
（上気道炎症状）　（倦怠感）　（筋肉痛）（関節痛）

これで、インフルエンザの主な症状をまとめて覚えてしまいましょう。
ちなみに看護師国家試験が行われる２月は、インフルエンザが流行していることもあるので、試験を受ける皆さんは、気をつけましょう！

インフルエンザの主な症状

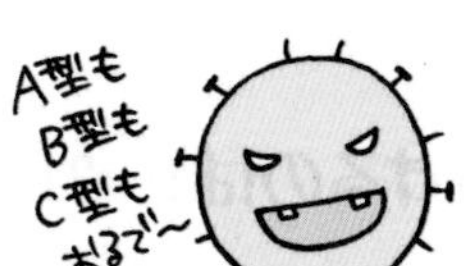

主な症状は以下のとおり
38℃超の発熱、上気道炎症状
全身倦怠感、筋肉痛、関節痛など

主な症状

- インフルエンザは、インフルエンザウイルスに感染する（飛沫感染が多い）ことで発症します。感染後は１～３日程度の潜伏期間を経た後に、高熱等の症状が発生します。
  インフルエンザの主な症状は、次のとおりです。
  - 38°C超の発熱
  - 上気道炎症状
  - 全身倦怠感
  - 筋肉痛
  - 関節痛
- インフルエンザの疑いがあるときは、スワブ（綿棒）で鼻腔から咽頭を拭い、「迅速抗原検出キット」で迅速検査を行います。
- インフルエンザの発熱がある小児に対しては、ライ症候群（急性脳症）の危険があるので、NSAIDs は禁忌となります。小児に対しては、アセトアミノフェン（商品名カロナールなど）を用います。

感染症

★★

インフルエンザが流行する期間とワクチン接種法の覚え方は？

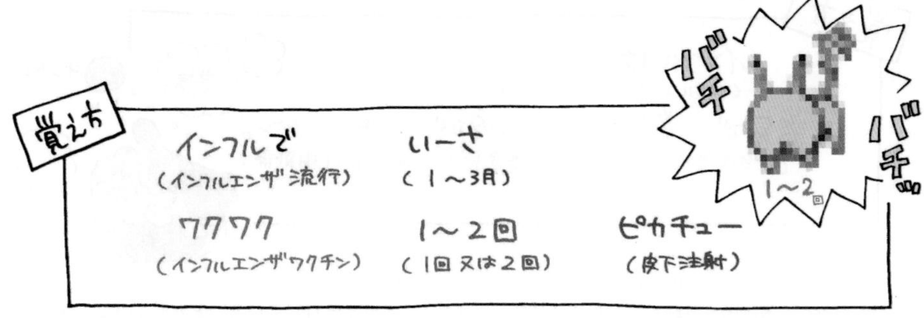

これで、インフルエンザの流行する期間と、ワクチンの接種法をまとめて覚えてしまいましょう。

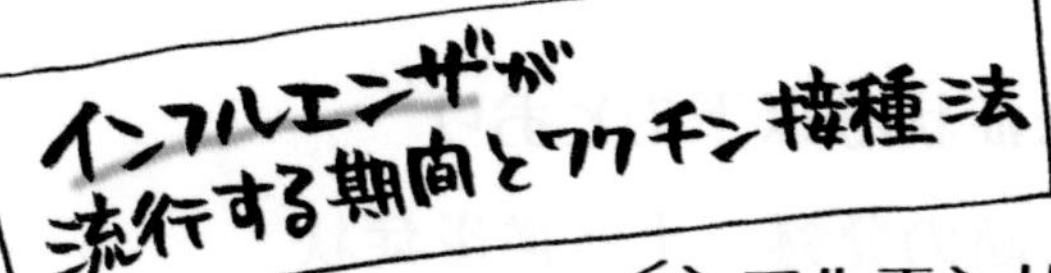

流行の前に！

インフルエンザが流行するのは1～3月

流行前にインフルエンザワクチンを1回

または1～4週間の間隔をあけて2回

皮下注射を行う

流行する期間とワクチン接種法

- インフルエンザワクチンは不活化ワクチンで、13 歳以上は、通常は、1 回接種ですが、1 ～ 4 週間の間隔をあけて、2 回接種することもできます。生後 6 か月～ 12 歳は、2 ～ 4 週間（できれば 4 週間）あけて、2 回接種します。
- インフルエンザワクチンの接種は、予防だけではなく、重症化を抑制する効果もあります。インフルエンザワクチンは接種後すぐに効果があるのではなく、体内で抵抗力がつくまで、約 2 週間程度はかかります。そのため、流行前に接種することが重要になってくるというわけです。

★

抗インフルエンザ薬の覚え方は？

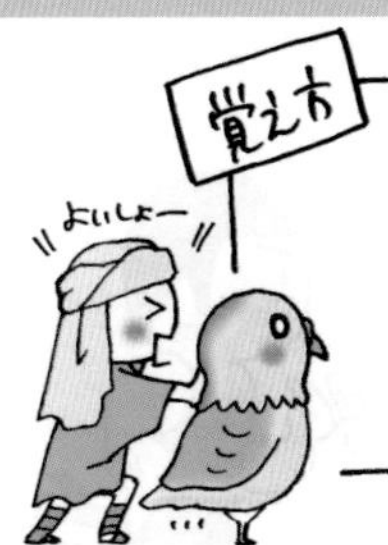

覚え方

インコを（抗インフルエンザ薬）　押せる（オセルタミビルリン酸塩）　民は（タミフル）

THE ナミと（ザナミビル水和物）　リレーで（リレンザ）　子どもは（小児）　汗とあみ（アセトアミノフェン）

THEナミとリレー大会

ナミ

わー

これで、抗インフルエンザ薬を成人２種、小児１種をまとめて覚えることができますよ。
あくまでも主となる抗インフルエンザ薬なので、その他ペラミビル水和物（ラピアクタ）、ラニナミビルオクタン酸エステル水和物（イナビル）などもあります。

抗インフルエンザ薬

抗インフルエンザ薬の主なものは以下のとおり

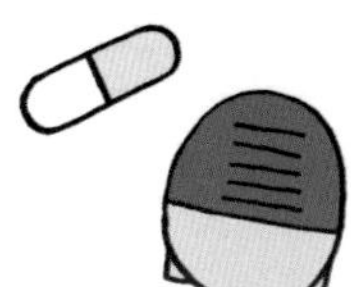

・オセルタミビルリン酸塩（タミフル）

・ザナミビル水和物（リレンザ）

小児の解熱鎮痛薬としてアセトアミノフェン

主な抗インフルエンザ薬

- 「ビル」は、抗ウイルス薬の名前の語尾。ウイルス（virus）由来しており、～ビル（-vir）とあったら、抗ウイルス薬。
- 抗インフルエンザ薬の主なものは以下のとおりです。
  - ・オセルタミビルリン酸塩（タミフル）
  - ・ザナミビル水和物（リレンザ）

  これらはノイラミニダーゼ阻害薬の一種となり、ウイルス・ノイラミニダーゼを抑制する作用があります。
- オセルタミビルは、抗インフルエンザ薬としては、多く用いられ、高い効果が期待できるものの、10 歳代の患者へ投与することで異常行動が報告される事例があったため、投与を控えるようになっていましたが、現在は、その「警告」は削除されています。
  そして、小児の解熱鎮痛薬として、アセトアミノフェンを用います。

  ＊ NSAIDs は小児に対しては禁忌。
- 成人と小児それぞれで、主として用いられる抗インフルエンザ薬 3 種の名称は、確実に押さえるようにしましょう。

感染症

コクサッキーウイルスを原因とする小児疾患３つの覚え方は？

★

覚え方
告る　サッキー
（コクサッキー）
ヘルパーの　手足　ムキムキスイマー
（ヘルパンギーナ）（手足口病）（無菌性髄膜炎）
好きです
サッキー
ムキッ

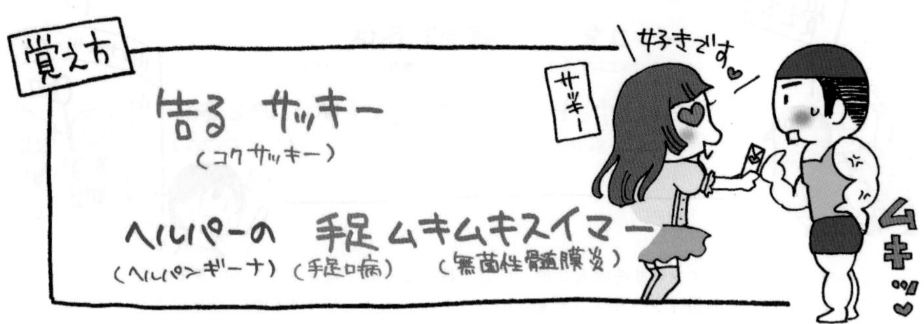

これで、コクサッキーウイルスを原因とする小児疾患を３つまとめて覚えてしまいましょう。「ムキムキスイマー＝無菌性髄膜炎」はちょっと強引ではあるのですが、「ムキ（無菌）」と「スイマ（髄膜炎）」を思い出せるように意識的に繰り返してみてください。

コクサッキーウイルスが
原因で起こる
小児の疾患3つ
いた〜い

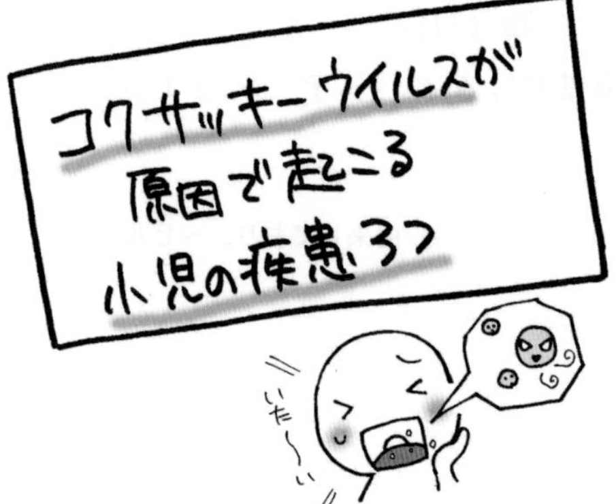

①ヘルパンギーナ
②手足口病
③無菌性髄膜炎

コクサッキーウイルスを原因とする小児疾患

- コクサッキーウイルスを原因として起こる小児疾患は下記のとおりです。
  - ①ヘルパンギーナ…発熱と口腔粘膜の水疱などがみられる。
  - ②手足口病…口腔粘膜や手足に水疱や発疹などがみられる。
  - ③無菌性髄膜炎…発熱、頭痛、嘔吐の症状がみられる。

★★★

HIV 検査の基礎知識の覚え方は？

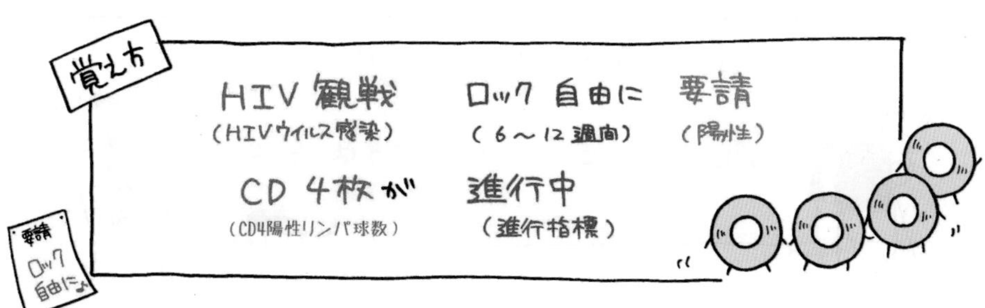

これで、HIV 検査の基礎的な情報を覚えてしまいましょう。特に重要なのは 6 ～ 12 週間という期間を経過していないと、“感染していても陰性”になる（ウインドウ期）という点です。“CD4 陽性リンパ球”の名称とあわせて覚えておきましょう。

HIV検査基礎知識

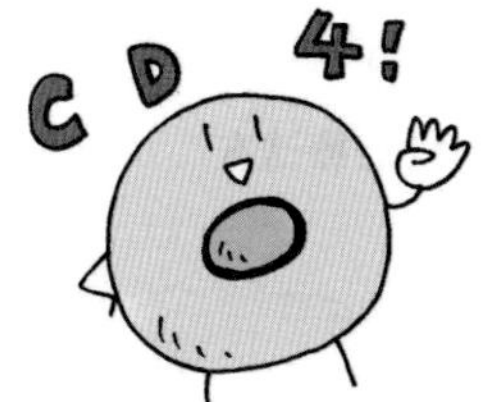

HIVに感染した場合、
抗体は感染後6～12週間で陽性となる。
感染後の進行度は
血中のCD4陽性リンパ球数を
検査することで、HIV感染症がどの程度
進行しているかの指標になる。

基礎知識

- HIV に感染した場合、抗体は感染後 6 ～ 12 週間で陽性となります〔NAT（核酸増幅法）検査では 13 日経過後〕。そのため、感染直後に検査をした場合は、感染しているにもかかわらず、陰性と判定される場合があります（ウインドウ期）ので、注意が必要です。この検査は無料、匿名で保健所などで受けることができます。土日や夜間でも対応しているところもあり、検査を受ける人の利便性に配慮がされています。
- 感染後の進行度は、血中の CD4 陽性リンパ球数を検査することで、HIV 感染症がどの程度進行しているか、あるいは薬の効果の指標となります。この CD4 陽性リンパ球数が 200/μL 以下になると、日和見感染症の発症が起こりやすくなります。

HIV 治療薬の種類・覚え方は？

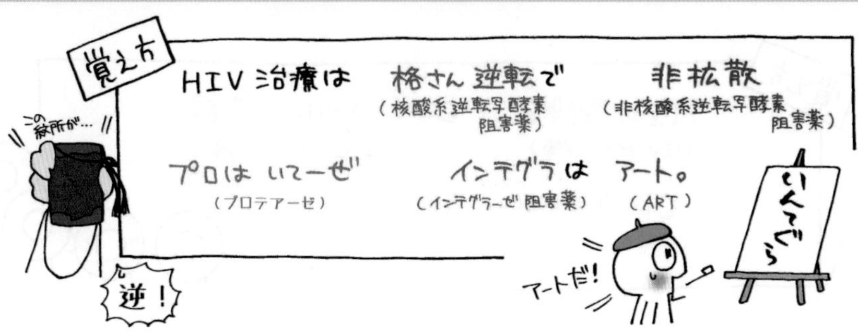

これで、HIV 治療薬の代表的なもの 4 種類をまとめて覚えてしまいましょう！　ただ、語呂としては、略称までは覚えられないので、こちらも“NNPI”と 4 つの略称の頭文字だけでも覚えておくと良いですね。

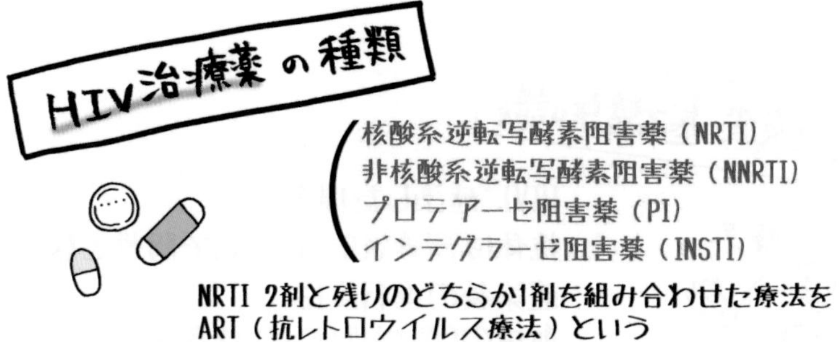

種類

- HIV 治療薬の主なものとして以下の 4 つがあります。
  - 核酸系逆転写酵素阻害薬（NRTI）
  - 非核酸系逆転写酵素阻害薬（NNRTI）
  - プロテアーゼ阻害薬（PI）
  - インテグラーゼ阻害薬（INSTI）
- そして、NRTI 2 剤と残りのどちらか 1 剤を組み合わせた療法を ART（抗レトロウイルス療法）といいます。
- HIV 治療薬を服用したとしても、体内から HIV を完全に除去することはできないので、HIV 治療薬は、毎日確実に飲み続ける必要があります。
- そのため、患者の服薬アドヒアランス（患者が自らの意思に従って治療を受けること）が必要となります。

★★★

後天性免疫不全症候群（AIDS）の特徴の覚え方は？

覚え方

ひとめで（ヒト免疫不全ウイルス） ヘルパーTさんが（ヘルパーT細胞） 再生憮然。（細胞性免疫不全）

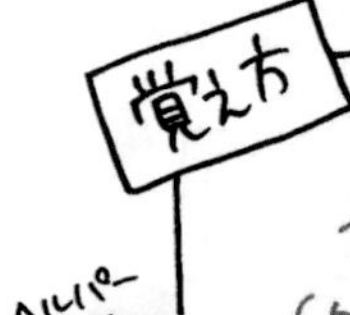

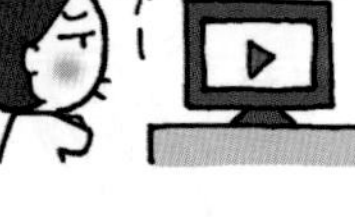

これで、後天性免疫不全症候群（AIDS）の原因と、何に感染するのか、どのような症状が出るのかをまとめて覚えてしまいましょう。

後天性免疫不全症候群（AIDS）の特徴

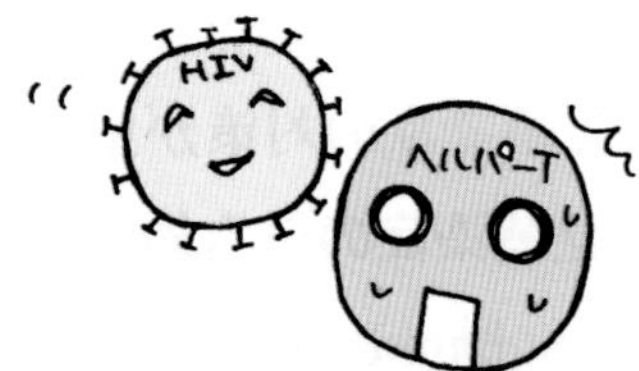

ヒト免疫不全ウイルス（HIV）がヘルパーT細胞に感染することで細胞性免疫不全を起こした状態。

特徴

- 後天性免疫不全症候群（AIDS）は、ヒト免疫不全ウイルス（HIV）が、ヘルパーT細胞のCD4に結合し、感染することで、全身性の細胞性免疫不全を起こした状態となったものです。
- 上記の何が何に感染するのか？　結果としてどのような症状を起こすのか？　を正確に覚えるようにしておきましょう。
- 後天性免疫不全症候群（AIDS）は、疾患の名称で、ヒト免疫不全ウイルス（HIV）はウイルスの名称なので、混同しないように注意して覚える必要があります。
- なおHIV検査は、全国の保健所や自治体の施設で無料・匿名で受けることができます。HIV感染後6～12週間（ウインドウ期）の間に検査を受けた場合は、感染していても、陰性の結果が出る可能性があることに注意する必要があります。

★★★

AIDS 発症期間と発症後の特徴・覚え方は？

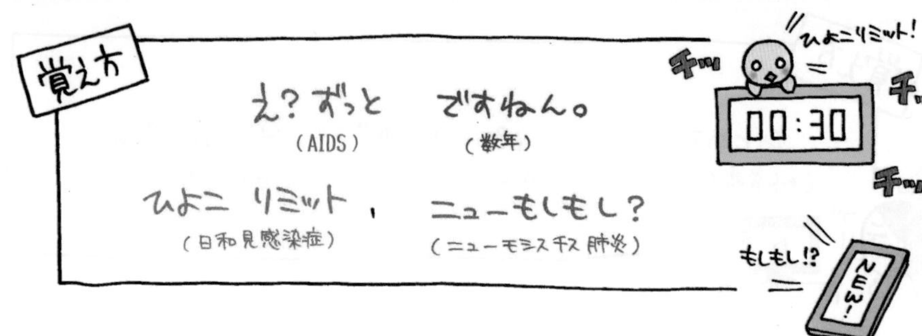

これで、AIDS（エイズ）発症期間と発症後の特徴をざっくりとつかんでおきましょう。“ニューモシスチス肺炎”は独特な語感で、ちょっと覚えづらいのですが、“ニューモシ…”まで覚えておけば、試験対策としては、十分対応可能です（マークシートなら）。

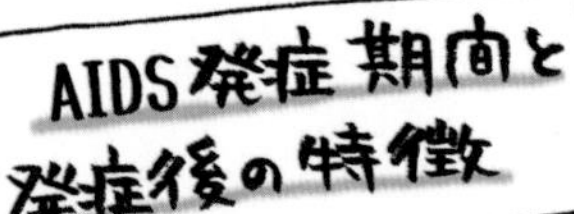

HIV感染後にAIDSが発症するまでは数年程度かかります。

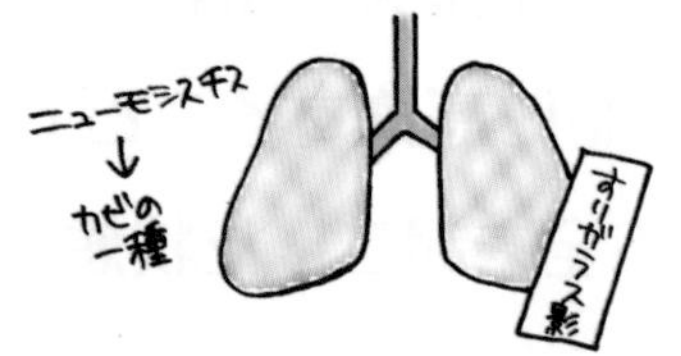

発病後は日和見感染症の対策が重要。日本では日和見感染症のうち約7割がニューモシスチス肺炎となる。

AIDS 発症期間と発症後の特徴

- HIV のヘルパー T 細胞への感染により、ヘルパー T 細胞が減少し、日和見感染症を発症したとき、「AIDS 発症」といいます。
- HIV 感染後に AIDS が発症するまでは、数年程度となります。この期間は個人差があり、数年から 10 年程度と幅が若干広くなっています。しかし、試験対策としてはとりあえず“数年程度”と覚えておけば対応できます。
- なお、日和見感染症とは、健康体では害のないような微生物に感染して発症してしまう状態のことです。
- 日和見感染症には、ニューモシスチス肺炎の他、サイトメガロウイルス感染症、カンジダ症などがあります。AIDS の進行により日和見感染症は合併、重症化していきます。

★★

グラム陽性菌・陰性菌の覚え方は？

代表的な
グラム陽性菌・陰性菌
ININ 急患！
グラム陰性
球菌・桿菌
ずいまく ばくテロ♪
髄膜炎菌
バクテロイデス
陰
陽
YOYO 急患！
グラム陽性
球菌・桿菌
かのうれんさ WELL♪
化膿連鎖球菌
ウェルシュ菌

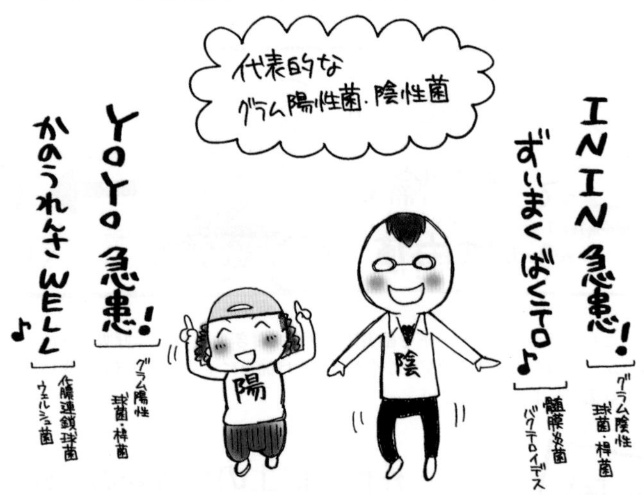

〈ご注意ください〉菌種は分類別に重要度の高いものだけを覚えられるようにしています。試験対策として覚えやすさを優先しているため、その他の菌種の紹介は省略しています。

グラム陽性球菌とグラム陽性桿菌の覚え方

チェックポイントとしては、

・陽性球菌と陽性桿菌（←“かんきん”と読みます）

の 2 つの分類があることと、それぞれに対応する形で

- ・化膿連鎖球菌
- ・ウェルシュ菌

があること。

陽性球菌　⇒　化膿連鎖球菌
陽性桿菌　⇒　ウェルシュ菌

という組み合わせを覚える必要があります。

そこで、マンガのように RAP 調で歌うと、それぞれに対応した分類と菌種を覚えることができます。

グラム陰性球菌とグラム陰性桿菌の覚え方

こちらも同じく 2 つの分類と、それぞれに対応した菌種があります。

グラム陰性球菌　⇒　髄膜炎菌
グラム陰性桿菌　⇒　バクテロイデス

同じく RAP 調に歌って、それぞれに対応した菌種を覚えられます。

★★

破傷風の特徴と症状の覚え方は？

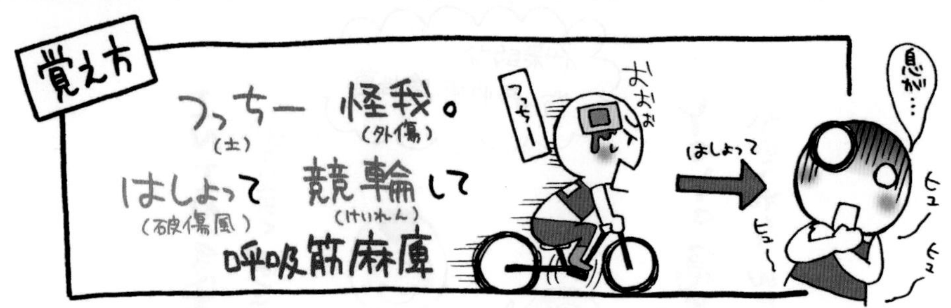

これで、重要となる５つのキーワードを確実に押さえておきましょう。「呼吸筋麻痺」が語呂になっていませんが、競輪をすれば呼吸が苦しくなることは簡単にイメージできると思います。これで関連づけして覚えてしまってください。

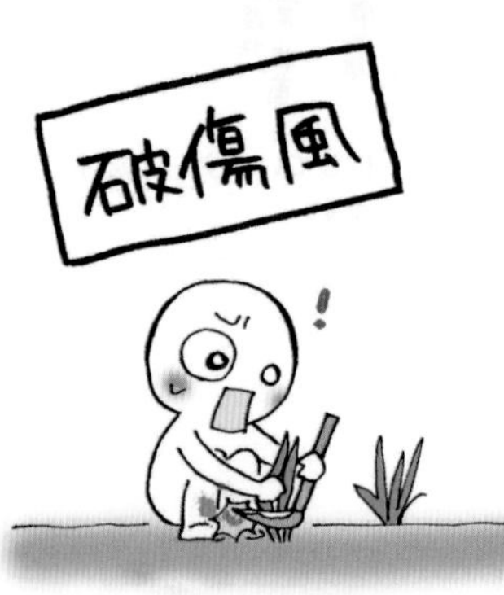

- 外傷部に土の付着がみられるときは破傷風の可能性を考える
- 破傷風にかかると痙攣・呼吸筋麻痺等を起こし致死率が高い。

特徴と症状

●破傷風は、破傷風菌を原因とする感染症の一つです。
感染源である破傷風菌は、土壌に潜んでいるため、外傷部に土が付着しているときは、破傷風の可能性を考える必要があります。
症状としては、

- けいれん
- 呼吸筋麻痺

などを起こし、致死率が高く、特に新生児では 80 ～ 90％の致死率となります。成人を含めても 50％と非常に高く、危険な感染症です。

●試験対策としては、「土」「外傷」「破傷風」「痙攣」「呼吸筋麻痺」のキーワードはすべて覚えておきたいところです。

★

破傷風菌の特徴の覚え方は？

覚え方

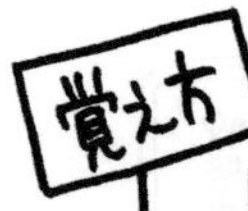

はしょって　元気な　強いガイド
（破傷風）　（嫌気性菌）　（強力な外毒素）

さー
はしょって
行きますよっ

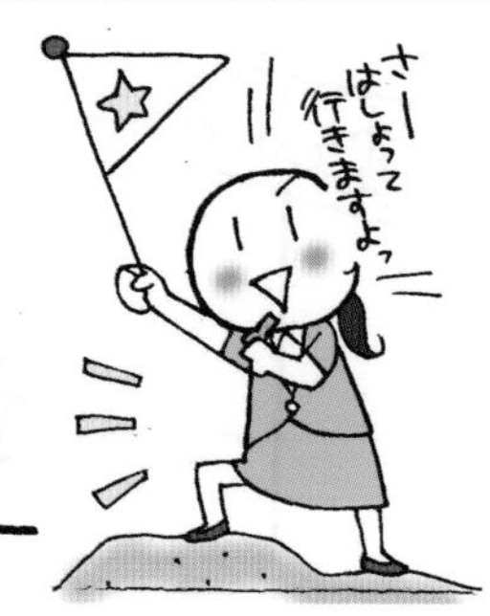

これで、最低限押さえておきたい２点（嫌気性菌、強力な外毒素）を覚えてしまいましょう。
「元気で強いガイドさん！」と繰り返せば、数回で覚えられると思いますよ！

破傷風菌

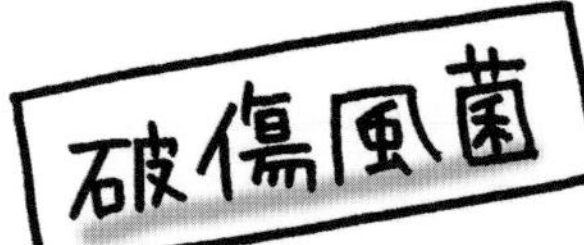

・グラム陽性桿菌の嫌気性菌
・土壌から創傷部に侵入し、強力な外毒素による中毒症を起こす
・抗毒素療法が有効

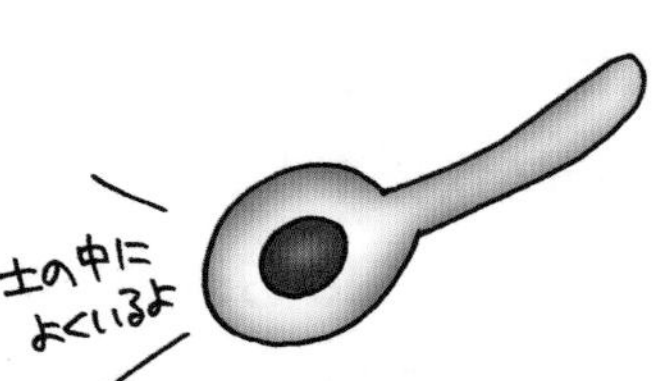

破傷風菌とは？

●破傷風菌は、グラム陽性桿菌の嫌気性菌です。
土壌から創傷部に侵入し、強力な外毒素による中毒症を起こします。
＊外毒素とは、菌が外に向かって放出する毒素の総称です。対して、菌の外に分泌されない毒素を内毒素といいます。「菌から外に出る毒のこと」と覚えておけば、理解しやすいと思います。

●治療方法としては、抗毒素療法が有効となります。

●特定の土壌などではなく、世界中どこの土壌でも潜んでいる可能性があります。

●試験対策としては、嫌気性菌であることと、強力な外毒素があることを押さえておきましょう。

感染症

★★★

ボツリヌス菌・ボツリヌス症の特徴と症状の覚え方は？

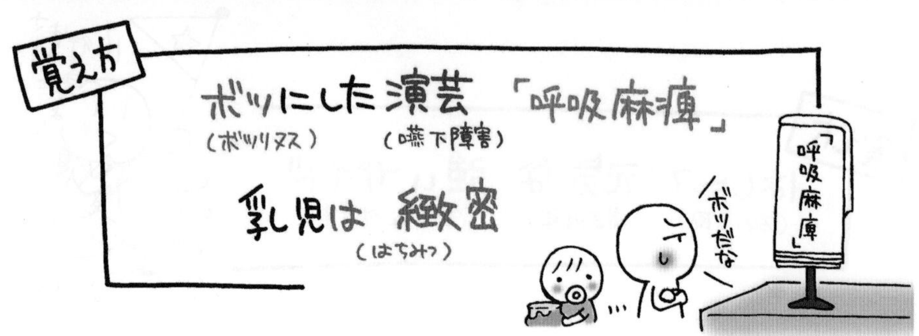

これで、押さえるべきところを、すべてまとめて覚えることができます！
「呼吸麻痺」は語呂になっていませんが、できるわけがない演芸ということで、イメージしてみてくださいね。

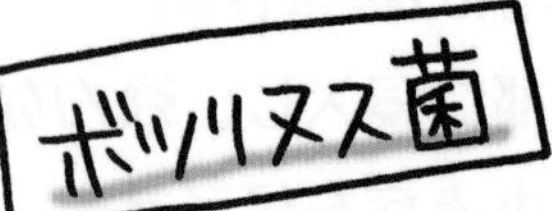

・グラム陽性桿菌の偏性嫌気性菌
・ボツリヌスの毒素は嚥下障害や呼吸麻痺を起こすため致死率が高い
・乳児のボツリヌス症では"はちみつ"の摂取が原因であることが多い

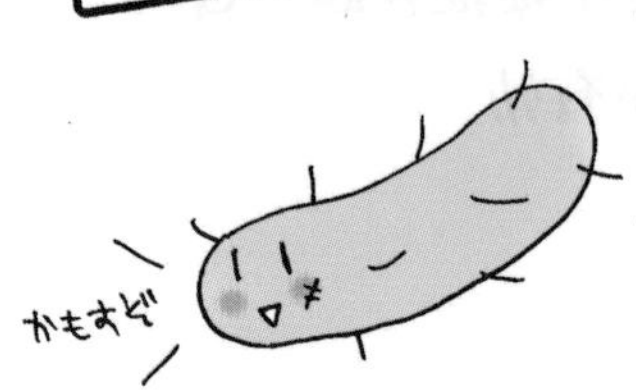

特徴と症状

- ボツリヌス菌はグラム陽性桿菌の細菌です。
- ボツリヌスの毒素は、嚥下障害や、呼吸麻痺を起こすため、致死率が高いです。
- 偏性嫌気性菌は、酸素で死滅する菌。そのため、ボツリヌス症は、真空パック、缶詰などの食物をを摂取することでなる食中毒、外傷からの感染などを原因とします。その他に乳児（1 歳未満）のボツリヌス症は、はちみつを摂取することを原因とすることが多いため、乳児にはちみつを与えてはいけないとされています。
- 試験対策としては、その症状の中でも代表的な嚥下障害、呼吸麻痺は確実に押さえておきましょう。その他には、乳児へのはちみつ摂取の危険性も押さえましょう。

★

コレラの特徴の覚え方は？

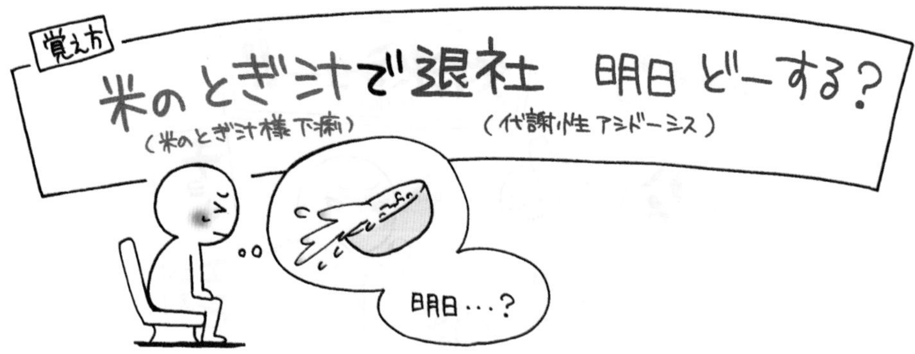

これで、覚えてみてください。

コレラとは？

コレラ菌を病原体とする経口感染症。

治療は、極度の脱水症状を改善するための輸液（乳酸リンゲル液の点滴）と、抗菌薬の投与となります。

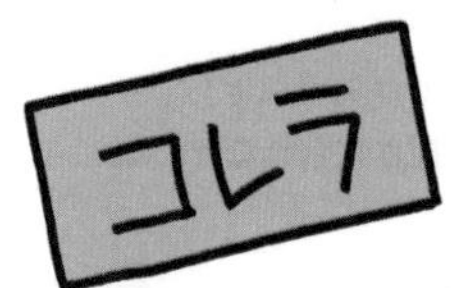

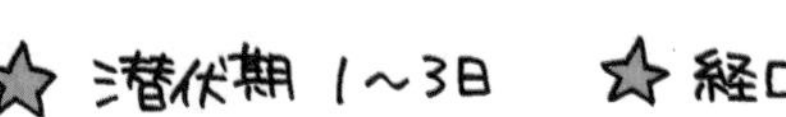

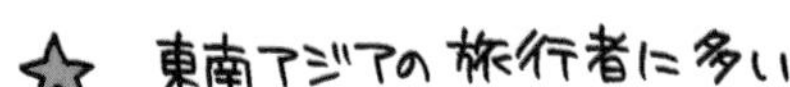

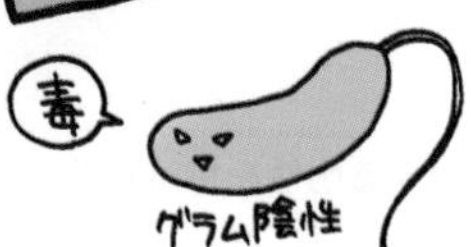

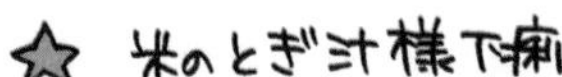

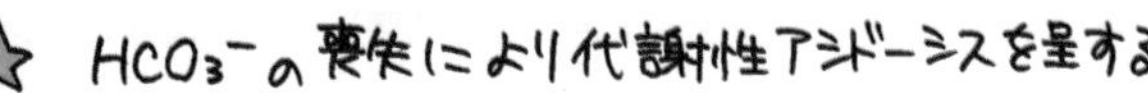

特徴

- ・潜伏期は、約１～３日
  ＊最大５日程度。数時間で症状が発生する場合もある。
  ・経口感染
  ・東南アジアの旅行者に多くみられる。
  ・米のとぎ汁様下痢となる。
  ・HCO_3^-の喪失により、代謝性アシドーシスとなる。
- 腹痛や発熱などの症状がみられないことも特徴となります。なお、症状が進行すると死に至る場合もあります（現在では、治療により、ほとんどが軽症で治まります）。

★★

MRSA の代表的感染症の覚え方は？

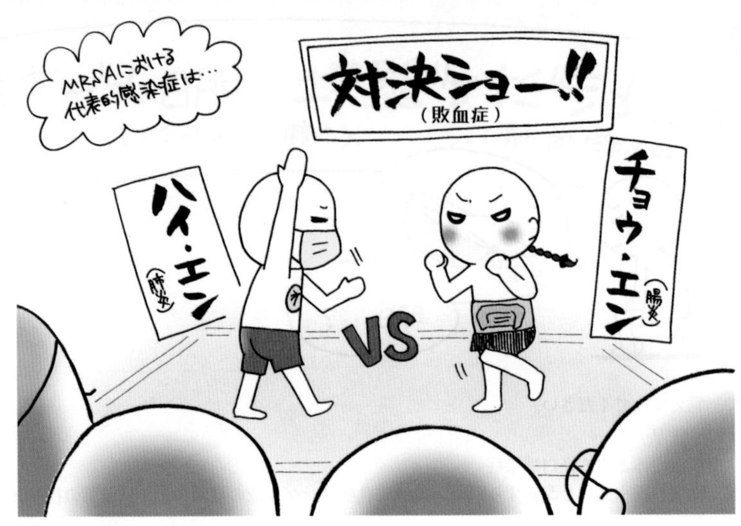

感染症３つを覚えるには…

ハイ・エン（肺炎） vs チョウ・エン（腸炎） 対決ショー！（敗血症）

というように、ハイ・エンとチョウ・エンが対決しているマンガをイメージして覚えちゃいましょう。最低限、以上は確実に覚えておきましょう。余裕があれば、それぞれの症状も押さえられると、なお良いですね。

MRSA（メチシリン耐性黄色ブドウ球菌）とは？

●MRSA（メチシリン耐性黄色ブドウ球菌）は、抗菌薬メチシリンに対する耐性を持った黄色ブドウ球菌のことです。

●MRSA は、院内感染の代表的な原因菌です。院内感染が起こると、これらの原因菌には、抗菌薬の多くが効かないため、大変なことになります。

代表的感染症の種類は？

●代表的な感染症としては、

・肺炎

・腸炎

・敗血症

の３つがあります。

●以上の３つと MARA を関連づけてまとめて覚える必要があります。この３つは必ず覚えるようにしておきましょう。

★★★

MRSA に対して抗菌力のある薬物の覚え方は？

MRSAに対する薬物
（メチシリン耐性黄色ブドウ球菌）
バンコ，あるべかか？ シーツ。
（バンコマイシン）
（アルベカシン）
（ST合剤）
バンコ
あるよー

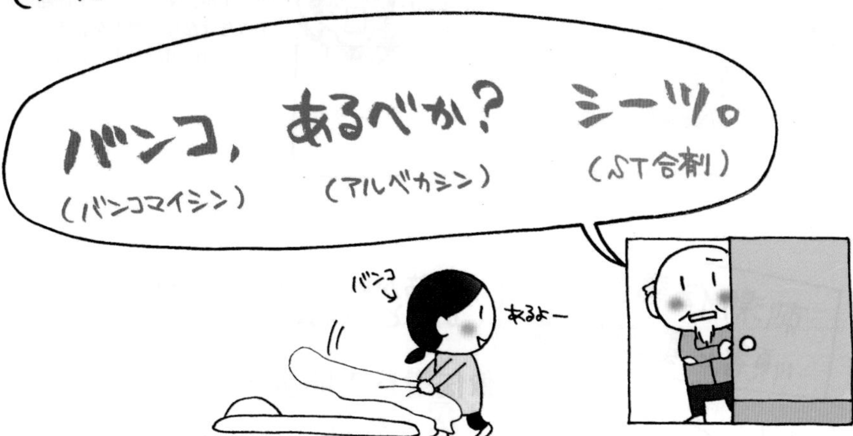

MRSA（メチシリン耐性黄色ブドウ球菌）とは？

- メチシリンという抗菌薬（抗生物質）への耐性を獲得した細菌のこと。
- MRSA（メチシリン耐性黄色ブドウ球菌）に対して、抗菌力を期待できる薬物は？
  - ・バンコマイシン（VCM）静脈注射　⇒　一番効果が期待できます。
  - ・アルベカシン（ABK）
  - ・抗 MRSA 薬以外では、スルファメトキサゾール／トリメトプリム（ST 合剤）などがあります。
  - ・抗 MRSA 薬は、菌の耐性化をできるだけ回避し、有効かつ副作用を生じない投与量にするために、薬物血中濃度モニタリングを行ったうえで投与します。
- 以上 3 種の薬物は、MRSA（メチシリン耐性黄色ブドウ球菌）に抗菌力があるものとなりますので、すべて覚えるようにしておきましょう。
- 一番重要なものは、バンコマイシンになりますので、どうしても難しい場合はバンコマイシンだけでも最低限押さえておく必要があります（3 種すべて覚えるのを優先するべきですが…）。

★★★

刺激伝導系の順番と基礎知識の覚え方は？

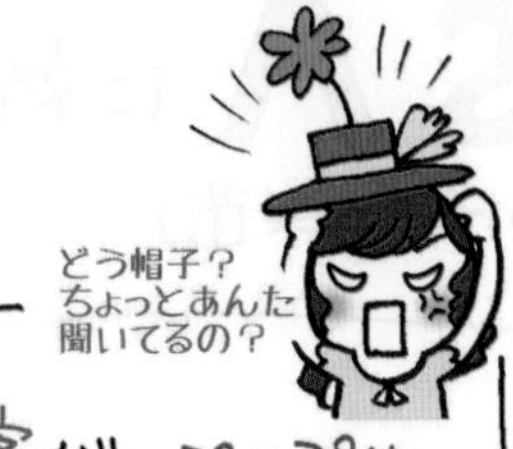

これで、刺激伝導系の順番を確実に覚えられます。
漢字も含めて、完璧に覚えるのが理想ですが、マークシート問題に対応するだけなら、順番を覚えておくだけでも対応可能です。余裕があれば、漢字もチェックしておきましょう！

覚え方

どう 帽子？ ヒス客が プルプル
(洞(房)結節)(房室結節)(ヒス束)(右脚・左脚)(プルキンエ線維)

刺激伝導系の順番と基礎知識

・心筋が収縮と弛緩を繰り返すシステムのことを刺激伝導系という。

<刺激伝導系の順番>

洞（房）結節
↓
房室結節
↓
ヒス束
↓
右脚、左脚
↓
プルキンエ線維

洞（房）結節
房室結節
ヒス束
左脚
右脚
プルキンエ線維

基礎知識

●心筋が、収縮と弛緩を繰り返すシステムのことを刺激伝導系といいます。これは、心臓を動かすのに欠かせない仕組みとなります。

●この刺激伝導系に刺激が１回通ることは、イコール心拍１回ということになるのです。

●この刺激伝導系の順番（図）は、試験対策としても重要になりますので、確実に覚えておくようにしましょう。

★★★

心・脈管疾患

狭心症発作時の基礎知識と症状の覚え方は？

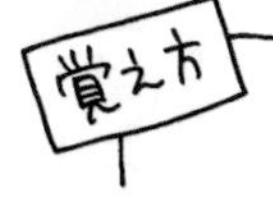

今日（狭心症） 感動した（冠動脈） 校歌で。（硬化）

今日 圧迫（胸部圧迫） することを 公約（胸部絞扼）

今日 感動…♥

校歌って すばらしい

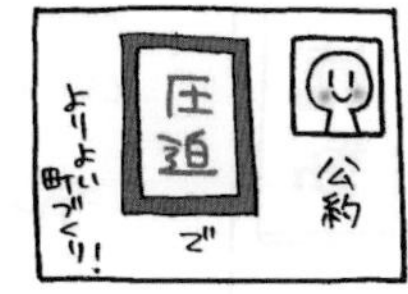

これで、狭心症の基礎知識を一気に覚えてしまいましょう！
校歌で感動するとしたら、卒業式とかかなぁ… と思いつつ、校歌で感動するとか滅多にないことだと思うので、それで印象に残してもらえたら、覚えやすいかもです。

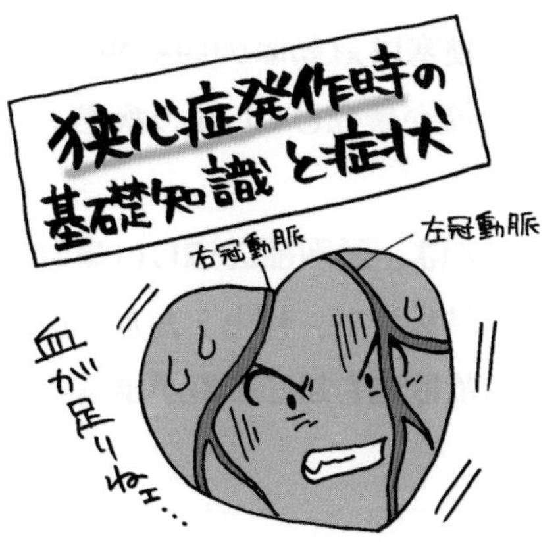

狭心症は、冠動脈の硬化により血管が狭くなり、心筋虚血を起こす疾患。
症状としては、胸痛・胸部圧迫感・胸部絞扼感で数分から15分間持続する。

基礎知識と症状

- 狭心症は、冠動脈の硬化により血管が狭くなり、心筋虚血を起こす疾患です。
  症状としては、胸部圧迫感、胸部絞扼感があり、数分から約 15 分程度持続します。
- 狭心症の特徴としては、突然の胸痛、胸部圧迫感、胸部絞扼感、左手、左肩への放散痛があることです。
- 発作時は安静にして、ニトログリセリンの舌下錠または噴霧薬をすぐに投与します。
- 試験対策としては、狭心症の原因である冠動脈の硬化と、その代表的な症状を最低限覚えるようにしておきましょう。

心・脈管
疾患

★★★

急性心筋梗塞の基礎知識と症状の覚え方は？

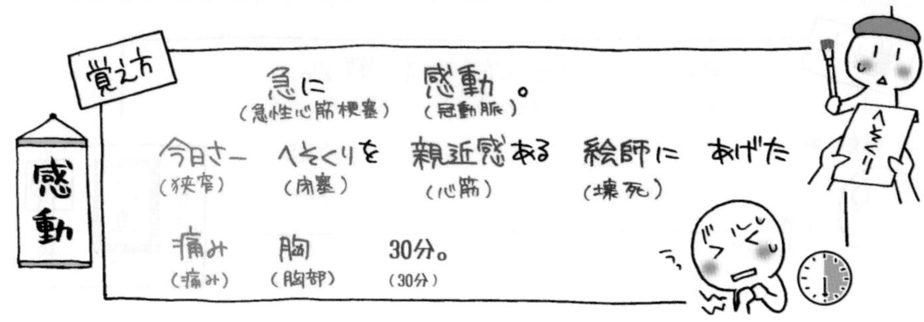

これで、急性心筋梗塞の基礎知識と症状をまとめて覚えちゃってください！
後半の「痛み胸30分」はまったく語呂になってなくてすいません…　語呂にするよりも、短く簡潔にしたほうが覚えやすいかなーということで、こういう形にしています。

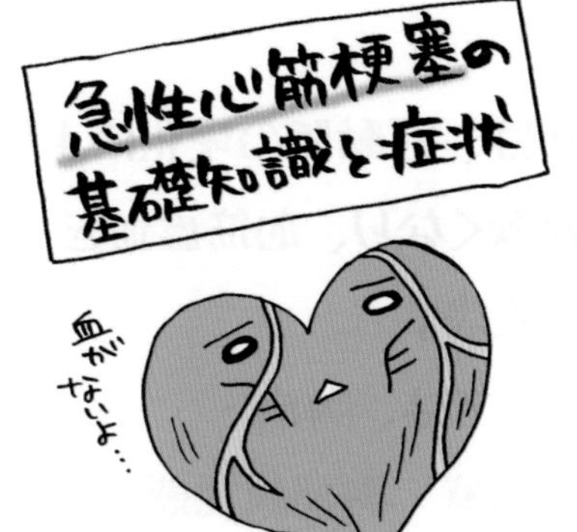

急性心筋梗塞は冠動脈の閉塞や狭窄で心筋が壊死してしまう疾患。

症状としては、前胸部の激しい痛みが30分以上持続して、背中・左肩・左腕などへの放散痛も起こる事がある。

基礎知識と症状

- 急性心筋梗塞は、冠動脈の閉塞や狭窄で、心筋が壊死してしまう疾患です。
- 症状としては、前胸部の激しい痛みが30分以上持続します。また、背中・左肩・左腕などへの放散痛も起こることがあります。
- 閉塞の主な原因は、血栓や冠動脈れん縮で、前駆症状として、発症の数日～数週間前に、狭心痛発作が起こることがあります。
- 治療としては、ニトログリセリンは胸痛には無効なので、モルヒネ塩酸塩水和物を使用します。早期に再灌流治療、酸素吸入、血栓予防薬（アスピリン）投与の必要があります。
- 症例によっては、経皮的冠動脈インターベンション（PCI）、冠動脈バイパス手術（CABG）を行います。

心・脈管疾患

★★

不整脈（頻脈・徐脈）の心拍数の覚え方は？

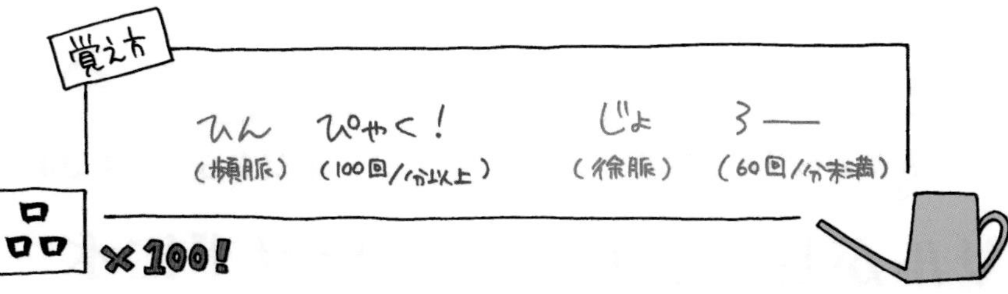

覚える事柄がかなり単純なものなので、語呂もシンプルなものです。というか、「ひんぴゃく」は元々ない言葉ですし、語呂というよりも全体を短縮化した文章ということで覚えてみてくださいね。

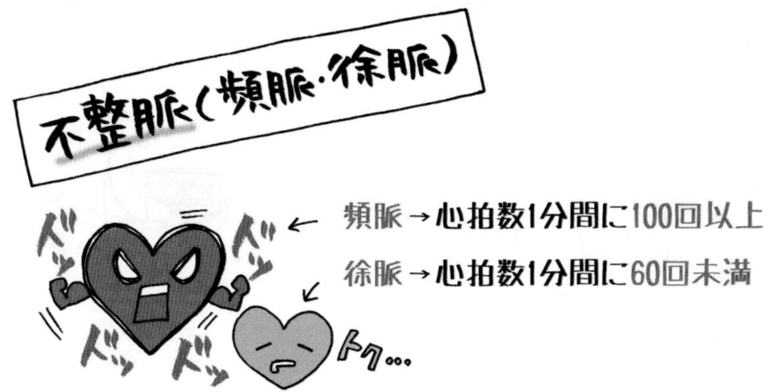

不整脈（頻脈・徐脈）の心拍数

- 不整脈とされる心拍数は以下のとおりです。
  - ○頻脈　→　心拍数1分間に100回以上
- 頻脈を起こす原因には
  心機能亢進状態、出血性ショック、敗血症性ショック、貧血
  などがあります。
  - ○徐脈　→　心拍数1分間に60回未満
- 徐脈を起こす原因には
  神経原性ショック、迷走神経緊張状態、ジギタリス中毒、βブロッカー
  などがあります。
- 不整脈、徐脈がある場合は、1分間の正確な心拍数の値を測定する必要があります。
- なお、緊張や運動によっても心拍数は増加しますが、これは体の生理現象からくる脈拍増加であり、頻脈とはいいません。

★★★

左心不全・右心不全の違いの覚え方は？

左心不全

左だからサルだよ！

サルがゼェゼェ

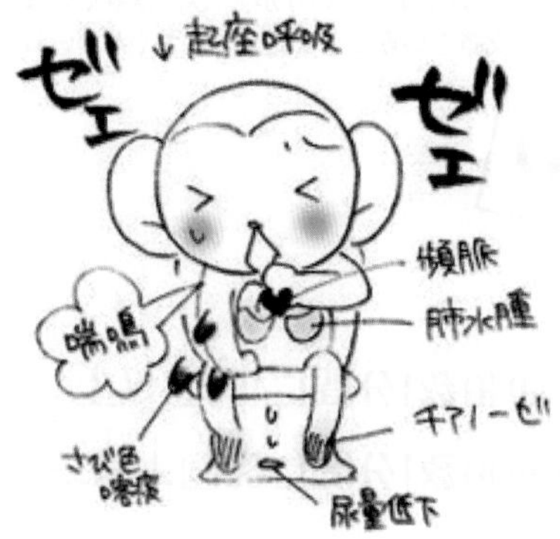

右心不全

右だからウサギだよ！

ウサギに水

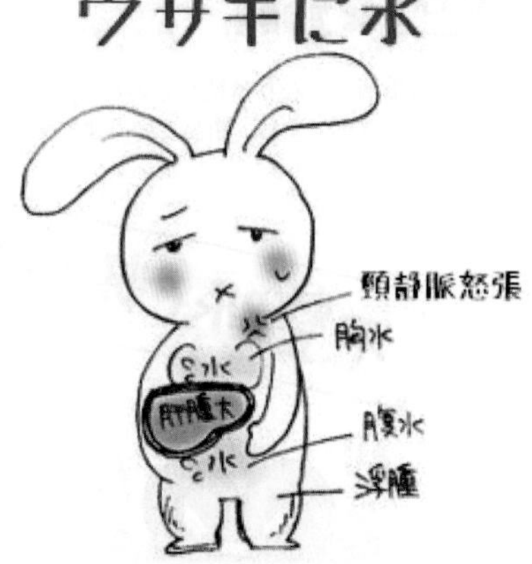

左心不全では、サルがゼェゼェ
サルが起こす症状で覚えてください！　サルが「ゼェゼェ」つらそうな呼吸をしていることを記憶しておけば覚えやすいです♪
右心不全では、ウサギに水
ウサギが起こす症状です！　ウサギに「水」が溜まっていることを記憶しておけば覚えやすいです♪
イラストのイメージをしっかりつかんで、覚えるようにしましょう！

左心不全では…

・喘鳴　・頻脈　・肺水腫　・四肢のチアノーゼ　・尿量低下

などの症状がみられます。

右心不全では…

・頸静脈怒張　・胸水　・腹水　・浮腫　・肝腫大

などの症状がみられます。

★★★

心原性ショックの仕組みの覚え方は？

覚え方
信玄ショック！ ポンプが憮然 審判出場！っていうかー。
（心原性ショック）
（心ポンプ機能 不全）
（心拍出量）
（低下）
ぶ
ぜん…
審
判
っていうかー。

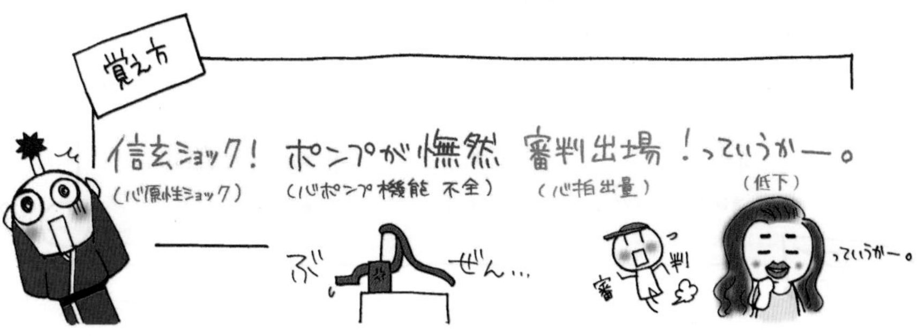

これで、心原性ショックの仕組みは覚えることができますよ！
「信玄がショックを受けて、ポンプが憮然としている」ところを想像してみてくださいね♪

心原性ショック
動けませーん

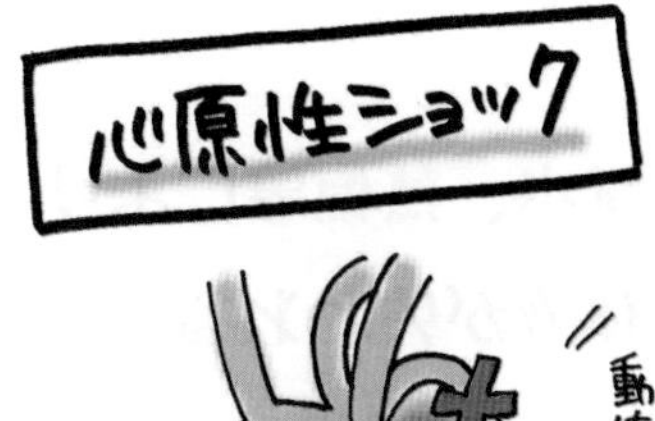

急性心筋梗塞等が原因で
心ポンプ機能が低下、不全となり
心拍出量が低下し起こるショック状態。

仕組み

- 心原性ショックは、急性心筋梗塞・不整脈等を原因として、心ポンプ機能が低下、不全となり、心拍出量が低下して起こるショック状態のことです。
心原性ショックでは、収縮期血圧低下、尿量減少の他に
　左心不全症状（肺うっ血、呼吸困難）
　右心不全症状（浮腫）
がみられます。
その他、四肢の冷感、左心不全時に聴診で、肺野に水泡音、喘鳴がみられます。
- 治療としては、強心薬の投与、循環血液量の不足があれば輸液、循環補助装置（大動脈内バルーンパンピング（IABP））などで、冠血流量と心拍出量を維持するようにします。
- 試験対策としては、心原性ショックの仕組み（機序）を確実に押さえておくようにしましょう。

★★★

循環血液量減少性ショックの仕組みの覚え方は？

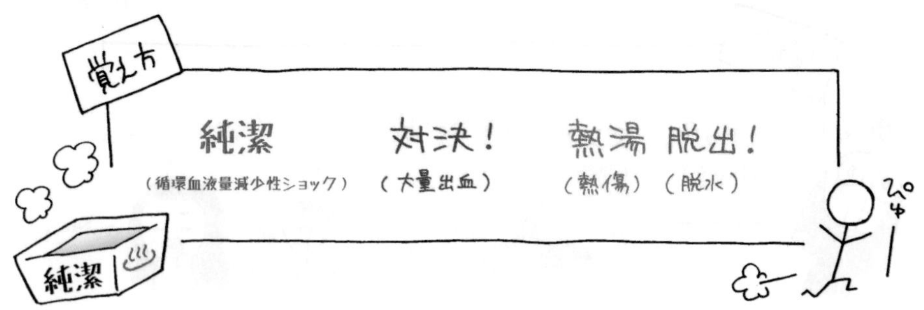

これで、循環血液量減少性ショックの仕組み（機序）は最低限の部分となりますが、押さえることができますよ！

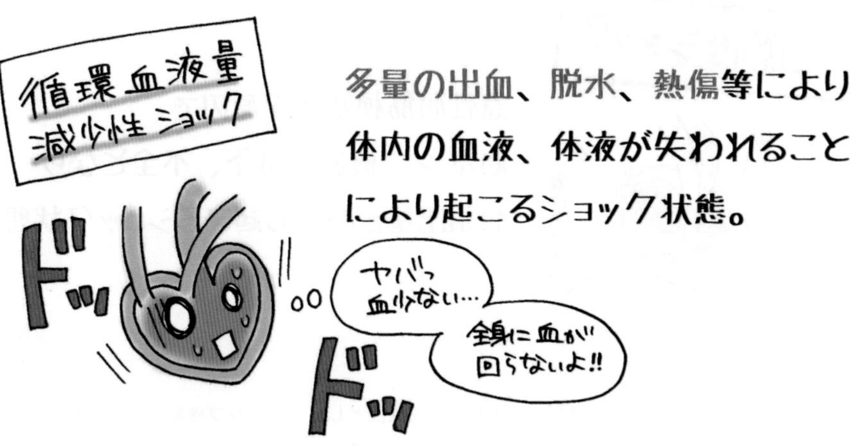

仕組み

- 循環血液量減少性ショックは、多量の出血、脱水、熱傷等により、体内の血液、体液が失われたことにより起こるショック状態です。
- このショック状態では、循環血液量が低下し、頻脈、脈拍微弱、血圧低下、乏尿、無尿などの症状がみられます。
- 出血で、循環血液量減少性ショックがみられる場合は、まず止血し、輸液・輸血を行う必要があります。同時に尿量（1mL/kg/ 時）が保てているか、観察します。
- 試験対策としては、最低限仕組み（機序）の部分は押さえるようにしておきましょう。

★★

敗血症性ショックの仕組みの覚え方は？

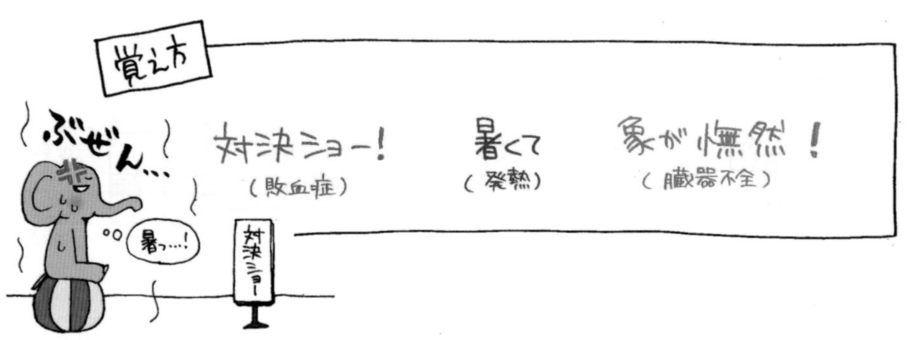

これで、敗血症性ショックの仕組み（機序）を覚えてしまいましょう。
敗血症性ショックは、その原因が敗血症なので、他のショックと比較すると非常に覚えやすいと思います。なので、覚えるといっても、“発熱すること”と“臓器不全”の２つのキーワードくらいで比較的押さえやすいですね（あくまでも最低限の試験知識として、という意味です）。

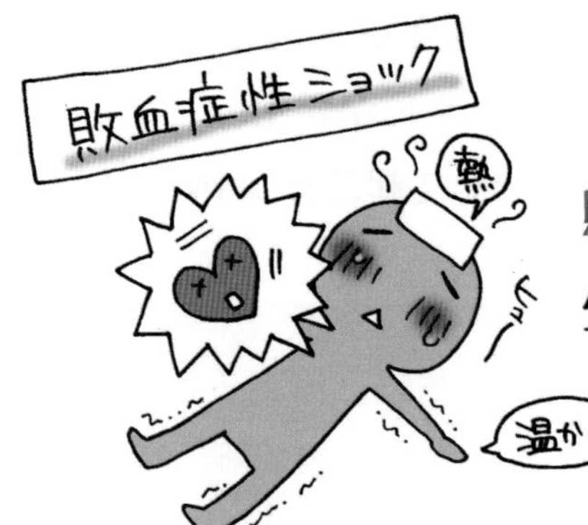

敗血症が重症化し、臓器不全が生じて起きるショック状態。

仕組み

- 敗血症とは、本来は無菌であるはずの血液中に菌がいる状態のことで、敗血症が重症化し、臓器不全が生じて起きるショック状態です。
- 敗血症性ショックでは、突然の血圧低下、38.0℃以上の発熱、呼吸不全がみられます。
- また、皮膚は温かく（ウォームショック）、進行すると冷たくなります（コールドショック）。いち早く抗菌薬の投与を行う必要があります。

★★

心外閉塞・拘束性ショックの仕組み の覚え方は？

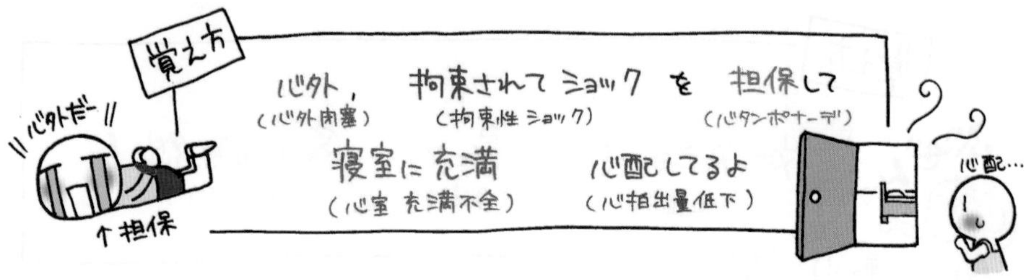

これで、心外閉塞・拘束性ショックの仕組み（機序）を覚えてしまいましょう。
その他のショックと仕組みを混同しないように注意する必要がありますので、語呂の文章を流れで覚えてしまってくださいね。

心外閉塞
拘束性ショック
心タンポナーデなどを原因として
心室充満（拡張）不全が発生、
心拍出量が低下して起こるショック状態。
ぎゅっ
ぎゅっ
動けない…！

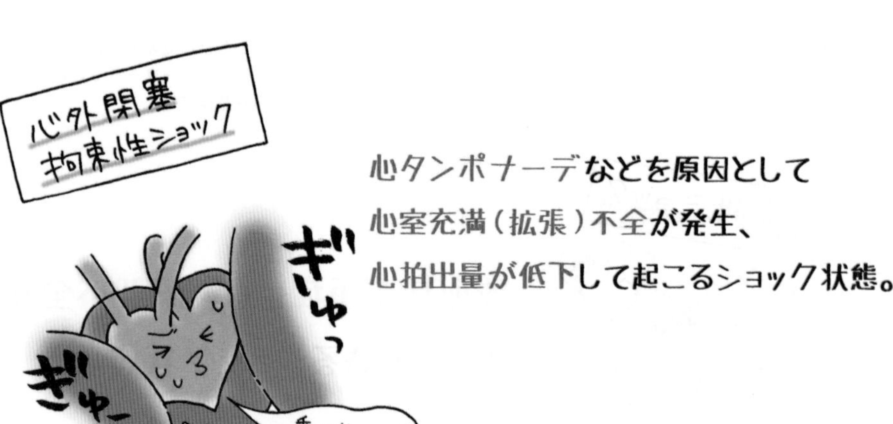

仕組み

- 心外閉塞・拘束性ショックは、緊張性気胸、心タンポナーデなどで、心拍出量が低下して起こるショック状態のことです。
- 救急措置として、バイタルサインのチェック、気道の確保、輸液ラインの確保などが行われます。その他の処置としては、血圧が低下し、脳や心臓に血液が十分行きわたらなくなっているので、仰臥位で水平を保つ体位とすることも重要です。また、呼吸困難がない場合は、下肢を挙上し、静脈血還流が増加するようにします。

★★★

大動脈解離（解離性大動脈瘤）の症状の覚え方は？

大動脈解離（解離性大動脈瘤）

覚え方

強要で廃部。激痛っ！
（胸～ 腰）　（背部）

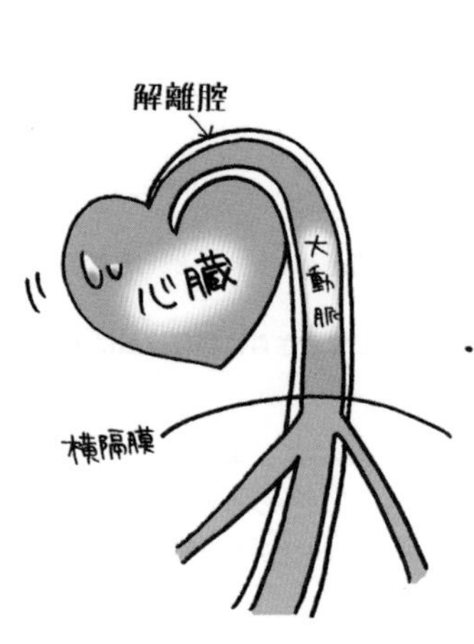

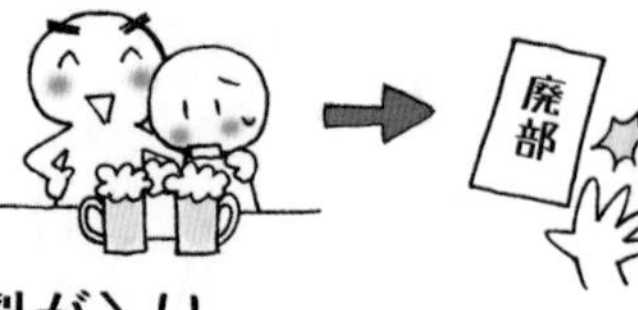

・大動脈の壁に亀裂が入り、その間に血腫を形成する疾患
→**絶対安静**

・本症の死因の大部分は心膜腔出血による心タンポナーデ

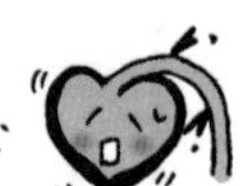

これで、場所と症状を確実に覚えてしまいましょう！　胸・腰・背が激痛っ！ですからね♪
その他の情報も余裕があれば、頭に入れておければ理想的ですね。

大動脈解離（解離性大動脈瘤）とは？

- 大動脈の壁に亀裂が入り、その間に血腫を形成する疾患であり、絶対安静が必要。
- 本症の死因の大部分は、心膜腔出血による心タンポナーデ。

どんな症状？

- 胸～腰背部の激痛。
- この「どこが痛くなるのか？」という症状は、試験対策として必ず押さえておきましょう。重要です！

★★★

ファロー四徴症の覚え方は？

ファロー四徴症の覚え方

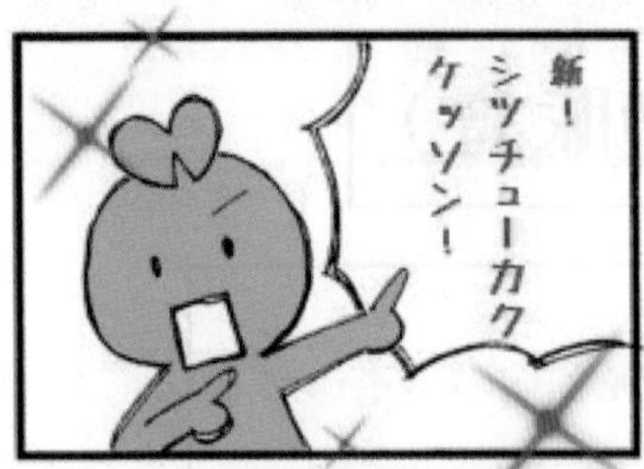

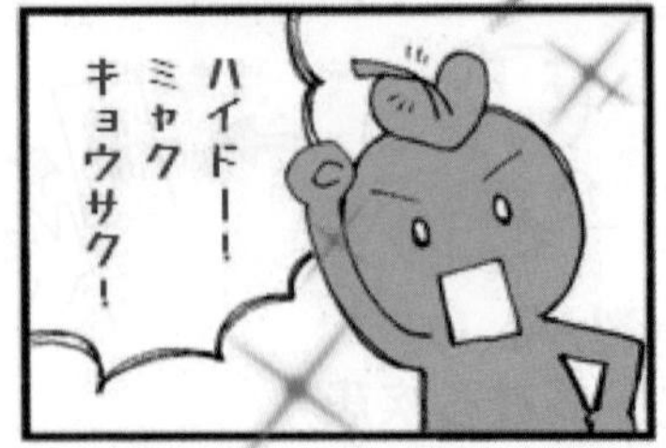

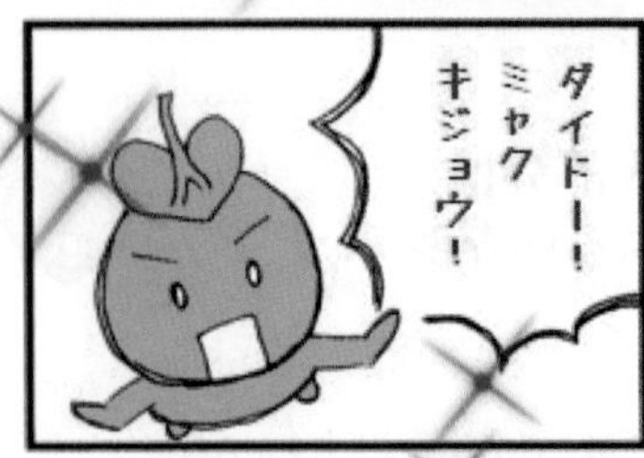

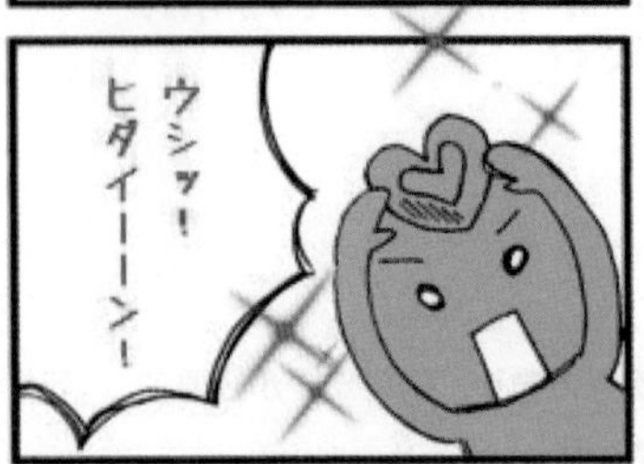

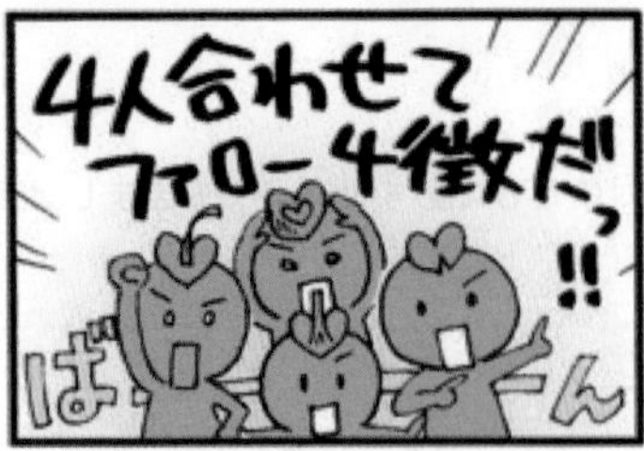

ファロー四徴症をそのまま覚えようとすると、漢字だらけで覚えづらいです。
そこで、文字をカタカナにして、さらに必殺技風にすることで覚えてみます。
こんな感じ。
心室中隔欠損　→　新！　シツチューカクケッソン!!
肺動脈狭窄　→　ハイドー！　ミャクキョウサク!!
大動脈騎乗　→　ダイドー！　ミャクキジョウ!!
右室肥大　→　ウシッ！　ヒダイーーーン!!（←これは魔法っぽくw）
下3つは「ハイドー！」「ダイドー！」「ウシッ！」だけ覚えておいても問題文で見れば思い出せると思いますよ♪　5コマ漫画をしっかり、何となーくで覚えてみてください。

ファロー四徴症とは？

- 以下の4つの特徴を持つ先天性心疾患のこと。
  - ・心室中隔欠損
  - ・肺動脈狭窄
  - ・大動脈騎乗
  - ・右室肥大
- 酸素濃度が不足してしまうため、チアノーゼの症状が発生します。

★★★ 必修

チアノーゼの分類の覚え方は？

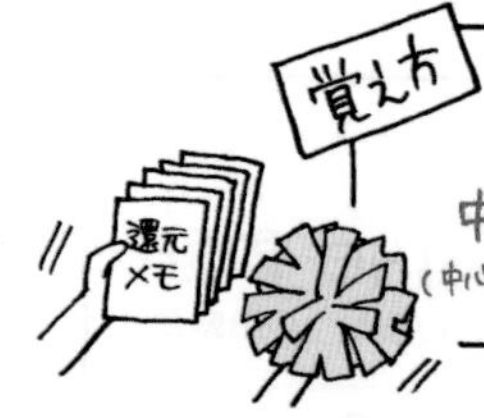

チアリーダーが（チアノーゼ） 還元メモを（還元ヘモグロビン） 5枚（5g/dL）
中心は（中心性チアノーゼ） 昨日まで。（肺機能障害） まっしょうがないけど（末梢性チアノーゼ） 心が痛い（心不全）

これで、チアノーゼの原因と分類をまとめて覚えてしまいましょう！
中心的存在だったチアリーダーが、昨日まで で中心じゃなくなったというイメージをしておけば、覚えやすいかなーと思います。ちょっと強引かも…

チアノーゼの分類

皮膚や粘膜が
青紫色になった状態のこと。
毛細血管内の還元ヘモグロビンが
5g/dL 以上になると出現する。

ファロー

・末梢性チアノーゼ
心不全等が原因で
末梢に酵素が届かない
↓
酸素投与で改善しない
末梢は冷たい

・中心性チアノーゼ
肺機能障害、
ファロー四徴症が原因 → 酸素投与で改善
末梢は温かい

分類

- チアノーゼとは皮膚や粘膜が青紫色になった状態のことです。
- 毛細血管内の還元ヘモグロビンが 5g/dL 以上でチアノーゼとなります。
- また、チアノーゼは以下のように分類されます。

・中心性チアノーゼ…肺機能障害が原因
・末梢性チアノーゼ…心不全等が原因

口唇や口腔粘膜、爪床が青紫色の場合 ⇒ 中心性チアノーゼ
四肢末梢、顔面（顔面の中心の場合は、中心性チアノーゼ）にみられる場合 ⇒ 末梢性チアノーゼ
このように観察部位が違うことに注目しておきましょう。

心・脈管疾患

★★★

狭心症治療薬ニトログリセリンの基礎知識の覚え方は？

覚え方

狭心症にトロで結果拡張， Zか TKで THE 即買い
（ニトログリセリン）（血管拡張）（舌下投与）（低血圧）（座位）（側臥位）

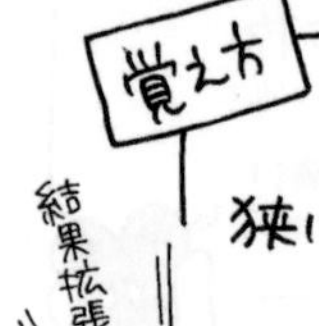

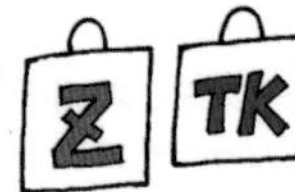

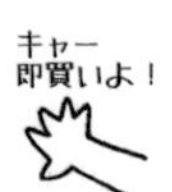

これで、ニトログリセリンの主な特徴を覚えることができますよ！　特に重要なことだけを詰め込んだ語呂になっているので、すべて覚えられるように、繰り返してみてくださいね。

狭心症治療薬ニトログリセリンの基礎知識

ニトログリセリンは血管拡張作用があり狭心症発作時に舌下投与する。副作用として低血圧を起こす可能性があるため、坐位または側臥位で服用する。

基礎知識

- ニトログリセリンは、血管拡張作用があり、狭心症発作時に舌下投与する。
- 即効性があるため、狭心症の発作時に使用されますが、発作を治めることはできますが、狭心症自体を治療するわけではありません。
- 副作用として、低血圧を起こす可能性があるため、坐位または側臥位で服用する。
- 試験対策としては、舌下投与で投薬が行われることと、副作用として低血圧を起こす可能性があることは非常に重要となりますので、こちらは確実に押さえるようにしておきましょう。

★★

強心薬の種類の覚え方は？

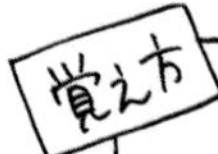

今日　じきに　カーテンコール，ホースでホジホジです
（強心薬）（ジギタリス製剤）（カテコールアミン）　（ホスホジエステラーゼⅢ阻害薬）

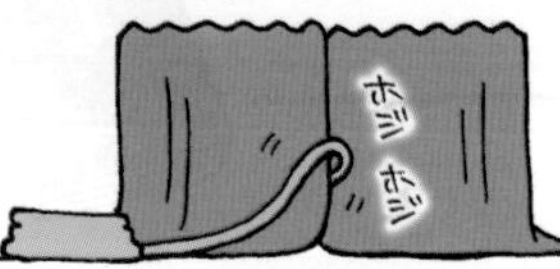

これで、強心薬３種を覚えてしまいましょう。一番覚えづらいのが“ホスホジエステラーゼⅢ阻害薬”だと思いますが、「ホースでホジホジです」で「ホスホジエス…」まで覚えられるので、頭に残りやすいと思いますよ！
数も少ないので、一度で覚えちゃいましょう。

強心薬の種類

・ジギタリス製剤　・カテコールアミン
・ホスホジエステラーゼⅢ阻害薬

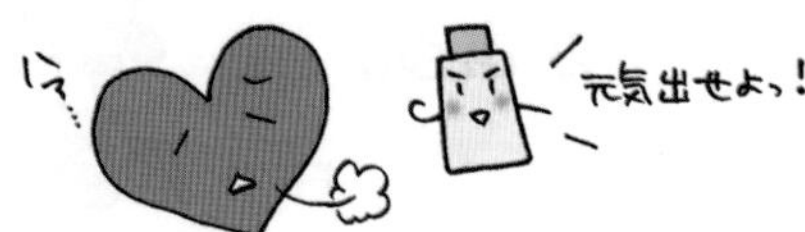

種類

- 強心薬は、心臓の疾患（心不全、ショック等）に用いられる治療薬で、主に以下の３種類が用いられています。
  - ・ジキタリス製剤…強心作用がある薬。
  - ・カテコールアミン…強心作用・昇圧作用がある薬。
  - ・ホスホジエステラーゼⅢ阻害薬…心筋収縮力を増強し、弛緩を促進する薬。
- それぞれの治療薬の特徴などは、別途紹介しますので、ここで３種ある名称を確実に覚えるようにしておきましょう。
- どれも名称が独特なので、ちょっと取っつきづらい感じもしますが、その独特さを利用すれば格段に覚えやすくなります。

★★

ジギタリス製剤の特徴の覚え方は？

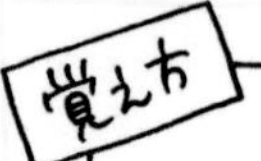

じきに　神父の　不正　頻発　でじきに中毒
（ジギタリス製剤）（心不全）（不整脈）（頻脈）（ジギタリス中毒）

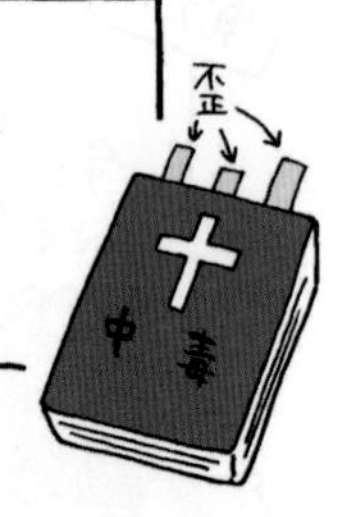

これで、ジギタリス製剤の主な特徴は押さえることができます。
中毒症状については、製剤名と同じ「ジギタリス」が入っているので、簡単に覚えることができると思います。余裕があれば、中毒症状の具体的な状態も覚えられると良いですね。

ジギタリス製剤の特徴

心不全、頻脈、不整脈、心房細動の治療に用いられる。
副作用としてジギタリス中毒がある。

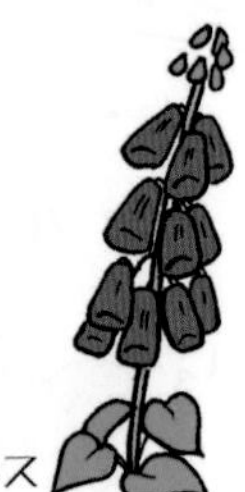
ジギタリス

特徴

- ジギタリス製剤は、心筋の収縮力を高める作用があり、心不全、頻脈、不整脈、心房細動の治療に用いられます。
- ジギタリス製剤の商品名としては、ジゴキシン錠の他に、ジゴシン錠、ラニラピッド錠などがあります。
- 副作用として、ジギタリス中毒（嘔気、嘔吐、不整脈、心室細動など）があります。初期症状として嘔気がみられる他、脈拍の乱れや、脈拍の減少がみられた場合は、中毒症状を疑う必要があります。
- 試験対策としては、ジギタリス製剤が用いられる疾病の名称と、副作用を押さえておくようにしましょう。

カテコールアミンの特徴の覚え方は？

★★★

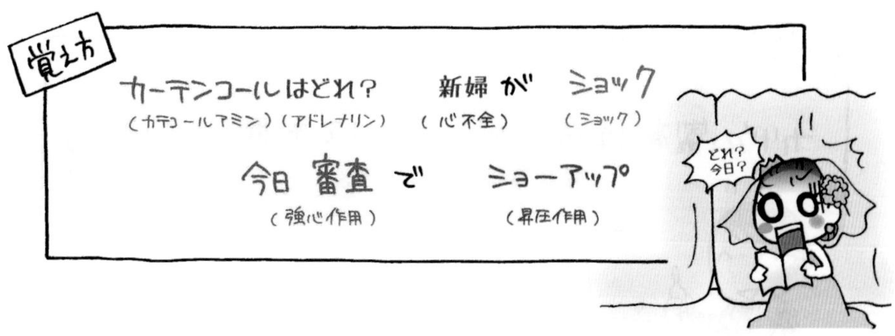

これで、カテコールアミンの基礎知識をざっくりと覚えてしまいましょう！
強心薬ということで、心不全とショックに用いるというのは覚えやすいので、作用だけ覚えるのなら、「カーテンコール、今日審査でショーアップ！」でも問題ないですよ。

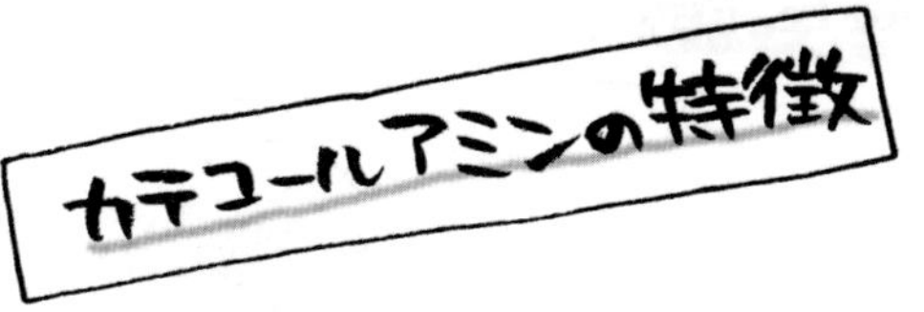

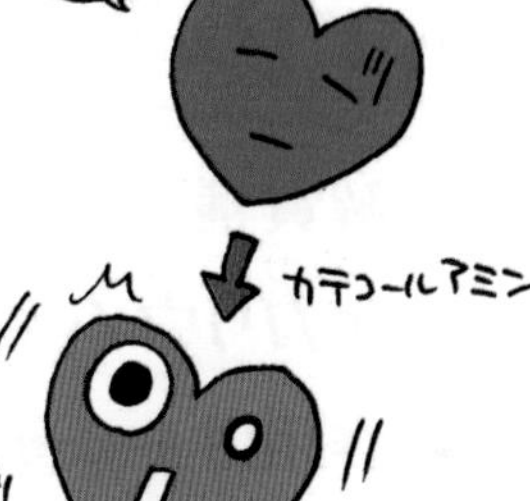

代表的な薬剤はアドレナリン。
心不全、ショックの治療に用いられる。
強心作用、昇圧作用がある。

特徴

- カテコールアミンは、強心作用、昇圧作用があり、代表的な薬剤はアドレナリンで、強心薬として心不全・ショックの治療に用いられます。なお、カテコールアミンは、カテコラミンと呼ばれることもあります。
- 試験対策としては、カテコールアミンという名称、その作用、カテコールアミンで治療する疾病名を覚えるようにしましょう。
- 強心薬としては、カテコールアミンの他に、ジギタリス製剤とホスホジエステラーゼIII阻害薬もありますので、その他のものと区別がつくようにしておくことも必要です。

★★

カリウム製剤の基礎知識の覚え方は？

覚え方
カリウム製剤は殿下が　会釈して利用、しんどー。
（電解質補正）（希釈　する）　（心伝導障害）

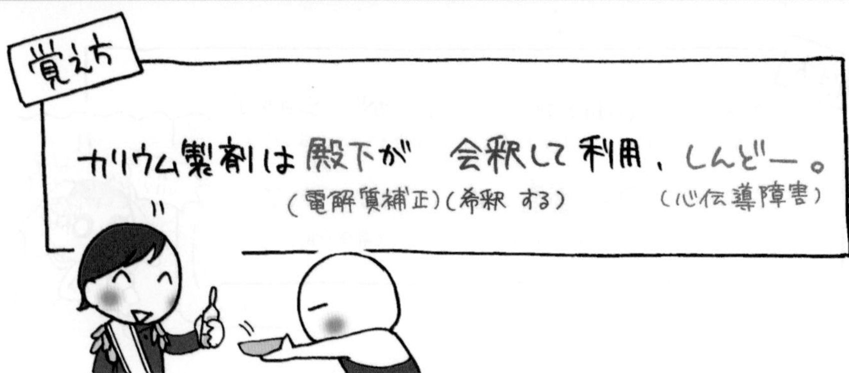

これで、カリウム製剤の最低限の基礎知識を押さえることができますよ。
カリウムは押さえるべき部分も少なめなので、語呂で確実に思い出せるようにしておきましょうね。

カリウム製剤の基礎知識

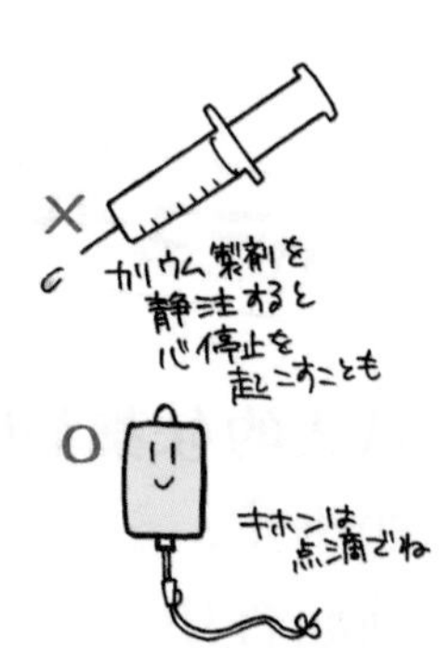

電解質補正のために使用される。

塩化カリウム製剤は必ず希釈して用いる。

副作用は心伝導障害。

基礎知識

- カリウム製剤は、電解質補正のために利用されます（K 値の基準値は、3.5 ～ 4.5mEg/L）。このとき、カリウム製剤を静脈注射すると、心停止を起こす危険があるため、基本的に点滴で投与する必要があることに注意します。また、塩化カリウム製剤を希釈しないで用いた場合は、心停止等の危険があるため、必ず希釈して用いる必要があります。これらの誤投与がされることが多く、注意喚起が多くなされています。
- カリウム製剤服用時の副作用は、心伝導障害となります。
- 試験対策としては、利用目的と、希釈して用いること、副作用を押さえるようにしておきましょう。

★★★

腹痛の種類の覚え方は？

みぞおち急に痛い
（急性膵炎）

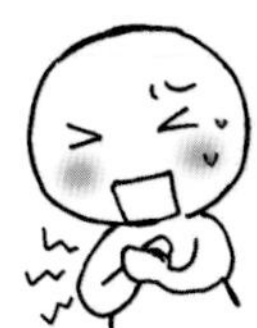

みぞおちの痛み（心窩部痛）が特徴なのは**急性膵炎**

お腹にライト　虫がいる
（右）　（虫垂炎）

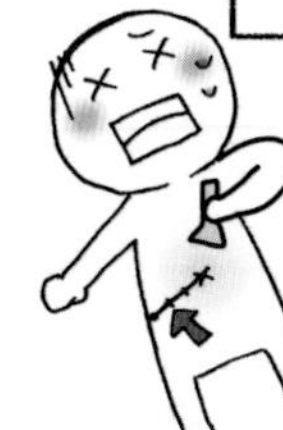

・右のお腹を押して急に離されると痛い（ブルンベルグ徴候）
・へそと右前腸骨棘を結び3等分右から1/3の点にあるマックバーネーの圧痛点

これらの特徴は**虫垂炎**

お腹スキップ十二指腸
（十二指腸潰瘍）

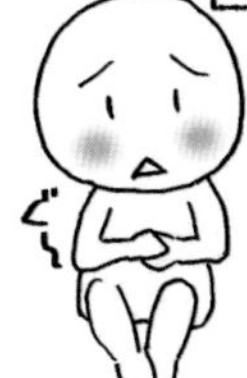

・空腹時の心窩部痛
・食事により軽快

これらの特徴は**十二指腸潰瘍**

食後お腹痛いよぉ
（胃潰瘍）

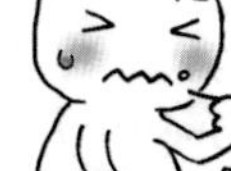

食後の胃痛が特徴なのは**胃潰瘍**

●急性膵炎の覚え方は？

急性膵炎はみぞおちの痛みが特徴になります。

「みぞおち急に痛い」

「急に」で“急性”を思いだせるようにしてみてください。

●十二指腸潰瘍の覚え方は？

特徴としては、お腹が空いたときに、胃酸がしみて痛くなって、食べると治るということ。

「お腹スキップ 12 指腸」

●虫垂炎の覚え方は？

お腹の右側が痛くなるのが、虫垂炎です。

「お腹にライト虫がいる」

●胃潰瘍の覚え方は？

胃潰瘍は食後の痛みが特徴です。十二指腸潰瘍とは逆ですね。

「食後　お腹いたいよぅ（胃潰瘍）」

腹痛の代表的な種類は？

・十二指腸潰瘍　・急性膵炎　・虫垂炎　・胃潰瘍

★★★ 必修

発生機序別の腹痛の種類の覚え方は？

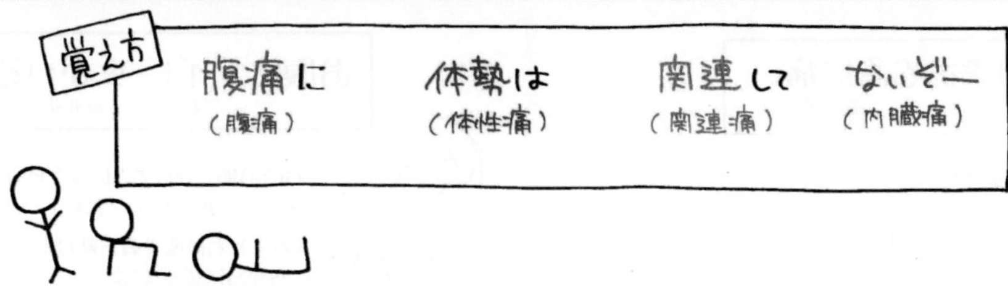

これで、発生機序別の腹痛３種類の名称を覚えてしまいましょー。
それぞれの腹痛の知識については、語呂にはしていないので、こちらは自力で覚えてくださいね（ごめんなさい！）。

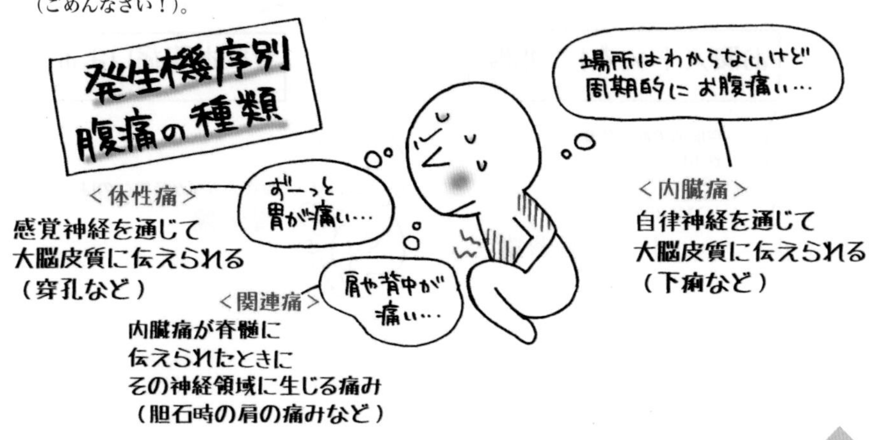

種類

- 腹痛には、発生機序別に以下の種類があります。

〈体性痛〉

感覚神経を通じて大脳皮質に伝えられる（例としては穿孔など）。

〈内臓痛〉

自律神経を通じて大脳皮質に伝えられる（例としては下痢など）。

〈関連痛〉

内臓痛が脊髄に伝えられたときに、その神経領域に生じる痛みのこと。"腹痛の種類"として挙げられているのに、痛くなるのは"お腹"以外ということになっています（例としては胆石時の肩の痛みなど）。

- 試験対策としては、上記３つの腹痛の名称を必ず押さえるようにしましょう。あわせて、それぞれの意味も覚えられたら理想的です。

★★★

食道癌の特徴と危険因子の覚え方は？

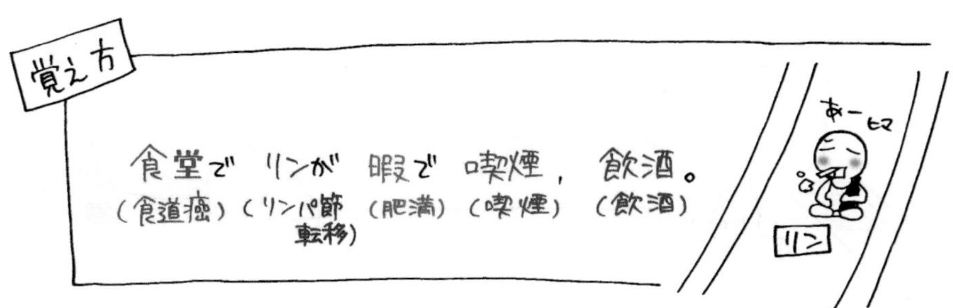

これで、食道癌とリンパ節転移が確実に結びつくように覚えてみてください。
危険因子は、「暇（肥満）」以外は語呂になっていませんが、食道を通る際に影響があるものと考えれば、喫煙・飲酒が危険因子になることは覚えやすいと思います。

食道癌の特徴と危険因子

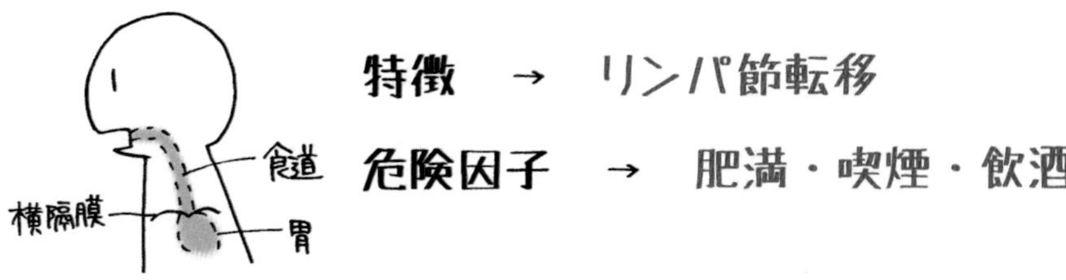

特徴と危険因子

- 食道癌は高齢者に多く、その男女比は６：１となっています。
- 癌の進行に伴い、嚥下障害、体重減少、前胸部痛などが現れます。治療としては、外科的治療の他、術前・術後に化学療法や放射線治療が行われることも多いです。
- そして、食道癌の覚えておくべき特徴としては、リンパ節転移が多いことです。
- 危険因子は、肥満・喫煙・飲酒となりますので、これも覚えておきましょう。なお、冒頭で触れた男女比で、男性が圧倒的に多い理由としては、喫煙・飲酒をする習慣が男性のほうが多いからといわれています。

★★★

胃癌の特徴と危険因子の覚え方は？

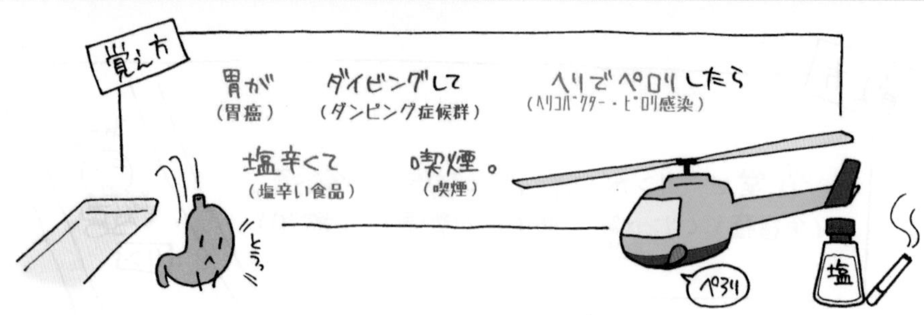

これで、胃癌で一番押さえておきたい特徴である、術後のダンピング症候群と、危険因子をまとめて覚えてしまってください。
その他の、冒頭であげた細かい情報も、余裕があれば、押さえておきましょう。

胃癌の特徴と危険因子

早期ダンピング症候群
（食後30分程度）

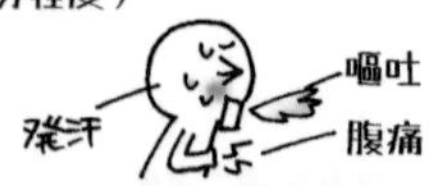

後期ダンピング症候群
（食後2〜3時間）

目まい
ふるえ

胃の切除術後はダンピング症候群に注意する必要がある。

危険因子は塩辛い食品、喫煙
ヘリコバクター・ピロリ感染

特徴と危険因子

- 胃癌の90%以上が腺癌で、50〜60歳代の男性に多くなっています。
- 早期胃癌は、0型とされ、1〜4型は進行胃癌に分類されます（5型は分類不能）。
  1〜4型のBorrmann分類は以下のとおり。
  1型　腫瘤型　　3型　潰瘍浸潤型
  2型　潰瘍限局型　　4型　びまん浸潤型
  治療としては、外科的根治術の他、化学療法、免疫療法、放射線療法などが行われます。
- 胃癌の特徴として必ず覚えておくこととしては、胃の切除術後のダンピング症候群です。
  術後での発生の割合は、早期ダンピング症候群…10〜40%
  後期ダンピング症候群…5%未満
- 危険因子は、塩辛い食品の摂取、喫煙、ヘリコバクター・ピロリ感染となります。

★★★

胃癌転移の覚え方は？

胃癌転移まとめ

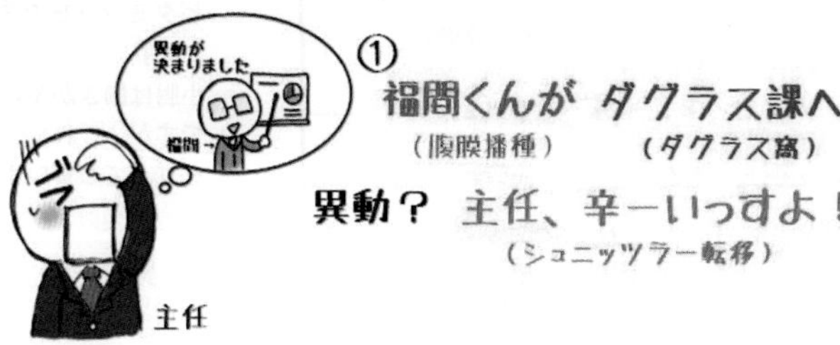

② 鎖骨に　居る！ヒョーーー！
（左鎖骨上窩リンパ節）（ウィルヒョウ転移）

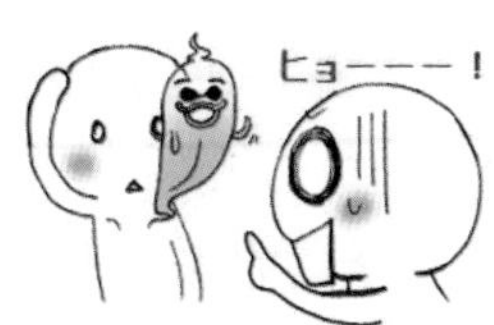

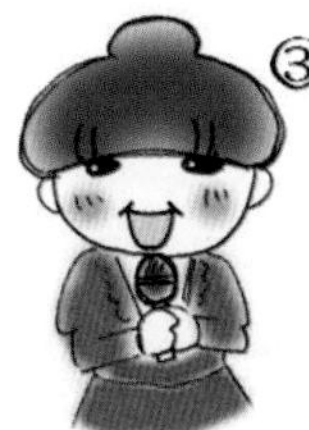

③ 初登場！
『ランソー』10位！
（卵巣転移）
曲は『クルッケンベルグ』です
（クルッケンベルグ腫瘍）

①腹膜播種→ダグラス窩→シュニッツラー転移
「ふくま君がダグラス課へ異動!?　主任ツラーいっすよ!!」
で覚えましょう。

②左鎖骨上窩リンパ節→ウィルヒョウ転移
「鎖骨にウィル（居る）！　ヒョーーーッ!!」
で覚えましょう。

③卵巣転移→クルッケンベルグ腫瘍
「初登場！　ランソー10位（テンイ）！　曲は『クルッケンベルグ』です。」
で覚えましょう。

胃癌転移を覚えるには…

●胃癌転移は、転移する場所も名前も色々あって複雑なので、記憶に残りやすいフレーズで覚えましょう！

★★★

小腸・大腸の働きと基礎知識の覚え方は？

小腸の働きは次のとおり。
・糖質、蛋白質、脂質の分解、
・ビタミン、水分吸収

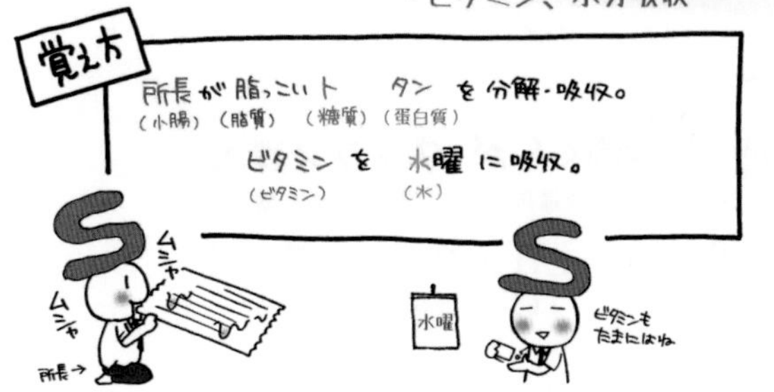

☆小腸の働きと基礎知識の覚え方
所長（小腸）が、脂っこい（脂質）トタン（糖質・蛋白質）を分解・吸収。
ビタミン（ビタミン）を水曜（水）に吸収。
小腸は働きが多いので、語呂も長いですが、これでまとめて小腸の働きを覚えてしまいましょう！

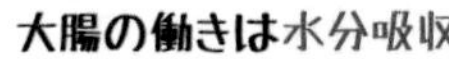

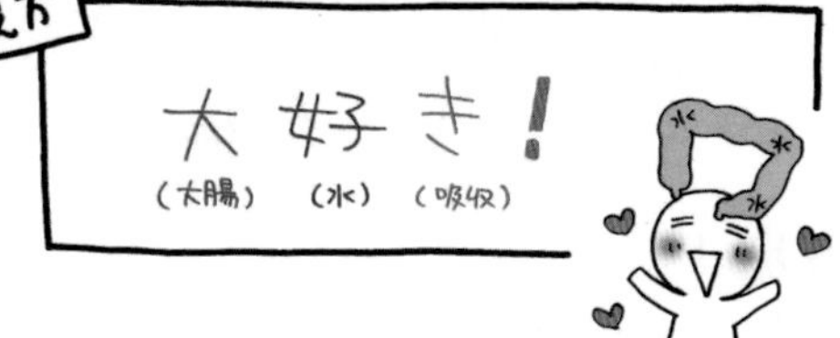

☆大腸の働きと基礎知識の覚え方
大（大腸）好（水）き（吸収）！
超シンプルな語呂です！
小腸と合わせて大腸も働きを確実に押さえるようにしましょう！

小腸と大腸の働きと基礎知識

小腸は十二指腸、空腸、回腸からなる消化管。

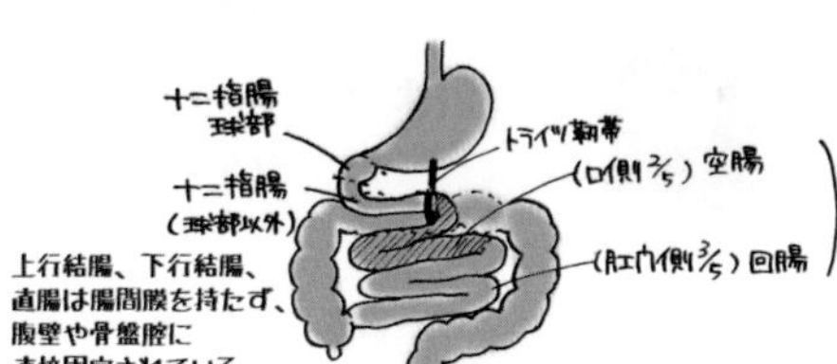

基礎知識

●小腸は、十二指腸、空腸、回腸からなる消化管です。
位置は、胃の少し下あたりで、グルグルーと大腸等がある、その真ん中あたりにありますのでイメージできれば、覚えやすいと思います。小腸の働きは次のとおりです。
・糖質、蛋白質、脂質の分解、吸収
・ビタミンと水分を吸収

●大腸の働きは次のとおりです。
・水を吸収する。

★★

下血の原因と種類の覚え方は？

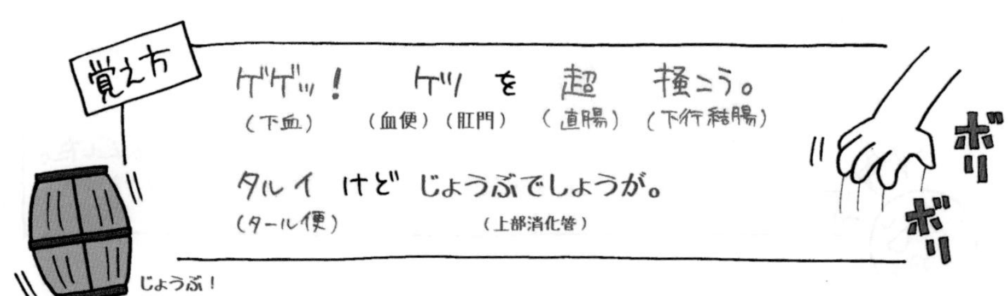

これで、下血の出血部位と、その種類をまとめて覚えることができますよ！

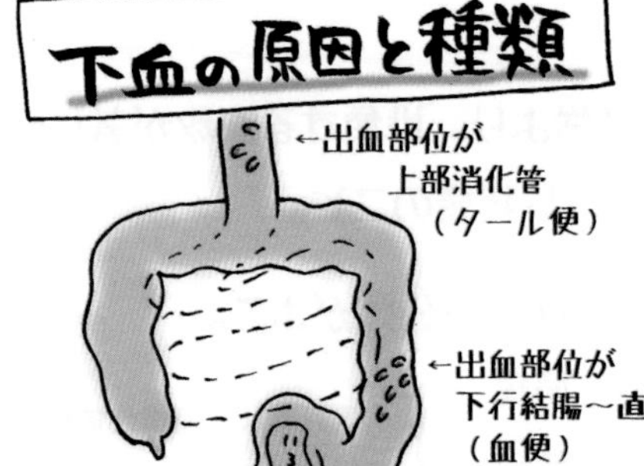

何らかの原因による消化管からの出血が肛門から排出されることを下血という。

原因と種類

- 下血とは、何らかの原因により、消化管からの出血が肛門から排出される症状のことです。
- 出血部位により、下記のような違いがあります。
  下行結腸（かこうけっちょう）～直腸で出血 → 血便
  上部消化管から出血 → タール便
- 痔など、直腸に近い部位の出血は、鮮血であるのに対して、上部消化管からの出血（食道、胃、十二指腸など）は、消化液などによって血液の色が変化するので、タール便となるのです。
- 下血の色や性状、量を観察し、大腸内視鏡検査などで診察する必要があります。
- 試験対策としては、上記のどこで出血したら、どのような便になるのか？　もしくは、下血はどこを出血したら出るのか？　という関係性をきっちり覚えるようにしましょう。

★★★

便秘の種類の覚え方は？

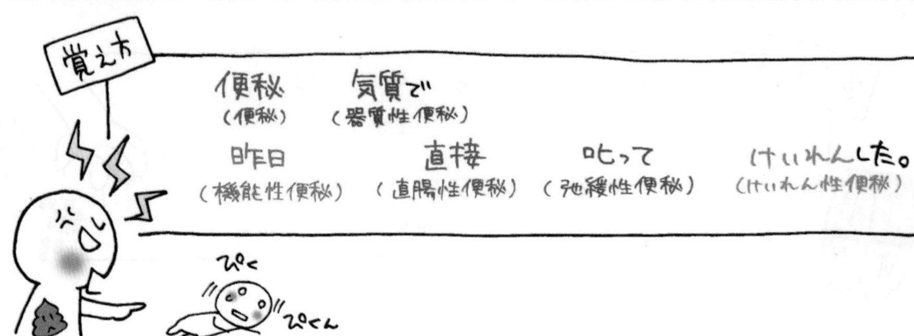

これで、便秘の種類５つをまとめて覚えることができます。機能性便秘に、直腸性便秘、弛緩性便秘、けいれん性便秘の３つが含まれますので、この点もあわせて覚えておきましょう。

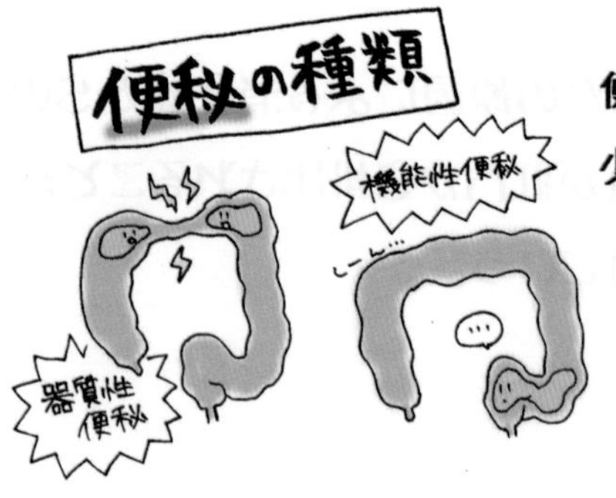

便秘は通常より、排便する回数が著しく少なくなった状態のこと。

便秘には以下の分類がある。

- 器質性便秘
- 機能性便秘 →
  - 直腸性便秘（**習慣性便秘**）
  - 弛緩性便秘
  - けいれん性便秘

種類

- 便秘は通常より、排便する回数が著しく少なくなった状態のことです。
- 便秘は、以下のとおり分類されます。
  - ・器質性便秘
  - ・機能性便秘⇒直腸性便秘（習慣性便秘）、弛緩性便秘、けいれん性便秘

  機能性便秘がさらに３種に分類されますので、器質性便秘との違いに注意しましょう。
- 弛緩性便秘は高齢者や女性に多く、運動不足も理由に挙げられます。便秘改善と予防のためには、こまめな水分摂取（植物性の不飽和脂肪酸とマグネシウムをいっしょに摂取）、繊維質の多い食品摂取などが効果的です。
- 試験対策としては、便秘の５種類の名称を確実に押さえるようにしましょう。

★★

下痢の仕組みと原因の覚え方は？

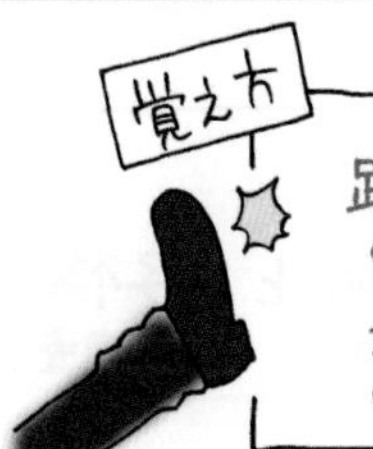

覚え方

蹴りで　懲役　長官　憮然と行進。
（下痢）（腸液分泌亢進）（腸管蠕動亢進）

最近　アレ　消化？
（細菌）（アレルギー）（消化不良）

アレ消化したっけ？

これで、下痢の原因を主要なものについて、一気に覚えることができますよ！
「消化不良」は「しようか？」にアレンジしても OK ですね。覚えやすいほうを使ってみてくださいね。

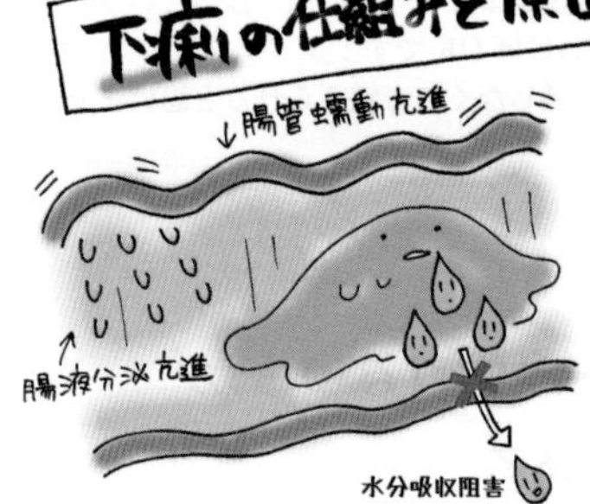

腸液分泌亢進、腸管蠕動亢進により水分の吸収が阻害されて、排便が液状になったり回数が増える状態。

原因は以下のとおり。

- 細菌、ウイルス→**細菌性・ウイルス性下痢**
- アレルギー→**アレルギー性下痢**
- 消化不良→**消化不良性下痢**

仕組みと原因

- 下痢は、腸液分泌亢進、腸管蠕道亢進により、水分の吸収が阻害されて、排便が液状になったり回数が増える状態のことです。

  ＊「蠕動（ぜんどう）」…筋肉の収縮波が徐々に移行する型の運動。消化管壁が食物を送る運動などにみられる。蠕動運動。

- 原因は以下が主なものとなります。
  - 細菌、ウイルス　→　細菌性下痢、ウイルス性下痢
  - アレルギー　→　アレルギー性下痢
  - 消化不良　→　消化不良性下痢
- 下痢が続く場合、脱水や電解質異常（低 K 血症、代謝性アシドーシス）が起こりやすいので、注意が必要です。
- 細菌性・ウイルス性下痢の場合は、原因となる毒素を早く体外に出すために、下痢は止めず、原因となる菌・ウイルスに効果のある薬剤を選択します。また、院内感染予防を徹底する必要があります。

★★★

腸管出血性大腸菌感染症の特徴の覚え方は？

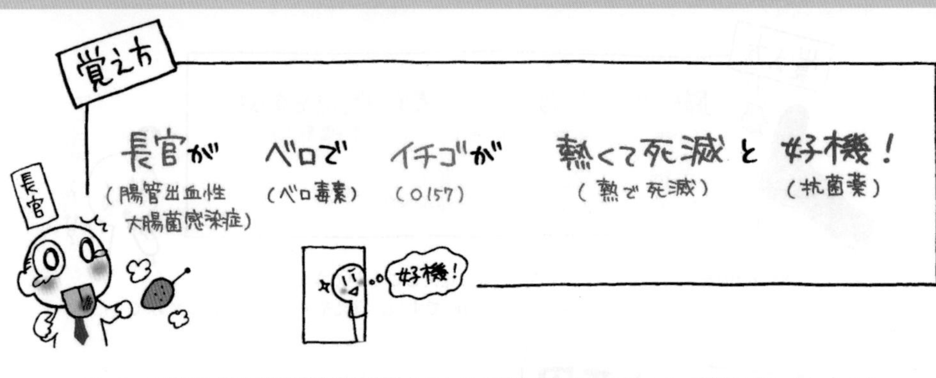

これで、腸管出血性大腸菌感染症の特徴をまとめて覚えてしまいましょう。低温に強いということは語呂になっていませんが、"熱に強い"の逆として覚えておけばOKです！
症状の下痢や腹痛などは、腸に関する感染症なので、特に意識しなくても覚えられると思います。

腸管出血性大腸菌感染症

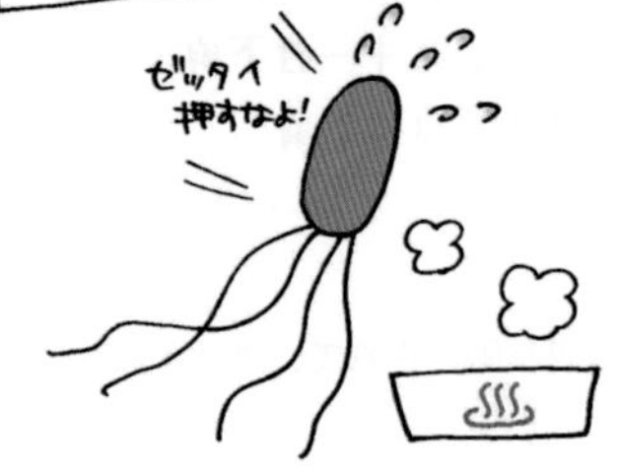

ベロ毒素を産生するO157が約6割を占める。
熱には弱いが（75℃1分間で死滅）
低温には強い。
治療には抗菌薬を投与。

特徴

- 腸管出血性大腸菌感染症は、ベロ毒素を産生するO157が約6割を占めています。O157は熱には弱く、75℃で1分間煮沸をすることで死滅してしまいます。逆に、低温には強く、冷蔵庫の中のような低温環境でも生存することができます。これらの治療には、抗菌薬を投与することになります。
- 腸管出血性大腸菌感染症となると、下痢、腹痛、血便などがあり、感染力が強く、潜伏期間も長くなっています。
- 看護師は、排泄物の処理の際は、手袋を必ず着用し、患者が使用した衣類、タオルなども家庭用漂白剤につけてから洗う必要があり、これらは患者家族へ指導することも必要です。

大腸癌の特徴と危険因子の覚え方は？

覚え方
直進
隊長が　直進で　S嬢と　散歩。いいひき肉。
（大腸癌）　（直腸癌）（40％）　（S状結腸癌）　（30％）　（遺伝）（飲酒）（肥満）（喫煙）（肉食）

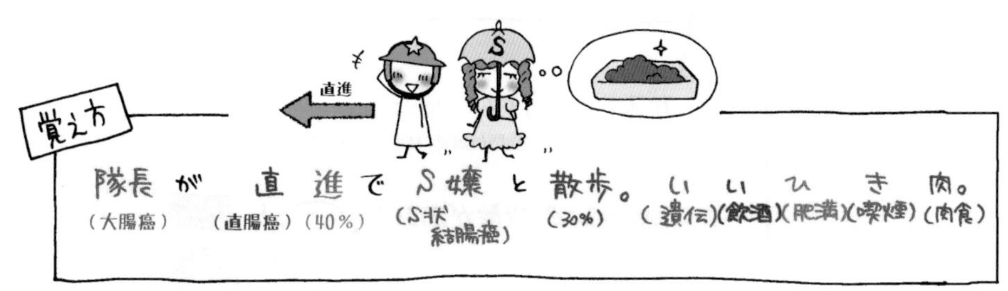

これで、大腸癌の大事な基礎知識と危険因子をまとめて覚えてしまいましょう。危険因子の語呂は頭文字一字ずつを取っただけですが、日常的な習慣となりやすいものが多いので、簡単に思い出せるはずです！

大腸癌の特徴と危険因子

大腸癌は直腸・結腸にできる癌で以下のとおり、直腸癌とS状結腸癌が多い。

直腸癌　約40％　　S状結腸癌　約30％

S状結腸

直腸

危険因子は遺伝・飲酒・肥満・喫煙・肉食

特徴と危険因子

- 大腸癌では、血便・腹痛・腹部腫瘤が症状としてみられます。
- 大腸癌になると、血液中の CEA、CA19–9 が腫瘍マーカーとして上昇します。そして、大腸内視鏡で生検を行い、確定診断がされるという流れになります。
- 大腸癌の特徴として必ず覚えておくことは、直腸癌約 40%・S 状結腸癌約 30%と、直腸癌と S 状結腸癌の比率が高いことです。
- 危険因子は、遺伝・飲酒・肥満・喫煙・肉食となりますので、こちらも覚えておきましょう。

★★

ガストリンの作用の覚え方は？

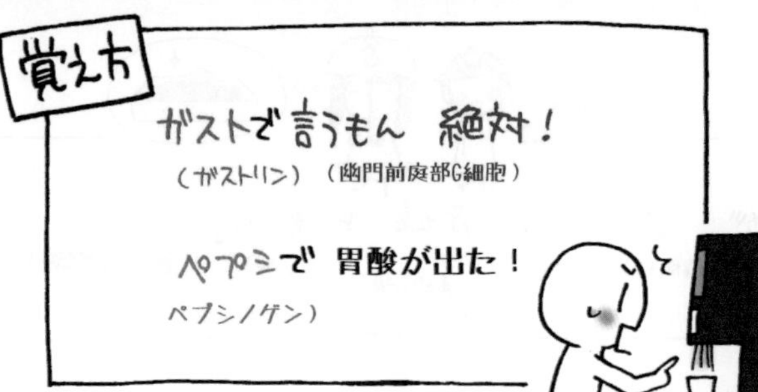

これで、名称「ガストリン」、場所「胃の幽門前庭部 G 細胞」、作用「ペプシノゲン、胃酸」の 3 種を関連づけて覚えることができます。

消化管ホルモン

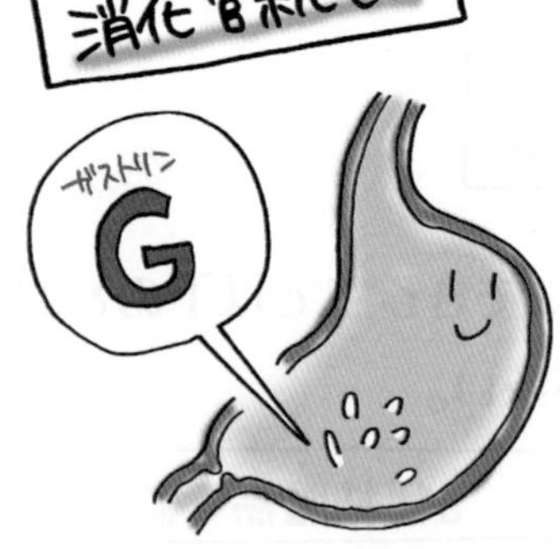

・胃の幽門前庭部G細胞から分泌される

・胃酸の分泌を促進させる

ガストリンとは？

●ガストリンは、胃の幽門前庭部（ゆうもんぜんていぶ）G 細胞から分泌され消化管ホルモンです。
幽門というのは胃から十二指腸に繋がる部分で、その手前あたりにある場所ということで、幽門前庭部といわれます。ガストリンについて覚えるついでに、幽門の位置と幽門前庭部の位置を正確に把握しておきましょう。

●ガストリンの作用としては、胃酸の分泌促進があります。分泌した胃酸がペプシノゲンをペプシン（蛋白分解酵素）に変えます。

●試験対策として覚えておく必要があるのは、
・名称　・場所　・作用
の 3 種です。3 種を語呂で一気に覚えてしまいしょう。

★★

コレシストキニンの作用の覚え方は？

覚え方
これ シースー？
（コレシストキニン）
ははは
十二指腸を堪能して
（胆のう）
遂行ぞ!!
（膵酵素）

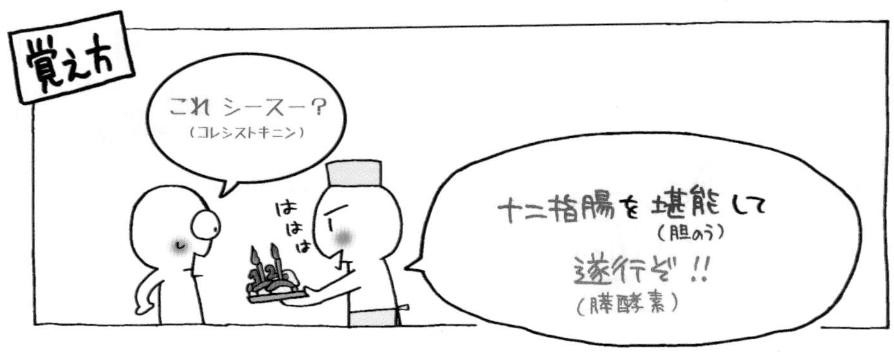

これで、２つの名称と分泌する場所、そして作用をまとめて覚えてしまいましょう。

消化管ホルモン

CCK

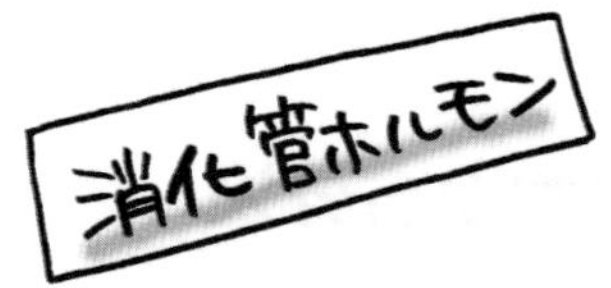

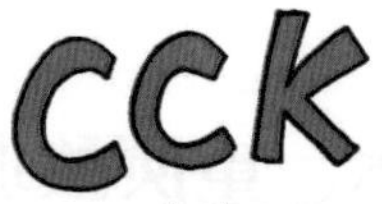

コレシストキニン

- 十二指腸から分泌される
- 胆嚢収縮作用
- 膵酵素分泌作用
- 胃酸分泌抑制

コレシストキニンとは？

●消化管ホルモンの一つで、十二指腸から分泌されます。
作用としては、
・胆嚢収縮
・膵酵素分泌（つまり消化酵素の多い膵液が分泌されます）
・胃酸分泌抑制
などがあります。

●コレシストキニンは、CCK と略されることも多いです。

★★

セクレチンの作用の覚え方は？

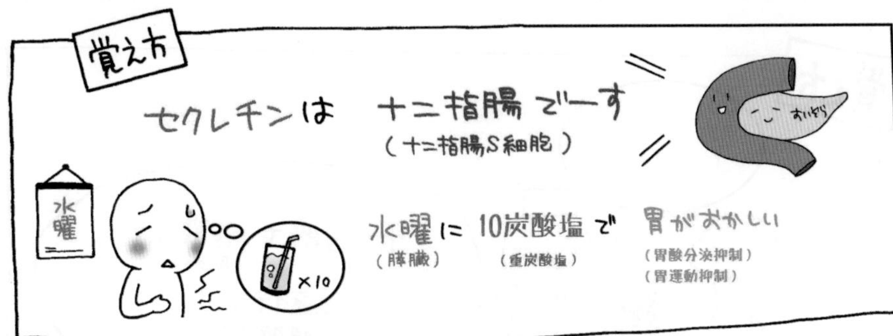

「セクレチン」と「胃がおかしい」は語呂にはなっていないのですが、文脈としてまとめて覚えてしまえば「胃がおかしい」から胃酸分泌抑制等の作用もイメージしやすいと思います。一まとめにして一気に覚えてしまいましょう。

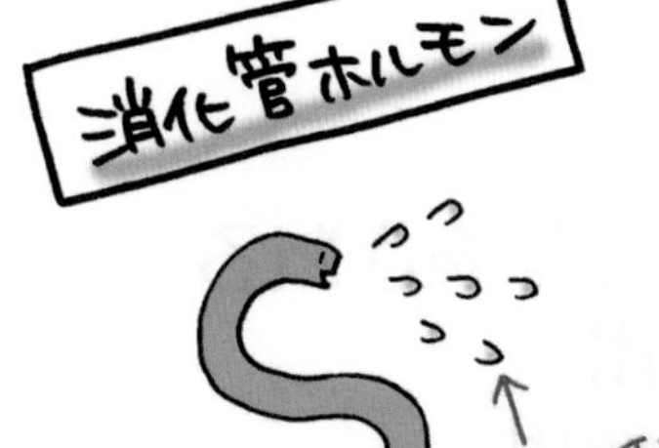

・十二指腸S細胞から分泌
・胃酸分泌抑制
・胃運動抑制
・膵臓から、水、重炭酸塩を分泌

セクレチンとは？

●消化管ホルモンの一つで、十二指腸 S 細胞から分泌されます。

●その作用としては、

・胃酸分泌抑制
・胃運動抑制
・膵臓から、水、重炭酸塩を分泌

などがあります。

●「セクレチン」という名称、「十二指腸 S 細胞」という分泌場所、上記 3 つの作用を覚えましょう。

★★

グルカゴンの作用の覚え方は？

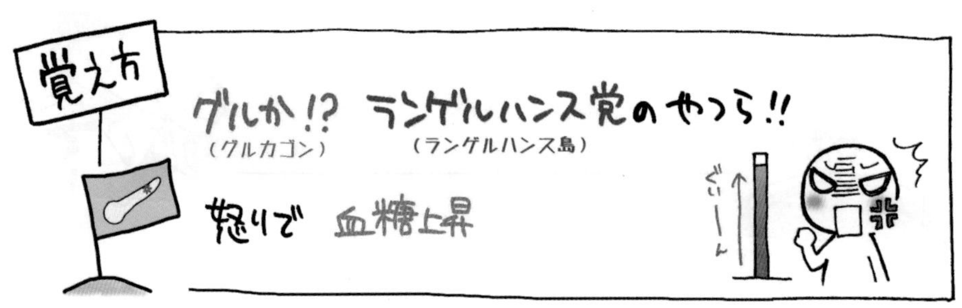

これで、ホルモンの一種であるグルカゴンの名称と、その分泌場所、作用の３種をまとめて覚えてしまいましょう。
間違えやすいところとしては、「血糖上昇」の部分がありますが、“怒り”のキーワードを覚えておけば“頭に血が昇る”というイメージをつかみやすく、「血糖上昇」と素直に記憶することができると思います。

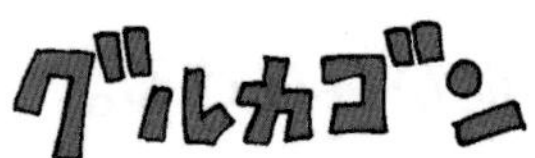

- 膵臓のランゲルハンス島（α（A）細胞）から分泌
- 血統上昇作用

グルカゴンとは？

- 膵臓のランゲルハンス島（α（A）細胞）から分泌されるホルモンの一種です。作用は血糖上昇です。
- なお、血糖値に作用するものとしてインスリンがありますが、インスリンは血糖値を下げるもので、その逆（上げる）の作用があるのが、このグルカゴンとなります。相反する作用があるインスリンも同時に覚えておけば、理想的ですね。
- 試験対策としては、分泌される場所である「膵臓のランゲルハンス島（α（A）細胞)」と、作用の「血糖値を上昇」させることを押さえておきましょう。

★★★

脳幹の構成部位の覚え方は？

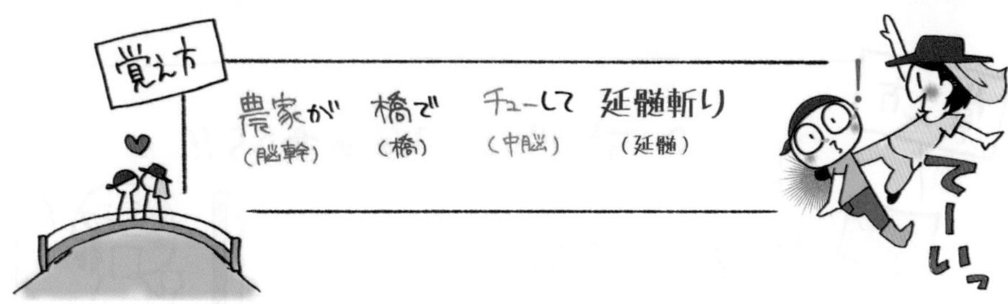

これで、脳幹を構成する部位をまとめて覚えてしまいましょう。

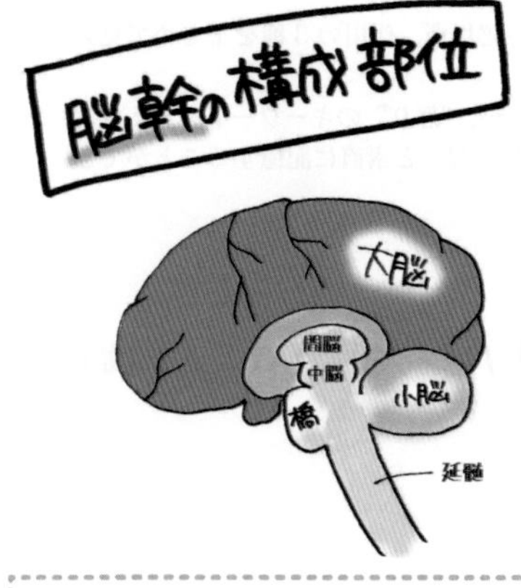

脳幹は
「中脳」「橋」「延髄」
からなる。

生命維持に重要な
自律神経機能中枢が存在する。

構成部位

- 脳幹は、
  - 中脳
  - 橋
  - 延髄

  の 3 部位からなります。
- なお、広義の意味でいうときは、上記の 3 部位に「間脳」が加わります。そして、狭義で上記 3 部位のみを指すときは、下位脳幹と表すこともあります。
- とはいえ、看護師の国家試験対策としては、狭義の意味で 3 つの部位で構成されると覚えておけば、大丈夫です。
- 脳幹の働きとしては、生命維持に重要な自律神経機能中枢が存在します。

★★★

大脳の働きと基礎知識の覚え方は？

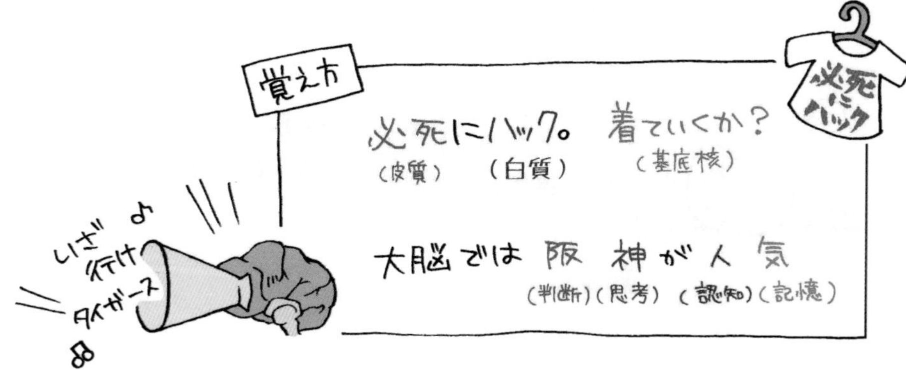

これで、大脳の基礎知識をすべて覚えてしまいましょう。
「阪神が人気」の語呂がちょっと強引ですが、それぞれ頭文字か、2文字だけ取っているので、関連づけて思い出せるようにしておいてくださいね。

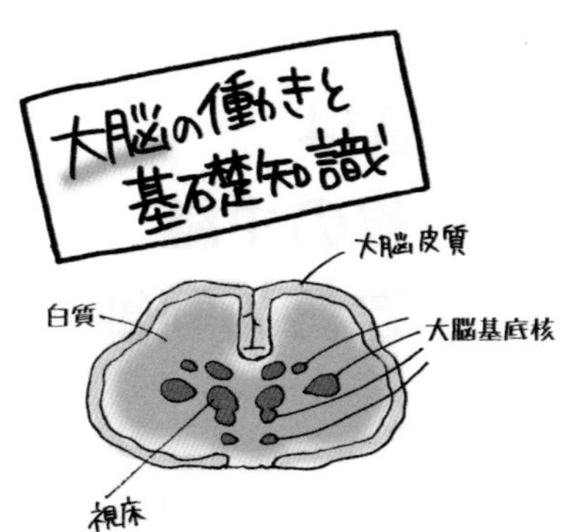

人は大脳が非常に発達しており
脳の中でも大部分を占めている。

大脳は「大脳皮質（灰白質）」「白質」
「大脳基底核」からなる。
大脳の主な働きは
「認知・記憶・思考・判断の場」
となる。

基礎知識

●人は大脳が非常に発達しており、脳の中でも大脳が大部分を占めています。脳全体を上から包み込むように、ドーンと乗っかっています。「大」がつくから「大きい」と関連づけられるので、ここは簡単に覚えられます。

●大脳の構造ですが、大脳は「大脳皮質（灰白質）」「白質」「大脳基底核」からなります。
主な働きは、
・認知　・記憶　・思考　・判断の場
となります。

●以上の知識は、重要なので、すべて押さえておきましょう。

★★★

間脳視床の働きと基礎知識の覚え方は？

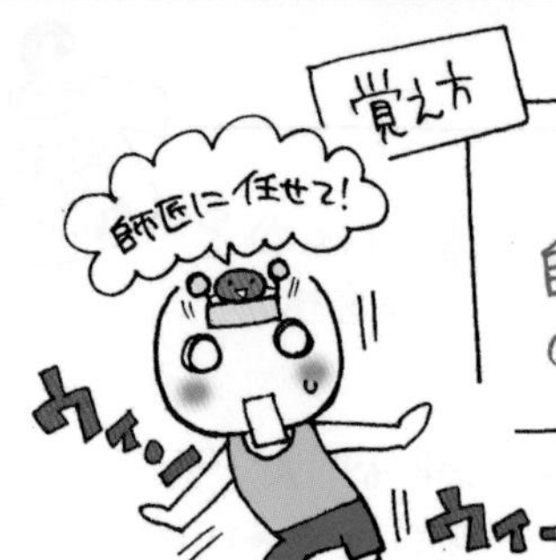

師匠の感覚で　運動を制御
（視床）（感覚情報）（運動・姿勢の制御）

これで、間脳の視床について情報をまとめて覚えてしまってください。

間脳視床の働きと基礎知識

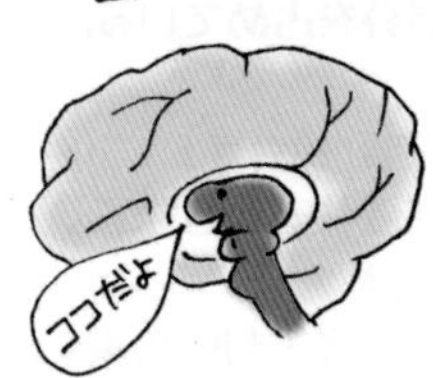

視床の働きは
・感覚情報の中継
・運動や姿勢の制御

基礎知識

- 間脳は、視床と視床下部からなっており、今回紹介しているのは、視床となります。
- 場所としては、全体を覆うようにしてある大脳の下（真ん中あたり）になり、中脳との間になります。
- 間脳も中脳もどちらも“間”にありそうで、ややこしいですが、上にあるのが間脳なので、注意してください。
- 視床の働きは以下のとおりです。
  - ・感覚情報の中継…嗅覚以外、全感覚を大脳新皮質に中継する。
  - ・運度や姿勢の制御
- 試験対策として覚えることは、間脳には、視床と視床下部があるということ。そして、視床の働きである、感覚情報の中継と、運動・姿勢の制御です。
- 覚えることは少ないですが、視床下部と区別がつくように注意しましょう。

★★★

視床下部の働きと基礎知識の覚え方は？

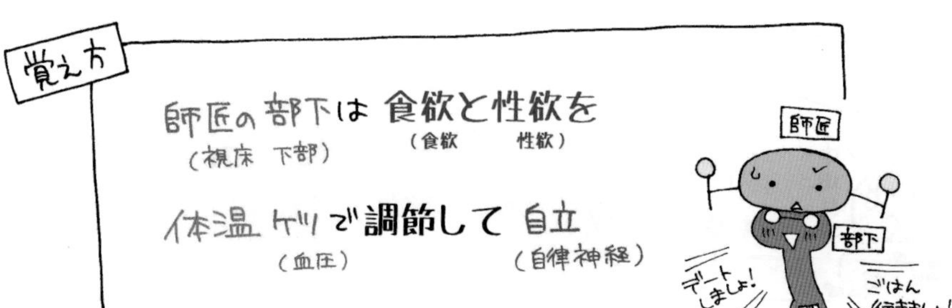

これで、視床下部の基礎知識と働きを確実に頭に叩き込みましょう。
ちなみに、ちょっと細かいことを説明すると、食欲を抑制する働きは、満腹中枢といいます。

間脳視床下部の働きと基礎知識

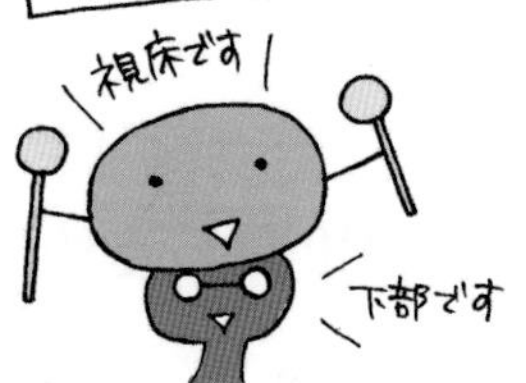

視床下部の主な働きは…

- 食欲
- 性欲
- 体温、血圧の調節
- 自律神経機能の中枢

- 内分泌（下垂体系）の中枢
- 渇中枢

基礎知識

- 視床下部は間脳にあり、その他、間脳には視床もあります。視床下部と視床で働きなどを覚えるときに、間違えないように注意しましょう。
- 間脳の場所は、大脳と中脳の間で、視床下部はその名称のとおり、視床の下に位置します。
- 試験対策としては、視床との違いに気をつけながら、主な働きをすべて覚えてしまいましょう。

★★★

中脳の働きと基礎知識の覚え方は？

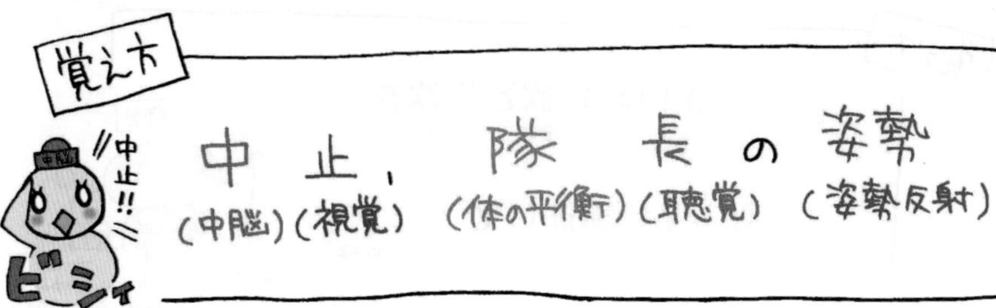

これで、中脳の働きを覚えてみてください。
それにしても、脳は部位が多くて、部位がさらに細分化していくので、混同しやすくて大変… とりあえず、一つずつ地道に覚えていって、他との区別をつけるのは、後回しでもいいかなあと思います。

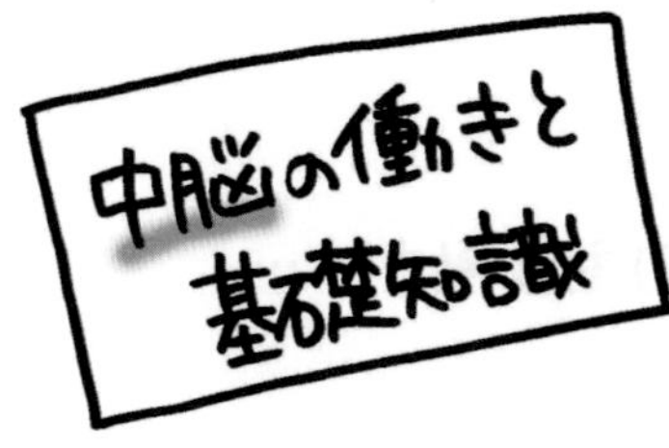

中脳は脳幹の中の上あたりにあり、大脳と脊髄、小脳を結びつける。

また、中脳には
視覚・聴覚・体の平衡・姿勢反射
に関する中枢がある。

基礎知識

- 中脳は脳幹を構成する部位の一つで、脳幹の上あたりにあり、大脳と脊髄、小脳を結びつけます。
- また、中脳には視覚・聴覚・体の平衡・姿勢反射に関する中枢があります。
  国家試験対策としては、以上の知識は最低限押さえておきましょう。
- なお、脳幹は中脳の他に、橋と延髄で構成されていますので、橋・延髄と働きを混同しないように注意しましょう。上から、「中脳→橋→延髄」の順番になります。

★★★

延髄の働きと基礎知識の覚え方は？

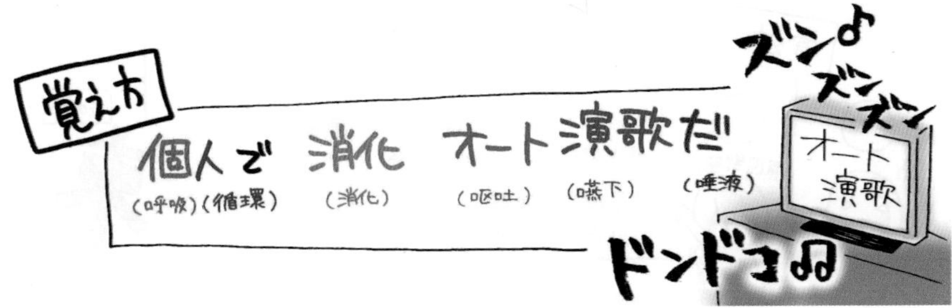

覚えるキーワード数は少し多めですが、これですべて確実に覚えしまいましょう。
延髄以外の脳の各部位もあわせて覚えて、脳に関する国試問題が出ても完璧に解答しましょうね！

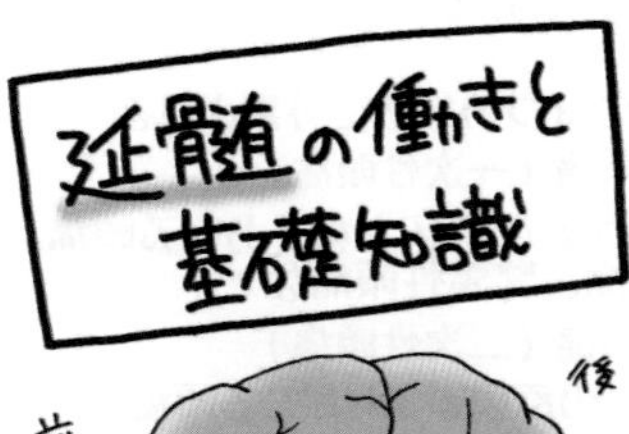

・延髄は脳幹を構成する部位の一つで
脳幹の中では、一番下に位置します。
・延髄には
呼吸、循環、消化、嘔吐、嚥下、唾液
の中枢がある。

基礎知識

- 延髄は、脳幹を構成する部位の一つで、脳幹の中では一番下に位置します。
- 脳幹は、中脳・橋・延髄から構成されていますので、この 3 部位の位置も、できれば覚えておきたいところです。

  ＊広義の脳幹を指す場合は、間脳を含み 4 部位となります。テキストによって異なっている場合もありますので、混乱しないようにしましょう。
- 延髄の働きとしては、
  呼吸・循環・消化・嘔吐・嚥下・唾液
  以上の中枢があります。人間が生命を維持するのに欠かせない重要な機能が多いことがわかると思います。
- 試験対策としては、延髄の働きとして重要なのは、「呼吸・循環・消化・嘔吐・嚥下・唾液の中枢がある」ことです。

頭痛の種類の覚え方は？

★★ 必修

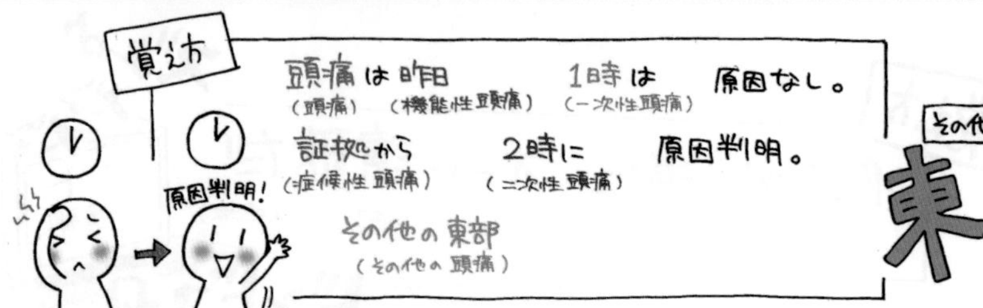

これで、機能性頭痛と、症候性頭痛の違いと別称も一緒に覚えちゃってください！
その他の頭痛も可能であれば覚えてしまいましょう。
イラストでも描いていますが、かき氷を食べたときや、二日酔いのときの頭痛は、機能性頭痛になるんですね。原因があるといえばあるけど、体の変調というわけじゃないので、ちょっと意味合いが違ってきちゃうのです。

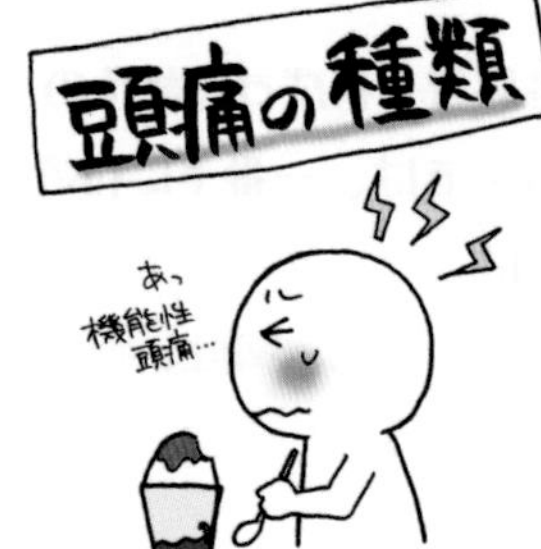

頭痛は主に３つの種類に分類される
・機能性頭痛（一次性頭痛）
病気などの原因もなくおこる頭痛、
片頭痛、緊張性頭痛など。
・症候性頭痛（二次性頭痛）
何らかの原因があり起こる頭痛。
くも膜下出血・脳出血に伴う頭痛、
脳梗塞に伴う頭痛など。
・その他の頭痛
頭部神経痛など。

種類

- 頭痛は、主に３つの種類に分類されます。
  - ・機能性頭痛（一次性頭痛）…病気などの原因がなく起こる頭痛。片頭痛、緊張性頭痛などがある。
  - ・症候性頭痛（二次性頭痛）…何らかの原因があり起こる頭痛。くも膜下出血・脳出血に伴う頭痛、脳梗塞に伴う頭痛など。
  - ・その他の頭痛…頭部神経痛など。

  ＊頭痛の分類は、国際頭痛分類第２版の大分類（国際頭痛学会）に基づきます。
- 頭痛は、くも膜下出血など生命の危険につながる可能性もあるので、問診が重要です。
- 「突然の激しいイタミ」「今まで経験したことのないような痛み」「悪心・嘔吐・言語障害」などがある場合は、脳病変を疑うことになります。
- 試験対策としては、機能性頭痛（一次性頭痛）と症候性頭痛（二次性頭痛）の名称とそれぞれの違いを押さえるようにしておきましょう。その他の頭痛は、余裕があれば押さえるくらいでもいいかも。

★★★

髄膜刺激症状（徴候）の種類３つの覚え方は？

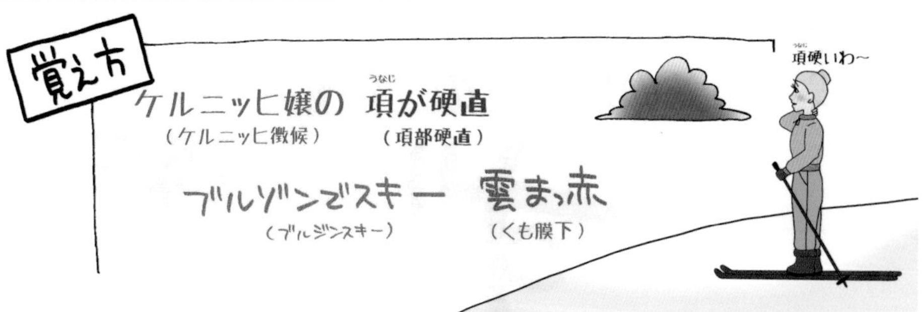

これで、３つの症状（徴候）と原因となるくも膜下出血をまとめて覚えることができます。
症状と原因となるくも膜下出血を、きちんと区別できるようにしておきましょうね（くも膜下出血は、髄膜刺激症状の原因）。

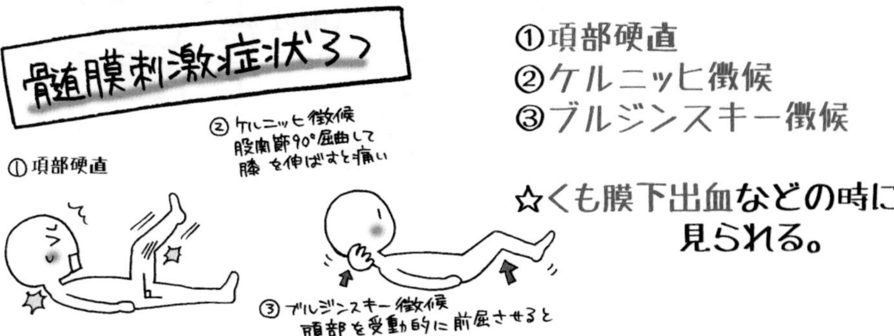

①項部硬直
②ケルニッヒ徴候
③ブルジンスキー徴候

☆くも膜下出血などの時に見られる。

髄膜刺激症状とは？

●髄膜が刺激されているときに出る症状のことです。主に、くも膜下出血や髄膜炎などが原因となります。
なお、髄膜刺激症状と表記される場合も多いです。

●症状としては、下記の３つがあります。
- 項部硬直
- ケルニッヒ徴候…股関節を 90° 屈曲して膝を伸ばすと痛い（抵抗がある）状態。
- ブルジンスキー徴候…頭部を受動的に前屈させると、膝関節が屈曲する状態。

●試験対策としては、３つの症状と髄膜刺激症状の原因となるくも膜下出血の、合わせて４つのキーワードを押さえておきましょう（髄膜炎も押さえておければ理想的です）。

脳・神経疾患

★★★

頭蓋内圧亢進の三徴候の覚え方は？

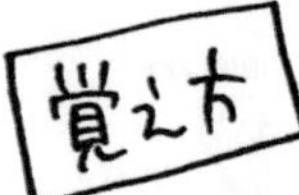

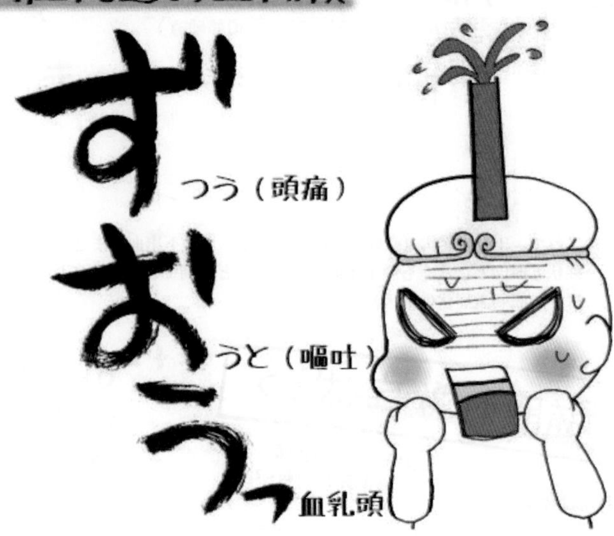

「ず（頭痛）お（嘔吐）うっ（うっ血乳頭）－－－－－！！！」
と叫ぶことで覚えられます。それぞれの頭文字と単語を関連づけられるように繰り返し、叫んでおきましょう！

頭蓋内圧とは？

- 頭蓋骨内部の圧力のこと。
「亢進」は、高まることと考えてみてください。
- つまり、頭蓋内圧亢進とは…
頭蓋骨内部の圧力が高まった状態です。
で、頭蓋骨内部の圧力が高まったらどうなる？
- このときに出る徴候は、以下のとおりです。
  - ・頭痛
  - ・嘔吐
  - ・うっ血乳頭

の症状がみられます。

★★★

脳卒中の種類と分類の覚え方は？

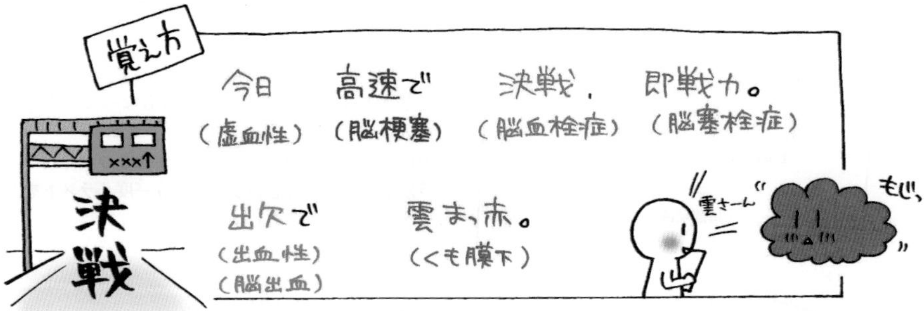

これで、脳卒中の種類と分類をまとめて覚えてしまってください。1行目が虚血性で、2行目が出血性となります。
虚血性と出血性の分類ですが、出血性に分類されるものは“出血”という単語が入るので、これも覚えるための目印になります。

脳卒中の種類と分類

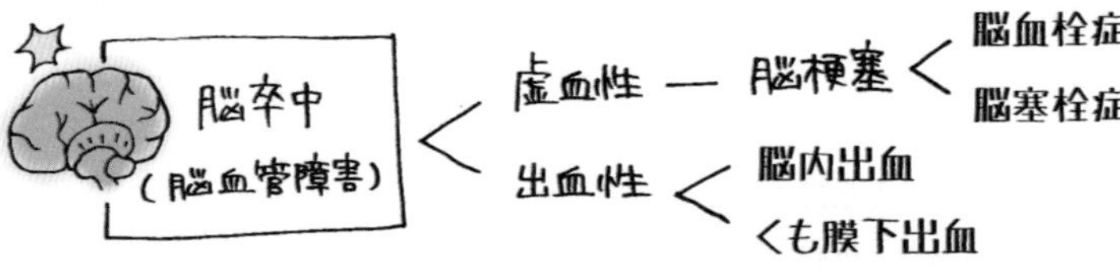

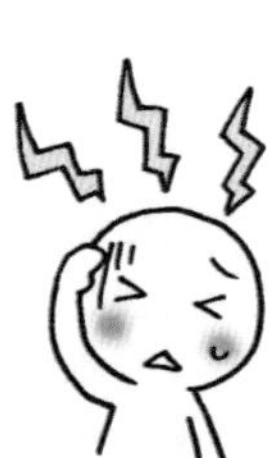

種類と分類

- 脳卒中は初期症状として、ろれつが回らない、頭痛、めまい、嘔気、歩行困難などがあります。そして、脳卒中直後の血圧低下は脳梗塞を招きます。また血圧が高くなると、脳出血が増悪するので、血圧管理がとても重要になります。
- 脳卒中の種類と分類は、上記の図のようになります。
- まず、虚血性と出血性に分かれますので、ここから先の分類がどちらに当てはまるのかを明確に覚えるようにする必要があります。
- 脳血栓症は、脳血管の動脈硬化が原因で起きます。脳塞栓症の多くは、心房細動でできた血栓が原因で起きます。

★★★

髄膜炎の症状の覚え方は？

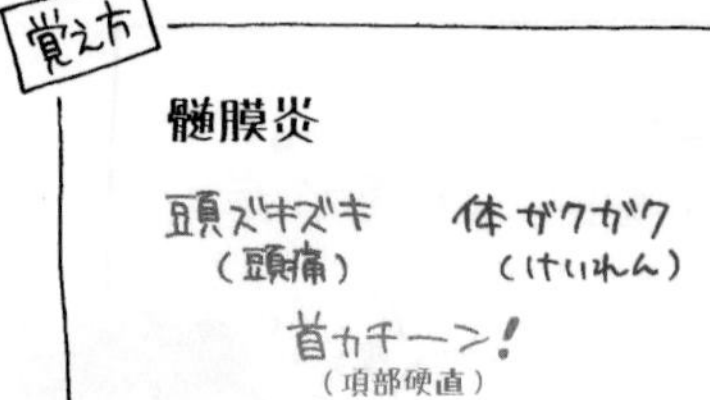

これで、覚えることができますが、すべての症状を網羅していませんし、語呂にもなっていません…

そのため、全体のイラストで全体像をつかんだほうが覚えやすいと思います。もう一度イラストをチェックしておきましょう。

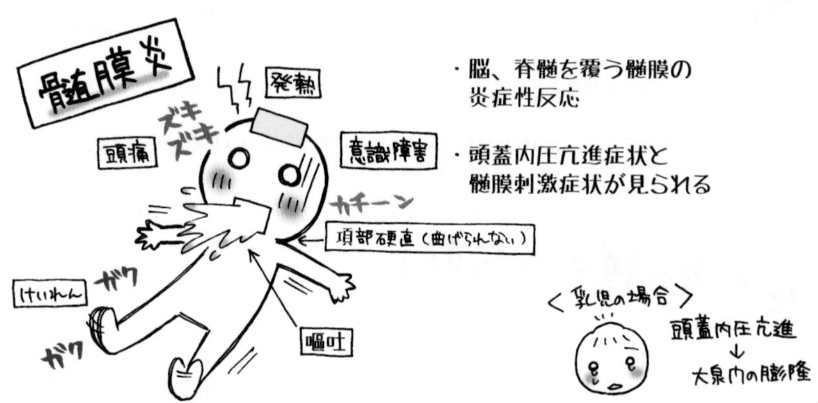

髄膜炎とは？

●髄膜炎とは、髄膜に炎症が生じた状態のこと。

＊「髄膜」とは、硬膜・くも膜・軟膜の三層からなる、脳と脊髄を守る膜。

髄膜炎の原因としては、ウイルスや細菌などの感染があります。

●症状は

・発熱⇒一番多くみられる症状。

・頭痛
・嘔吐
} 頭蓋内圧亢進症状

・痙攣

・意識障害

・項部硬直⇒首が曲げられなくなる。…骨膜刺激症状の一つ

などがあります。

●なお、乳児の場合は、上記の症状がみられないことも多いです。乳児特有の症状として、頭蓋内圧亢進から大泉門の膨隆を起こすことがあります。

パーキンソン病の症状の覚え方は？

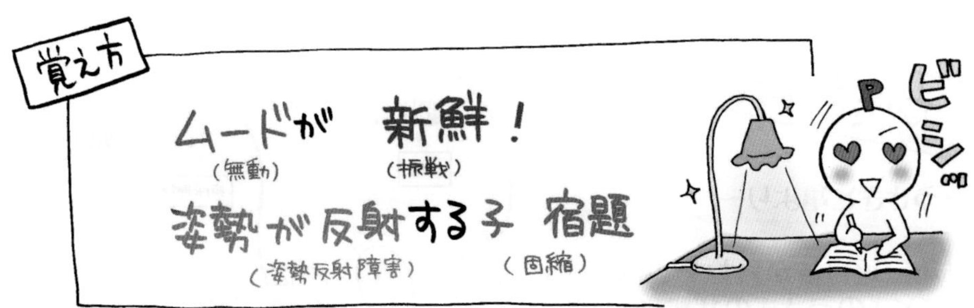

これで、４つの症状を覚えることができます！
「子宿題＝固縮」がちょっと覚えづらい（語呂が強引…）部分だと思うので、意識的に覚えるようにしてみてくださいね。

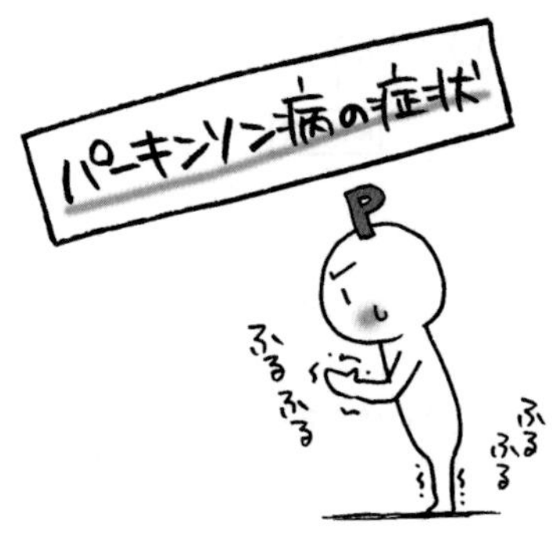

主な症状は下記のとおり
・無動
・固縮（筋の固縮）
・振戦（安静時振戦）
・姿勢反射障害
があり、これらを錐体外路症状といいます。

症状

●パーキンソン病は、中脳にある黒質の変性で発症します。

●主な症状としては、

・無動…通常より動きが遅くなったり、他の人より遅くなったりする状態。
・筋の固縮…筋肉のこわばり、つっぱりが起こる状態。
・安静時振戦… 手足のふるえ（安静時にふるえ）が起きる状態。
・姿勢反射障害…体のバランスがとりづらく（取れなく）なる状態。

となります。

●以上の４症状は非常に重要なので、必ず覚えるようにしておきましょう。

★★★

交感神経の働きの覚え方は？

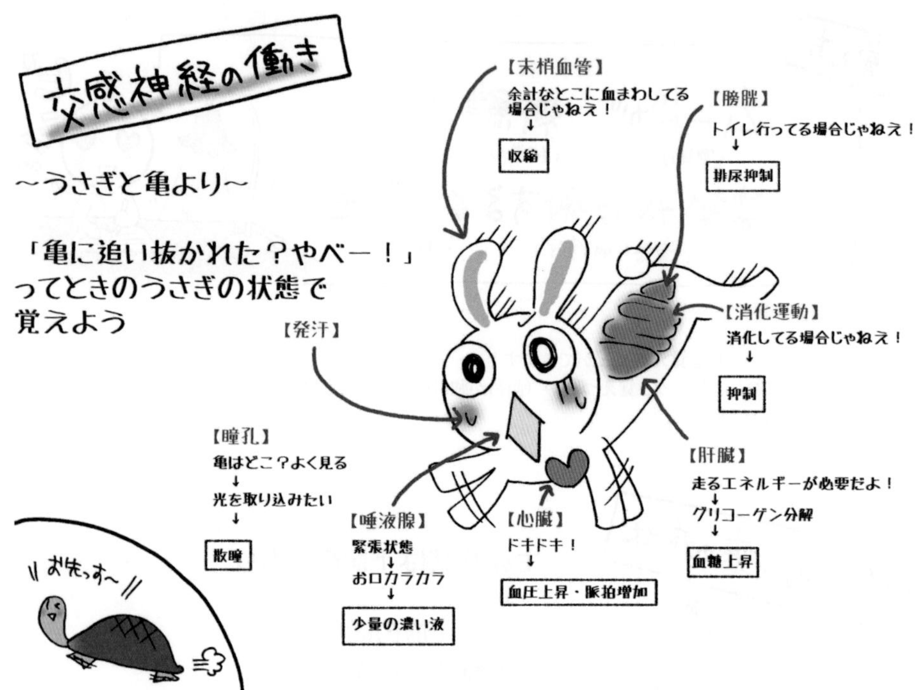

上記のイラストのとおり、ウサギが「ヤッベー！」と大慌てしているときの様子をイメージして覚えてみてください。

具体的には以下のとおりです。

〈心臓〉ドキドキ　⇒　血圧上昇、脈拍増加
〈肝臓〉走るエネルギーが必要　⇒　グリコーゲン分解　⇒　血糖上昇
〈膀胱〉トイレ行ってる場合じゃねぇ　⇒　排尿抑制
〈唾液腺〉緊張状態　⇒　お口カラカラ　⇒　少量の濃い液
〈瞳孔〉相手はどこ？よく見る　⇒　光を取りこみたい　⇒　散瞳
〈末梢血管〉余計なところに血を回している場合じゃない　⇒　収縮

以上のとおり、慌てたウサギをイメージすることで、全体をまとめて覚えてしまいましょう。

交感神経とは？

●交感神経は、自律神経の一種で、主に、活動しているとき、ストレスを感じているときに働く。

★★★

副交感神経の働きの覚え方は？

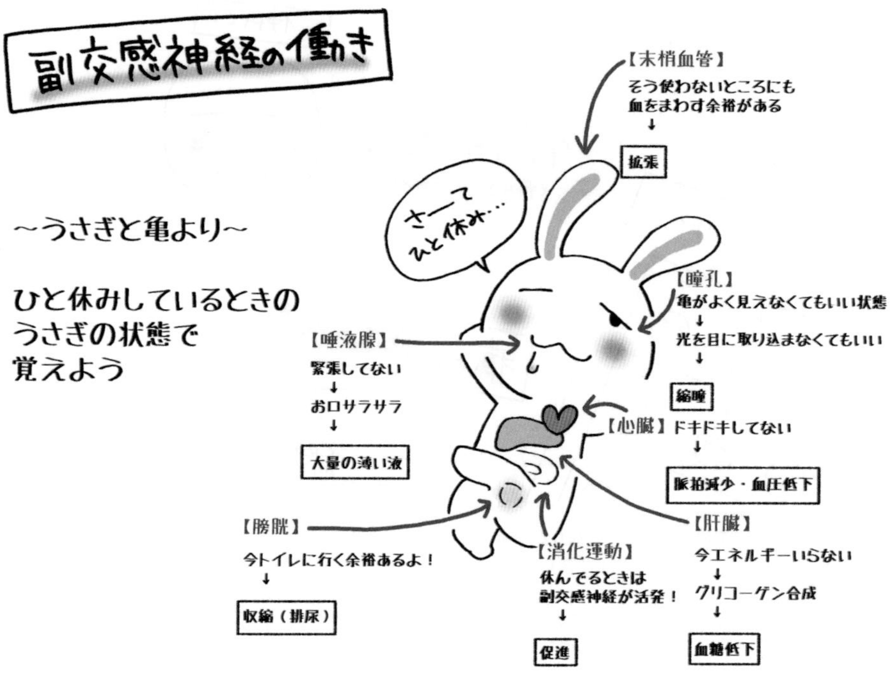

上記のイラストのとおり、ウサギが一休みしている場面から、全体的なイメージをつかんで覚えてみてください。
具体的には以下のとおりです。
〈心臓〉ドキドキしていない　⇒　脈拍減少、血圧低下
〈肝臓〉今エネルギーいらない　⇒　グリコーゲン合成　⇒　血糖低下
〈消化運動〉休んでいるときは、副交感神経が活発　⇒　消化が促進
〈膀胱〉トイレに行く余裕あるよ　⇒　収縮（排尿）
〈唾液腺〉緊張していない　⇒　お口さらさら　⇒　大量の薄い液
〈瞳孔〉相手がよく見えなくても OK　⇒　光を目に取り込まなくていい　⇒　縮瞳
〈末梢血管〉普段使わないところにも血液をまわす余裕あり　⇒　拡張
覚える項目が多いので、一休みウサギのイメージで覚えてしまいましょう。

副交感神経とは？

- 副交感神経は、自律神経の一種で、主にリラックスしているときに働く。

★★

痛みの程度の検査（痛み評価スケール）の覚え方は？

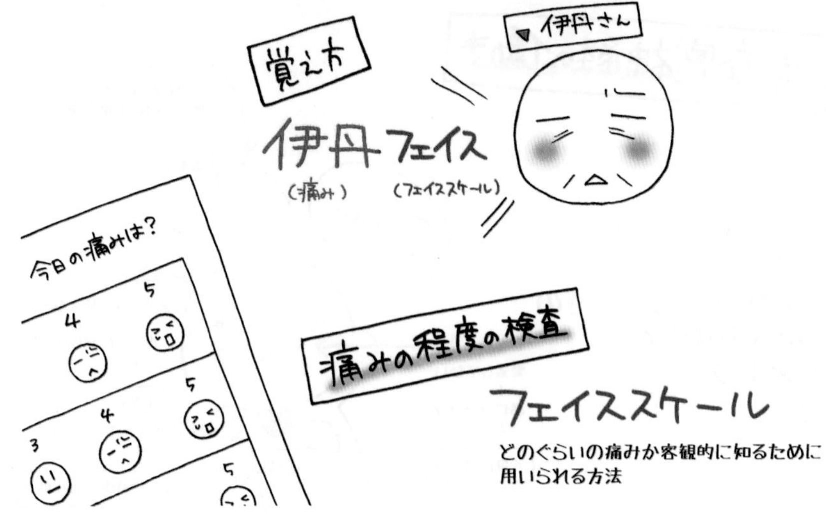

痛みの検査って何だっけ？　とならないように
伊丹さんの顔。（イタミ⇒フェイス）
で覚えましょう。
顔で痛みの程度を判断するというのは、非常にわかりやすいですし、覚えるのも視覚的にイメージしやすいので、簡単だと思います。

フェイススケールとは？

- 痛みの程度を表情でわかりやすく、かつ簡易に計測する手法。
  患者の顔を観察して、診断するのではなく、患者に痛みに相当する表情を選んでもらいます。
  0～5の6段階で評価することになります。
- それぞれどんな顔？

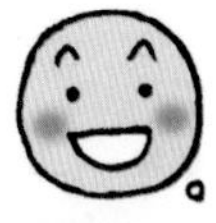

0　⇒　痛みなし

1　⇒　わずかに痛い。

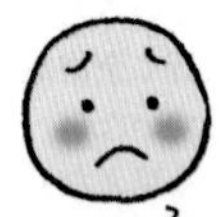

2　⇒　少し痛い。

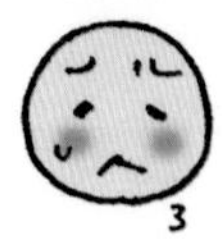

3　⇒　普通に痛い。

4　⇒　かなり痛い。

5　⇒　これ以上無いくらい痛い。

★★★

意識レベル評価法の覚え方は？

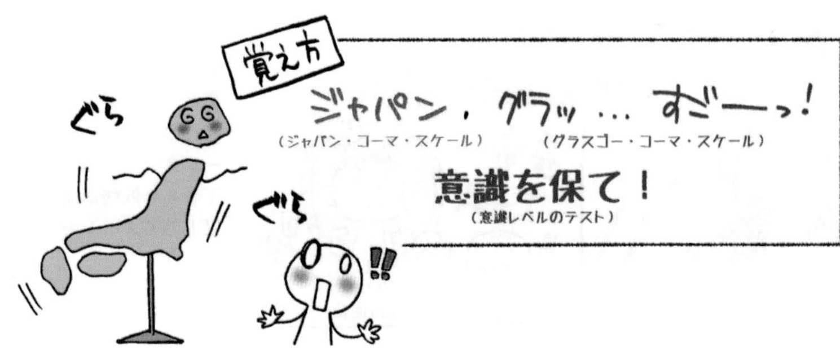

意識レベルの評価法として、代表的な２種をまとめて覚えましょう。

意識レベルを評価するテスト

- ジャパン・コーマ・スケール（JCS）（3-3-9度方式）
- グラスゴー・コーマ・スケール（GCS）

意識レベルの評価法

●意識レベルの評価法には、

・ジャパン・コーマ・スケール（JCS）

・グラスゴー・コーマ・スケール（GCS）

以上の２種類が代表的なものとなります。

この評価法を用いることにより、患者の意識レベルの程度を判断することができます。

●ジャパン・コーマ・スケール（JCS）とは？

刺激（呼びかけを行う、痛みを与える）に対する覚醒と反応により、意識レベルを評価する手法。簡単に行える評価法のため、緊急時に利用されることが多いです。

3–3–9 度方式（さんさんくどほうしき）とも呼ばれます。

●グラスゴー・コーマ・スケール（GCS）とは？

開眼・言語反応・運動反応の３要素について点数づけを行い、評価する手法。

開眼…呼びかけ等で開眼するか？　等

言語反応…発声できるか？　会話ができるか？　等

運動反応…四肢を動かせるか？　痛みに反応するか？　等

★★★

意識障害をきたす代表的な電解質・血液ガス異常の覚え方は？

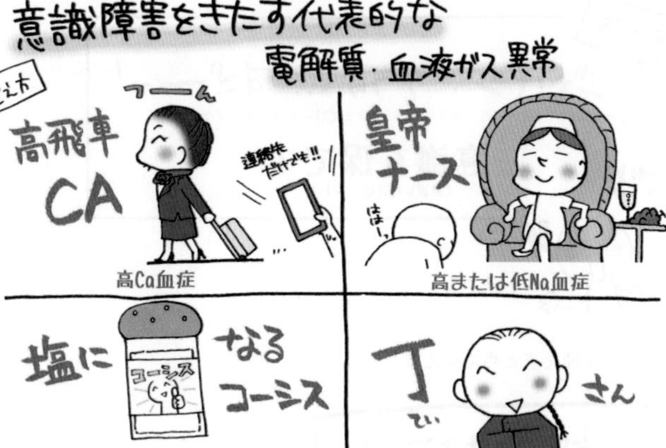

高飛車 CA ⇒高 Ca 血症
皇帝ナース⇒高または低 Na 血症
塩になるコーシス⇒ CO_2 ナルコーシス
丁さん⇒低酸素血症
以上のイメージでまとめて覚えましょう！

意識障害をきたす代表的な電解質・血液ガス異常はなに？

・高 Ca 血症　・高または低 Na 血症　・CO_2 ナルコーシス　・低酸素血症

●高 Ca 血症とは？

・高カルシウム血症は、悪性腫瘍患者の合併症や、副甲状腺機能亢進症患者にみられます。

・症状…悪心、嘔吐、中枢神経障害など

●高または低 Na 血症とは？

・高ナトリウム血症…血液中のナトリウム濃度が高くなり、口渇（こうかつ：喉が渇くこと）や意識障害などを引き起こします。脱水や、利尿薬の影響、尿崩症などでみられます。

・低ナトリウム血症…利尿薬の影響、大量輸液、慢性的な下痢などの場合にみられます。心疾患や肝硬変の患者に起こることも。

●CO_2 ナルコーシスとは？

・急激な高炭酸ガス血症によって、中枢神経や呼吸中枢が抑制され、中枢神経障害や意識障害を生じる。肺疾患による酸素不足などの場合にみられる。

・在宅酸素療法などを行っている場合、呼吸を安楽にしようと供給酸素濃度を上げると、CO_2 ナルコーシスを引き起こすので注意。

●低酸素血症とは？

・貧血、気道狭窄、心不全やショック状態、一酸化炭素中毒により、動脈血中の酸素が不足した状態。酸素療法などの呼吸管理が必要。

脳・神経疾患

★★★

腰椎穿刺の手順の覚え方は？

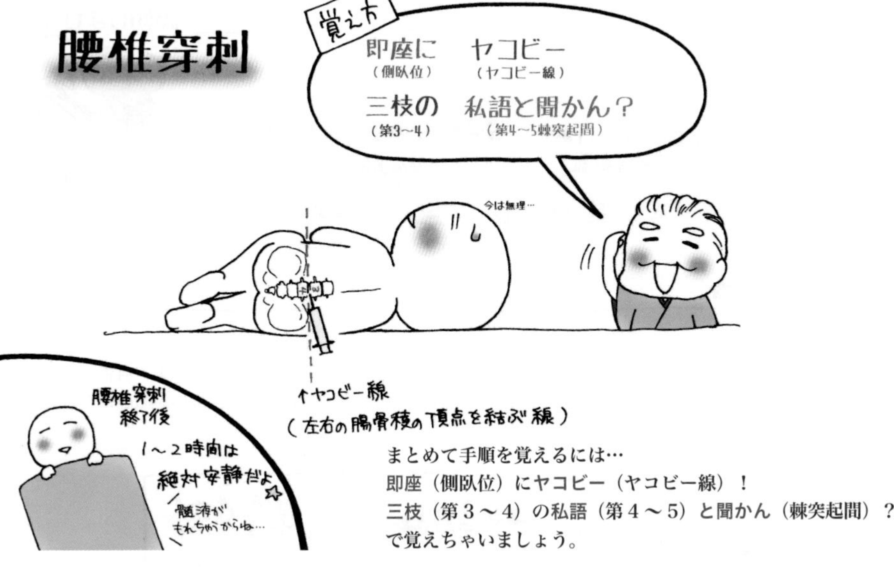

まとめて手順を覚えるには…
即座（側臥位）にヤコビー（ヤコビー線）！
三枝（第３～４）の私語（第４～５）と聞かん（棘突起間）？
で覚えちゃいましょう。

腰椎穿刺（ようついせんし）とは？

ルンバールともいう。

脳脊髄液を採取する方法の一つ（検査方法としては、一番ポピュラー）。

●腰椎穿刺の手順は？

・姿勢は側臥位（そくがい）が一般的だと思います。看護師は患者に「自分のおへそを見るように丸くなってください」と説明し、患者の体位を保持する。

・ヤコビー線（「ヤコビ線」ともいわれる）を基準にして、第３～４あるいは第４～５腰椎棘突起（きょくとっき）間で行う。

・腰椎穿刺を行うのは医師。看護師は清潔操作で医師の介助を行う。

●〈補足マメ知識〉

側臥位（そくがい）は、横向きに寝る状態。

⇒左を下にしている場合は左側臥位（さそくがいまたは、ひだりそくがい）、右を下にしている場合は右側臥位（うそくがい、またはみぎそくがい）

上記には出てきませんが、ついでに…

坐位は、座っている状態。

仰臥位（ぎょうがい）は、仰向けに寝る状態。

★★★

アルツハイマー型認知症の特徴
の覚え方は？

覚え方

認知しません

アルツハイマーは　全部　パン　認知しないで
（アルツハイマー型認知症）　（全般的認知症）
崩壊した　ジョージが　進行。
（人格崩壊）　（常時進行性）

George

これで、アルツハイマー型認知症の主な症状と進行の仕方を覚えることができますよ。血管性認知症との違いを覚えることも重要なので、血管性認知症の特徴と一緒に覚えて、違いが明確になるようにしましょう。

アルツハイマー型認知症の特徴

症状：全般的認知症、人格崩壊

その他：病識なし、常時進行性

特徴

- 認知症の中で最も割合が多いのが、アルツハイマー型認知症です。その特徴は以下のとおりです。
  症　状：全般的認知症、人格崩壊
  その他：病識なし。常時進行性
- アルツハイマー型認知症では、脳の萎縮が少しずつ進行していき、人格崩壊などを引き起こします。また、患者には病識がありません。
- アルツハイマー型認知症は、未知な部分も多いのですが、リスク因子としては、加齢や遺伝などが関係するといわれています。
- 試験対策としては、症状の主なものと、進行の仕方を覚えましょう。

★★★

血管性認知症の特徴の覚え方は？

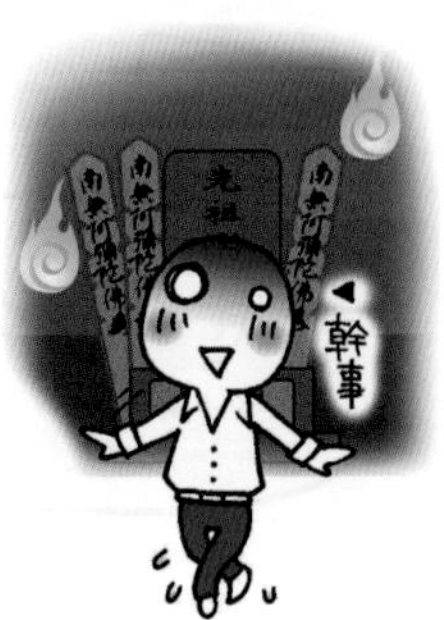

覚え方

ケツはまだ？　怪談で 幹事失禁。
（血管性認知症）（まだら認知症）（階段状に進行）（感情失禁）

けっけっけ

これで、血管性認知症の主な症状と、進行の仕方を覚えることができますよ。アルツハイマー型認知症との違いが明確になるように覚えましょう。

血管性認知症の特徴

症状：まだら認知症、感情失禁

その他：人格は保たれ、病識あり。階段状に進行。

特徴

- 血管性認知症は認知症としては、2番目に多く、認知症全体の約20%を占めます（1番多いのはアルツハイマー型認知症で、全体の約60%を占めます）。脳梗塞・脳出血・くも膜下出血などにより、脳の神経細胞に障害が生じて起こる認知症です。
- その特徴は以下のとおりです。
  症　状：まだら認知症、感情失禁
  その他：人格は保たれ、病識あり。階段状に進行
- まだら認知症というのは、その名称のとおり、認知症の症状が出ていても、その他は正常など、まだらに認知症の症状がみられる状態のことです。
- 血管性認知症の進行は、アルツハイマー型と違い、新しい梗塞が加わるたびに段階的に悪化することから、“階段状に進行”と表現されています。
- 試験対策としては、主な症状と進行の仕方について覚えるようにします。

性格検査の覚え方は？

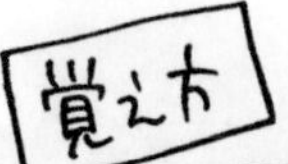

せっかく ロールシャツ を テストしたのに…
（性格）　（ロールシャッハテスト）

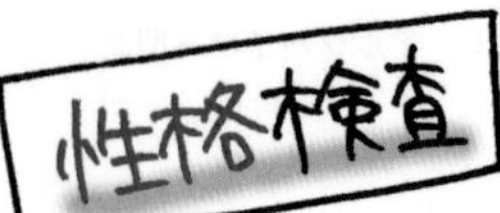

ロールシャッハ テスト

性格検査の代表的なものの一つ。
左右対称のインクの染みが何に見えるか伺うもの。

性格の検査法は？　と聞かれてもすぐに答えられるように
せっかく（性格）ロールシャツをテスト（ロールシャッハ）したのに…
で覚えてみてください。性格検査と問われたら「ロールシャッハテスト」とすぐに思い浮かぶようにしておきましょう。

ロールシャッハテストとは？

- 代表的な性格検査法のことです。
  左右対称のインクの染みが何に見えるかの答えから、思考（性格）を分析する手法です。
- ロールシャッハテストでは、潜在的（無意識）な欲求、衝動なども知ることができます。
  被験者側が結果を予測することが難しいため、通常意識に現れない深層心理を解析できるとされています。
- 1921 年にヘルマン・ロールシャッハによって開発された長い歴史を持つ検査法で、「ロールシャッハテスト」、の他に、「ロールシャッハ検査法」と呼ばれることもあります。

★

作業能力（性格・職業適性）の検査
の覚え方は？

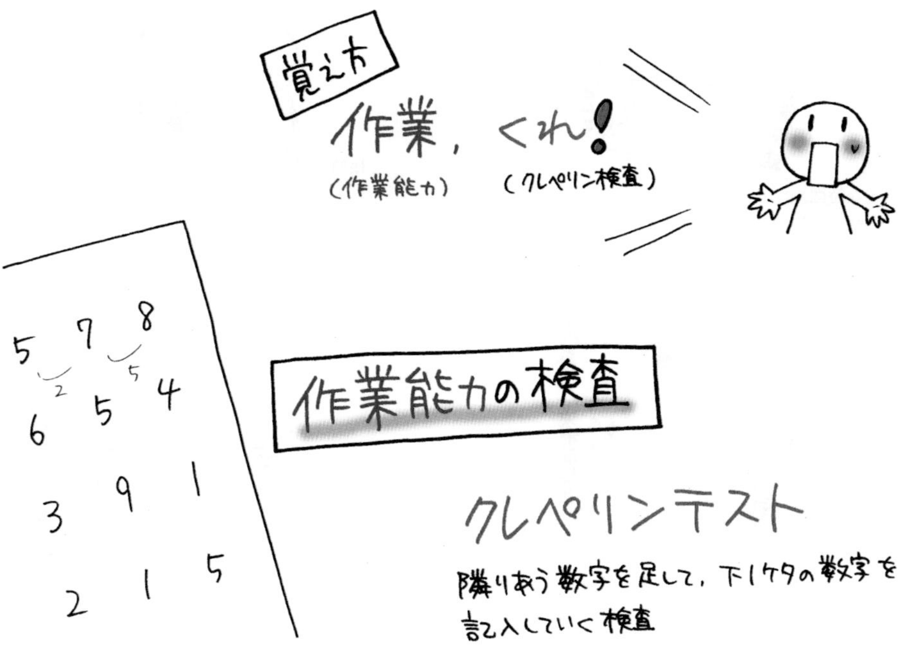

作業能力の検査は？と問われてもすぐに思い出せるように…
作業（作業能力)、くれ！（クレペリン検査）
で覚えてみてください。
作業能力を検査するテストが「クレペリン検査」であること、逆に「クレペリン検査」が、作業能力を検査するテストであることを押さえておけば大丈夫です。

クレペリンテストとは？

- クレペリンテストは、正確には「内田クレペリン検査」といいます。
- 一ケタの数字の足し算を、一定のルールに基づき繰り返すことで、作業能力（性格や職業適性等を含む）を計測します。
  医療の現場以外でも、企業への就職活動時にも試験として出されることがあります。
- ドイツの精神科医が発見した作業曲線を元に、日本人の内田勇三郎が開発したことから、「内田クレペリン検査」は、内田勇三郎が設立した株式会社日本・精神技術研究所の登録商標になっています。

★★★

免疫グロブリン５種類（IgG・IgM・IgA・IgD・IgE）の覚え方は？

IgG
じーちゃん
血気盛んで
HAHAHA
胎盤通過
IgG

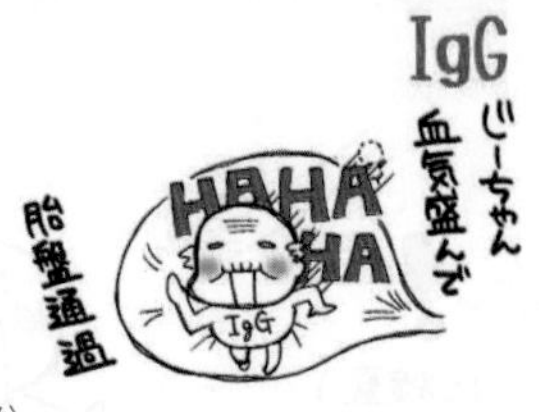

IgG
〈主な特徴〉
・血中に最も多くみられる。
・毒物、微生物に結合し無毒化してしまう。
・胎盤を通過してしまう。

IgA
愛で分泌液発生!!
管・気道を潤します
愛
IgA

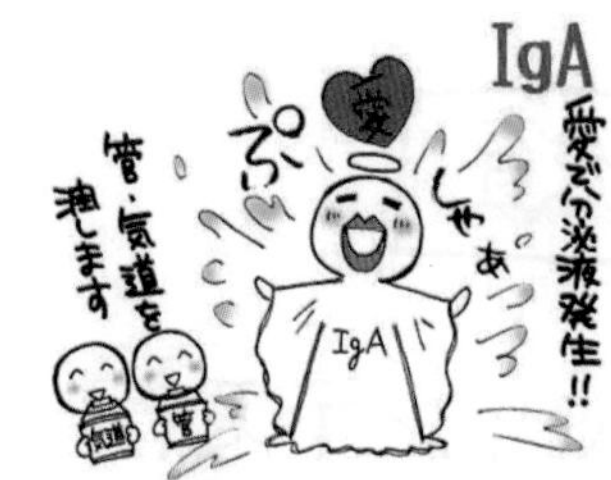

IgA
〈主な特徴〉
・分泌液に多く含まれる（母乳・唾液・粘液・涙）。
・消化管、気道の局所免疫としての働きがある。

IgE
でも塩が好きで
スタミナンUP!
(ヒスタミン)
IgE
塩

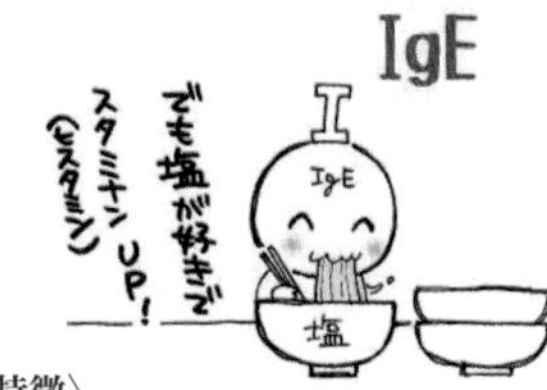

IgE
〈主な特徴〉
・Ⅰ型アレルギーに関係してくる。
・肥満細胞、好塩基球の表面に結合。
・ヒスタミンを遊離する。

IgM
ママのお腹で
作られる
感染・細菌要注意!!
MAMA

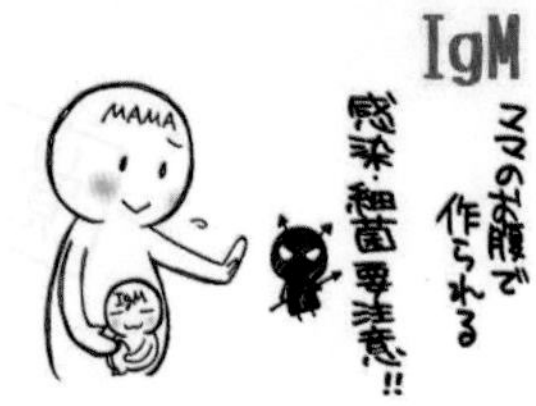

IgM
〈主な特徴〉
・はじめに出現する最も大きい抗体
・胎児期に作られる。
・抗原が侵入し感染したときに増加する。
・細菌を結びつけて凝集させる。

IgD
ダディの
交代(抗体)に
賛成(産生)!!
DADDY
DADDY
IgD

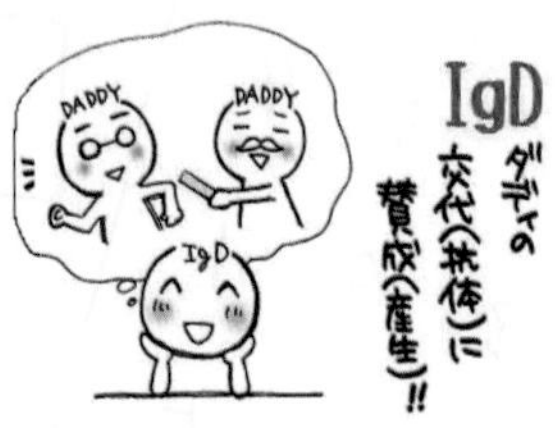

IgD
〈主な特徴〉
・B 細胞の抗体産生細胞への分化に対する役割を持っている。

免疫
グロブリン5!

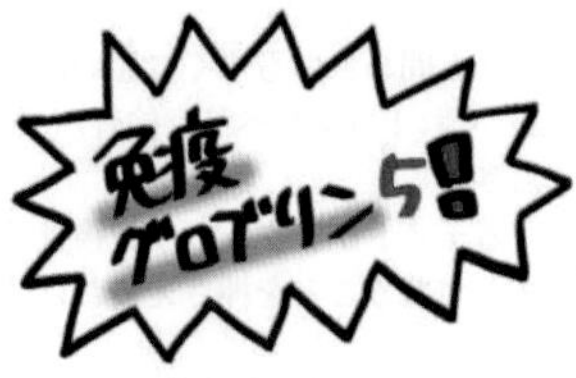

まとめると…
こんな感じになるので、
５つまとめて覚えてしまいましょう♪

免疫グロブリンとは？

- 免疫グロブリンは血中に含まれる抗体のことです。
- そして、以下の５つのタイプに分類されます。

IgG　IgM　IgA　IgD　IgE
それぞれに特徴があるのですが、覚えるのが大変なのでマンガのイメージで覚えてみましょう。

★★

呼吸の仕組みの覚え方は？

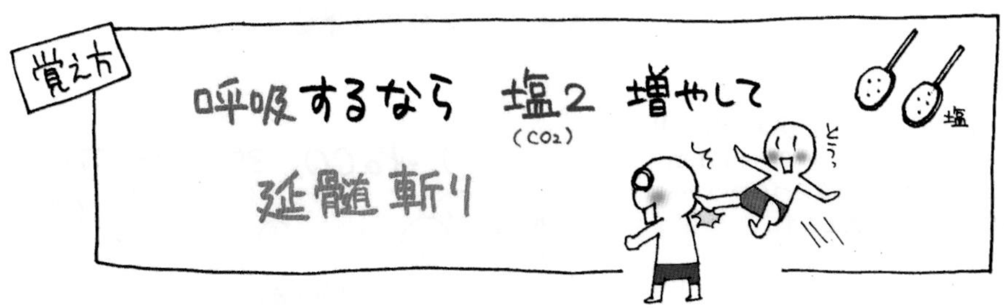

これで、呼吸の仕組みをざっくりと確実に覚えてしまいましょう。
CO_2（二酸化炭素）が増えるというのは、一般常識として覚えやすいと思います。"延髄"というキーワードを押さえておきましょう。

呼吸のしくみ

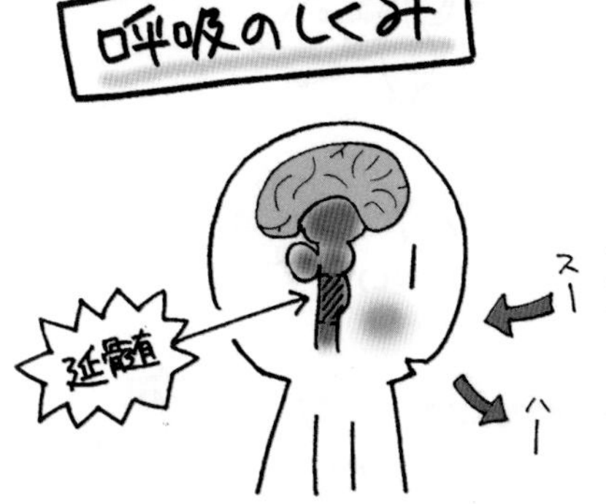

血液中のCO_2濃度が増すと
延髄の中枢化学受容体が
刺激されて呼吸が促進される

仕組みは？

- 血液中の CO_2（二酸化炭素）濃度が増すと、延髄の中枢化学受容体が刺激されて、呼吸が促進される仕組みになっています。
- 試験対策としては、このくらいは頭に叩き込んでおきましょう。
  要は、「二酸化炭素が体内で増える　⇒　排出する　⇒　代わりに酸素を取り入れる」ということです。
- 看護師国家試験の対策としては、これでは不十分なので、延髄の中枢化学受容体が刺激されるということもあわせて覚えておきましょう。

★★

動脈血液ガス分析の基準値の覚え方は？

動脈血液ガス分析基準値覚え方

☆ $PaCO_2$（二酸化炭素分圧）基準値

$PaCO_2$ の基準値　→　35 〜 45Torr
$PaCO_2$ のままでは覚えづらいので…
パコパコに言い換えます。
そして、
「パコパコ（$PaCO_2$）　三つ子（35）〜四つ子（45）」

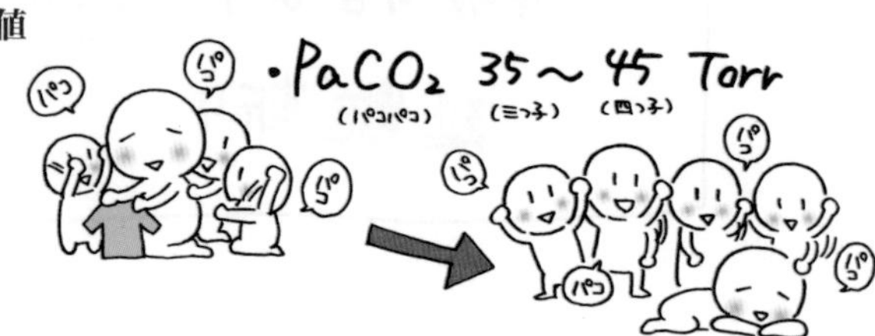

☆ PaO_2（酸素分圧）基準値

PaO_2（酸素分圧）の基準値　→　80 〜 100Torr
こちらも PaO_2 のままではなく…
パオパオに言い換えます。
そして、
「パオパオ（PaO_2）　ヤッ（80）トオオーーー（100）」

・PaO2 80 〜 100 Torr
(パオパオ)　(ヤッ)　(ト――――!!)

☆ pH（水素イオン濃度）基準値

これは簡単！　→の絵のとおりです。

・pH 7.4
(ピーエイチ)(なし)

☆呼吸不全の値

PaO_2 が 60Torr 以下になった状態は呼吸不全です。60 という数字を定年を迎える年齢（65 歳のところもあると思いますけど…）とセットにして覚えちゃいます。

＊定年＝呼吸不全の覚え方はちょっと不謹慎かもしれないのですが、憶えやすさ優先で記載していますので何卒ご了承ください。

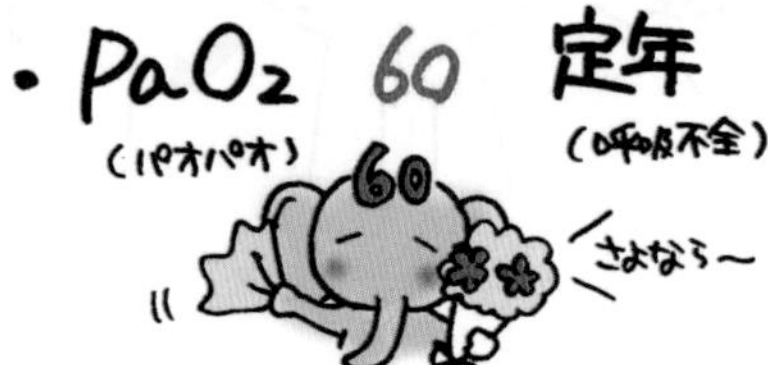

動脈血液ガス分析とは？

- 血液ガスの値を、以下の項目等について分析するもの。
  - ・$PaCO_2$（二酸化炭素分圧）
  - ・PaO_2（酸素分圧）
  - ・pH（水素イオン濃度）
  - ・SaO_2、SpO_2（酸素飽和度）＊
- 赤字の項目については重要な部分となるので、それぞれ正常となる値を覚えていきます。

＊ SaO_2（動脈血酸素飽和度）は、動脈血で測定した値。
　SpO_2（経皮的動脈血酸素飽和度）は、パルスオキシメーターで測定した値。

★★★

呼吸困難を伴う主な疾患の覚え方は？

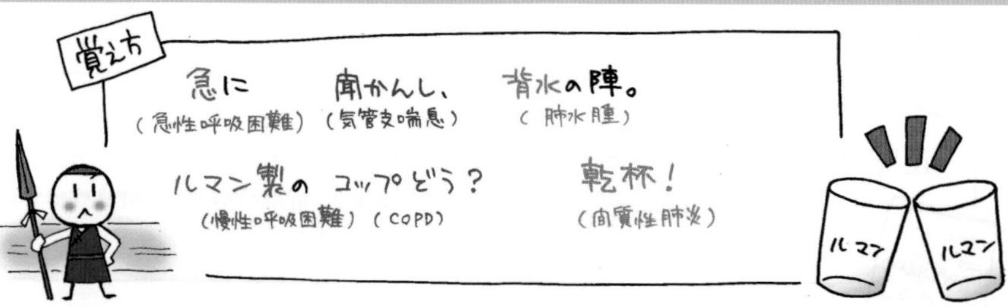

これで、呼吸困難の種類と、それに伴う主な疾患を覚えてしまいましょう！
ルマンという地名を知らないと、ルマン製って語呂はちょっとわかりづらいかもなので、その場合は単純に「慢性のコップどう？」でも大丈夫だと思いますよ！
「乾杯！」は、「間質性肺炎」の「間」と「肺」に掛かっています。

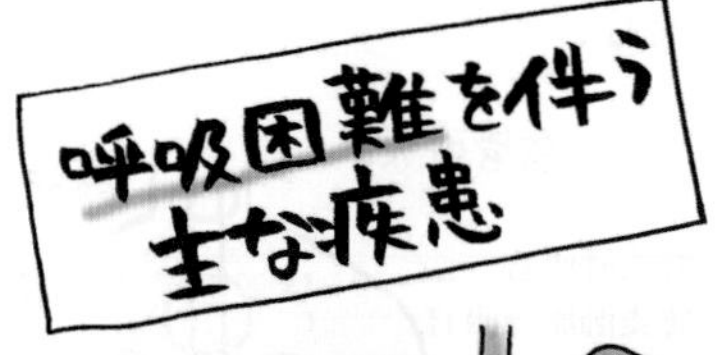

呼吸困難とは呼吸をするのに苦しさを伴ったり、努力感を感じたりする状態。

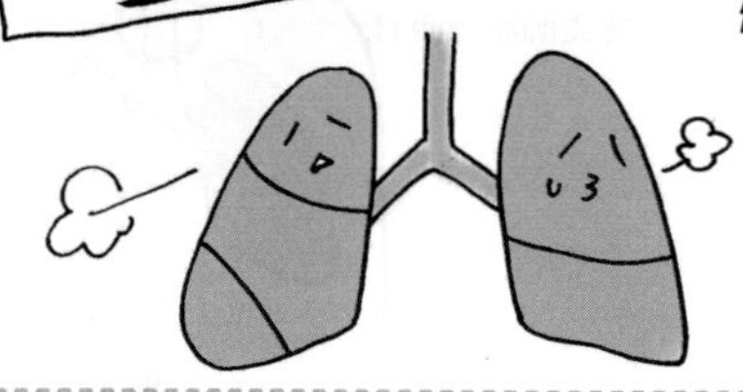

主な疾患は
急性呼吸困難 → 気管支喘息、肺水腫
慢性呼吸困難 → COPD、間質性肺炎

主な疾患

- 呼吸困難とは、呼吸をするのに苦しさを伴ったり、努力感を感じたりする状態を指します。また、呼吸困難は自覚症状であり、呼吸不全とは異なることに注意しましょう。
- 呼吸困難を伴う主な疾患は、下記のとおりです。
  急性呼吸困難 → 気管支喘息、肺水腫
  慢性呼吸困難 → COPD（慢性閉塞性肺疾患）、間質性肺炎
- 正常な呼吸は規則正しいリズムで12～18回/分、小児の新生児期は30～60回/分となります。
  1回換気量は、約500mL。
- SpO_2（経皮的動脈血酸素飽和濃度）は96％以上が正常ですが、90％以下では呼吸不全となります。
  低酸素状態が続くと、意識消失や組織の壊死に繋がるので、治療が必要となります。
- 試験対策としては、呼吸困難の種類と、それに伴う疾患を覚えるようにしましょう。

★★

呼吸器・胸壁・縦隔

正常呼吸音の種類の覚え方は？

覚え方

正常呼吸音は季刊の機関紙　聞かないハイホー　ハイホー！
（気管呼吸音）（気管支呼吸音）　（気管支　肺胞呼吸音）（肺胞呼吸音）

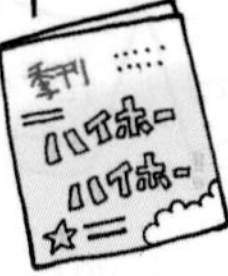

似た名称というか、それぞれ被っている単語が多いので、語呂も単純なものになっていますよ。気管呼吸音と気管支呼吸音を分けて覚える必要がありますし、同じ「ハイホー」でも、気管支肺胞呼吸音と肺胞呼吸音に分かれることを意識して覚えましょうね。

正常呼吸音の種類

1. 気管呼吸音
2. 気管支呼吸音
3. 気管支肺胞呼吸音
4. 肺胞呼吸音

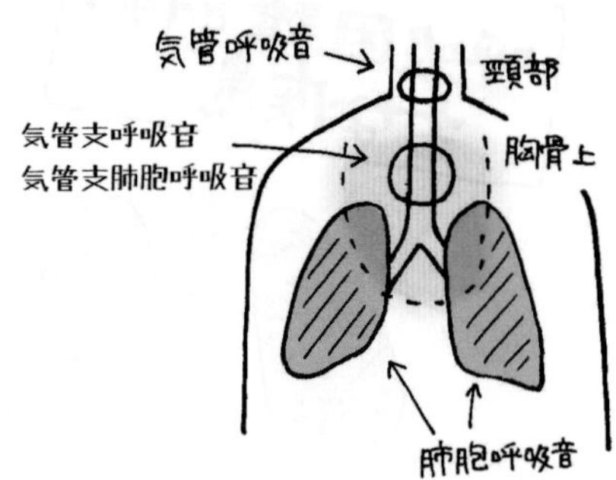

種類

- 正常呼吸音には次の４つがあります。
  - ・気管呼吸音
  - ・気管支呼吸音
  - ・気管支肺胞呼吸音
  - ・肺胞呼吸音

  以上の４つの呼吸音は、ちょっと違うだけの似た名称ばかりなので、覚えるときにややこしいと思います。一つずつきちんと区別をつけて覚えられるように注意しましょう。
- 聴診を行う際は、これらの正常呼吸音の聴き分けを行う必要がありますので、どの部位に聴診器をあてるのか、呼気と吸気の音の大きさや長さをつかむ必要があります。
- なお、正常ではない呼吸音は、副雑音（ラ音）といいます。

★★★

副雑音（ラ音）の種類の覚え方は？

覚え方

副雑音は　一滴で　熱発の　水筒
（いびき音）（笛音）（捻髪音）（水泡音）

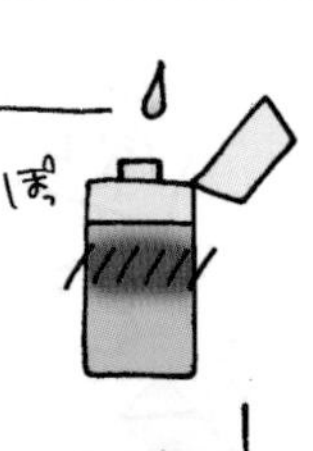

これで、副雑音をまとめて覚えてしまいましょう。語呂では名称しか覚えられないので、あわせて副雑音が出る原因も覚えられるようにしてください。

副雑音（ラ音）の種類

・いびき音　グー　グゴォー
・笛音　ウォー　ヒュー　ピー
・捻髪音　パリパリ　バリバリ　パチパチ
・水泡音　プツプツ　ブツブツ

種類

- 副雑音というのは、正常ではない呼吸音のことで、ラ音ともいわれます。
- 副雑音の種類は以下のとおりです。
  - ・いびき音…「グー」「グーゴォー」といびきのような音。
  - ・笛音…「ウォー」「ヒュー」「ピー」。気管支喘息が主な原因。
  - ・捻髪音…「パリパリ」「バリバリ」「パチパチ」。間質性肺炎が主な原因。
  - ・水泡音…「プツプツ」「ブツブツ」。肺水腫が主な原因。

  以上の４種の名称を確実に覚えるようにしましょう。
- どんな音なのか？　は、名称から何となくイメージできると思うので、名称と原因を覚えられたら良いと思いますよ。

気管支喘息発作の主な原因の覚え方は？

覚え方

気管支喘息は 荒れる（アレルゲン） ハウス（ハウスダスト） 食品（食品） だ。（ダニ）

昨日 感染した（気道感染） 霊が（冷気） ストレス。（ストレス）

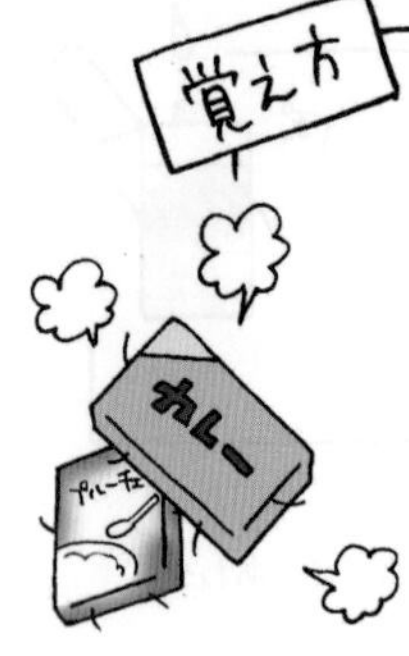

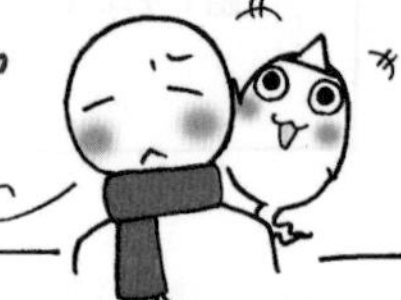

これで、気管支喘息発作の主な原因を覚えることができますよ。原因のすべてではないので、余裕があれば、その他の原因もいくつか覚えておけると良いと思いますよ。

気管支喘息の主な原因

アレルゲン（ダニ、ハウスダスト、食品）
気道感染、冷気、ストレス

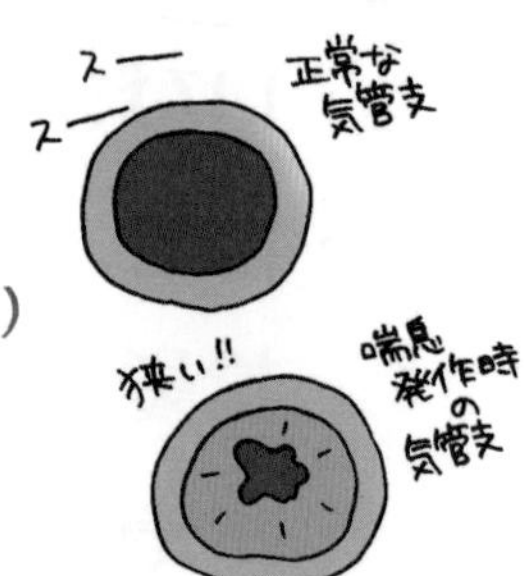

主な原因

気管支喘息発作の原因は、以下のとおりです。

・アレルゲン（ダニ、ハウスダスト、食品） ・気道感染 ・冷気 ・ストレス
・非ステロイド性抗炎症薬（NSAIDs） ・食品の添加物 ・喫煙

上記のとおり、原因は多岐にわたります。
すべて覚えるのが理想的ですが、試験対策としては「アレルゲン、気道感染、冷気、ストレス」を今回は押さえておきます。

●気管支喘息は、ヒューヒューという呼吸音、喘鳴、咳、呼吸困難が特徴となります。発作が起きたときは、前傾姿勢の坐位をとると、気道狭窄が減少して肺の換気量が増加するため、呼吸が楽になります。

★★

気管支喘息発作の主な症状の覚え方は？

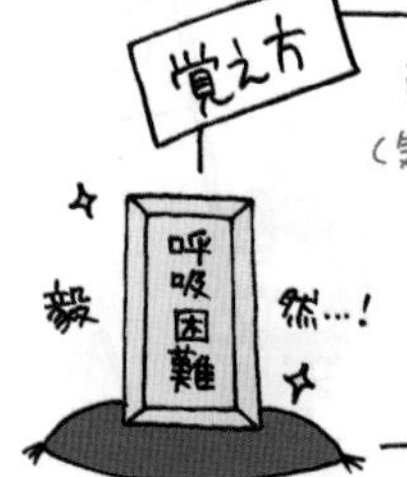

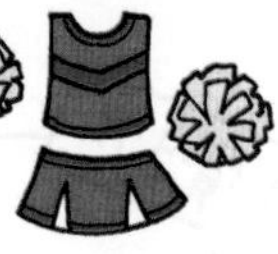

毅然と（気管支喘息） 呼吸困難（呼吸困難）が居そう（咳嗽）。ゼンマイ（喘鳴）が コキコキ（呼気延長）。

チアの（チアノーゼ） 衣装が（意識障害） 金脈で（奇脈） 呼吸 減る（呼吸音減弱）。

上段の語呂が、比較的軽症の場合の症状で、下段が重症化した場合の症状となります。
重症化した場合の症状は、明らかに重そうな症状でもありますが、意識して別々に（でも関連づけて…）覚えるようにしてみてくださいね。

気管支喘息の主な症状

呼吸困難、喘鳴、咳嗽、呼気延長など。

重症化すると…　意識障害、チアノーゼ、奇脈、呼吸音の減弱

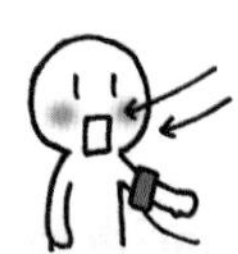

奇脈

吸気時に
収縮期血圧が 10mmHg 以上下がり
脈が弱くなる

主な症状

- 気管支喘息の主な症状は、以下のとおりです。
  - ・呼吸困難　・喘鳴…ヒューヒュー、ゼイゼイと気管支が鳴る状態。
  - ・咳嗽（がいそう）…咳のこと。　・呼気延長　・笛音
- そして、気管支喘息が重症化すると、以下のような症状がみられるようになります。
  - ・意識障害　・チアノーゼ　・奇脈　・呼吸音減弱
- 以上のような症状がみられた場合は、危険な状態のため、院外であれば、救急搬送も含めて緊急の対応が必要となります。
- その他に、症状が悪くなった場合には、肩呼吸、陥没呼吸、起坐呼吸（起坐位呼吸ともいう）などもみられます。
- かなり症状の数が多く、さらに軽症の場合と重症の場合で分かれてくるので、覚えづらいと思います。軽症と重症の場合を別々に覚えていくようにしましょう。

★★

アトピー型気管支喘息の診断方法
の覚え方は？

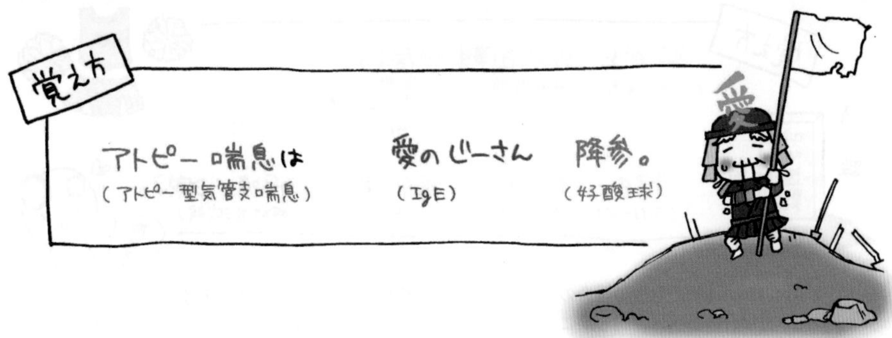

これで、アトピー喘息の診断方法を覚えてしまいましょー！　かなり短い語呂なので、ざっくりと簡単に覚えることができますよ。余裕があれば、その他の細かい情報も頭に入れちゃいましょうね。

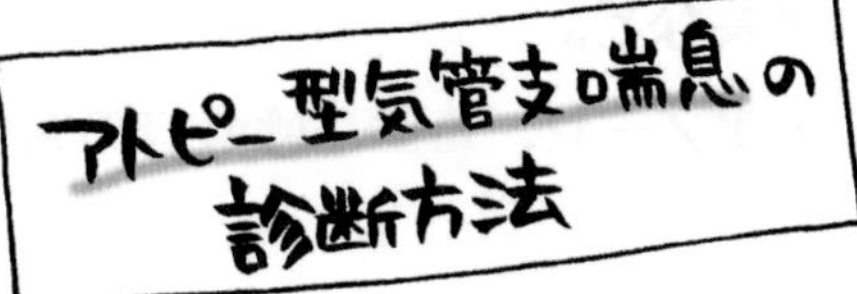

アトピー型の気管支喘息では、血液検査により IgE, 好酸球が上昇する。

診断方法

- アトピー型の気管支喘息では、血液検査により、IgE, 好酸球が上昇します。
- 気管支喘息の中でも、アレルギーによるものをアトピー型気管支喘息といい、小児が非常に多く罹患します。アトピー型気管支喘息は、重積発作により窒息死を起こす可能性もあり、注意が必要です。
- 気管支喘息を引き起こすアレルゲンとなるのは、ダニ、カビ、埃など様々ですが、アレルゲンを特定することで、予防することが可能になります。
- 試験対策としては、アトピー型気管支喘息の診断として、血液検査が行われること、IgE と好酸球の上昇を確認することによって診断されることを覚えるようにしましょう。

★★

喘息発作時の治療方法の覚え方は？

覚え方

喘息発作は　探求　別 刺激
（喘息発作時）（短時間作用性）（吸入 β_2 刺激薬）

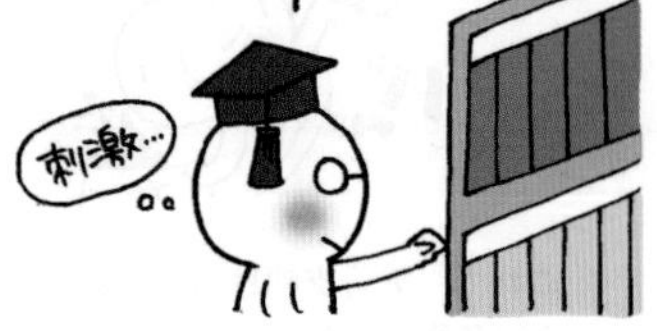

これで、喘息発作時に使う治療薬の名称を覚えることができます！
発作時は緊急なので、“短時間”という名称が入っていることで、比較的覚えやすい治療薬の名称になると思いますよ。

喘息発作時の治療 基礎知識

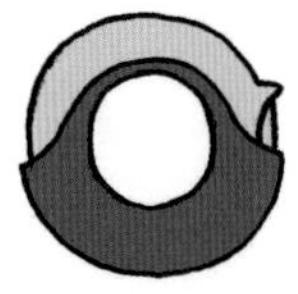

短時間作用性の
吸入β2 刺激薬を用いる。

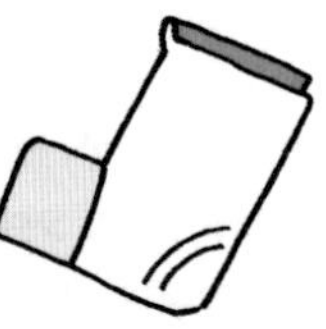

治療方法

- 喘息発作時には、短時間作用性の吸入 β_2 刺激薬を用います。
- 発作時に使用するものですから、短時間作用性の吸入 β_2 刺激薬には、即効性があるのが特徴です。反対に、長期にわたって使用するのが、長時間作用性の吸入 β_2 刺激薬となりますので、「短時間」と「長時間」で、対になっていることを意識して覚えておきましょう。
- 喘息では気道が炎症したり、気道が狭くなっている場合がありますが、この短時間作用性の吸入 β_2 刺激薬は、気道を拡げる効果があります。
- 試験対策としては、「喘息発作のときは、短時間作用性の吸入 β_2 刺激薬を使う！」ということを覚えるようにしておきましょう。

★★★

気管支喘息の治療薬 3 種の覚え方は？

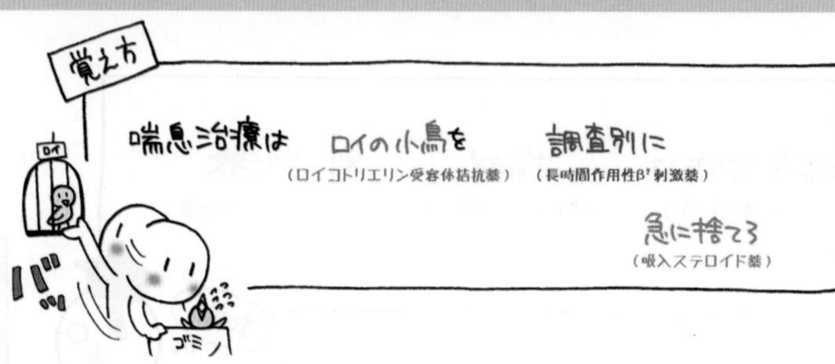

これで、気管支喘息の治療薬３種を覚えちゃいましょう。抗ロイコトリエン薬はちょっと覚えづらい名称ですが、「ロイの小鳥」なら、結構簡単に覚えられますよ。

気管支喘息の治療薬３種

- 吸入ステロイド薬
- 長時間作用性β_2 刺激薬
- ロイコトリエリン受容体拮抗薬

気管支喘息の治療薬 3 種

●気管支喘息の主な治療薬は、以下の 3 種となります。

- 吸入ステロイド薬
- 長時間作用性 β_2 刺激薬
- ロイコトリエリン受容体拮抗薬

それぞれの薬は、以下のような特徴があります。

●〈吸入ステロイド薬〉

喘息により生じた炎症を抑える作用があります。経口ステロイド薬は副作用が強いため、喘息治療では、主に吸入ステロイド薬が用いられます。

●〈長時間作用性 β_2 刺激薬〉

喘息時は、気道が狭まった状態になるため、この気道を拡げる作用があります。なお、発作時には、短時間作用性 β_2 刺激薬を用います。

●〈ロイコトリエリン受容体拮抗薬〉

抗アレルギー薬として、ロイコトリエンの働きを抑制します。

●試験対策としては、それぞれの特徴まで覚えたいところですが、最低限、名称は確実に押さえるようにしましょう。

★★

肺結核の特徴の覚え方は？

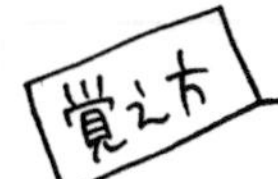

欠勤で　空気感染，　1時と　2時に　降参。
（結核菌）（空気感染）（一次結核）（二次結核）（抗酸性）

これで、肺結核の特徴をまとめて覚えられます！
空気感染することは語呂にするまでもない気もするので、その場合は「欠勤で１時と２時に降参。」としておけば語呂も短くなって、さらに覚えやすくなりますよ。

肺結核の特徴

結核菌を原因とする感染症で空気感染が主となる。
発病に至る経過で一次結核と二次結核に分類される。
結核菌は抗酸性。

呼吸器症状が2週間以上続く時は受診を！

ゴホ　ゴホ

特徴

- 肺結核は、結核菌を原因とする感染症の一種で、空気感染（咳やくしゃみ等で、空気中に結核菌が飛散する）が、主な感染ルートとなります。
- 肺結核は、発病に至る過程で、以下のように分類されます。

〈一次結核〉
感染後に比較的早期に発病するもの。
〈二次結核〉
感染後すぐに発病せず、数年してから発病するもの。または一次結核を経て、発病するもの。
なお、結核菌は抗酸性となります。

- 試験対策としては、一次結核と二次結核の区別と、抗酸性であることなどを押さえておきましょう。一次結核と二次結核はその意味するところまで押さえられたら理想的ですが、最低限そういった分類があることは押さえるようにしておきましょう。

★★

呼吸器・胸壁・縦隔

肺結核の症状の覚え方は？

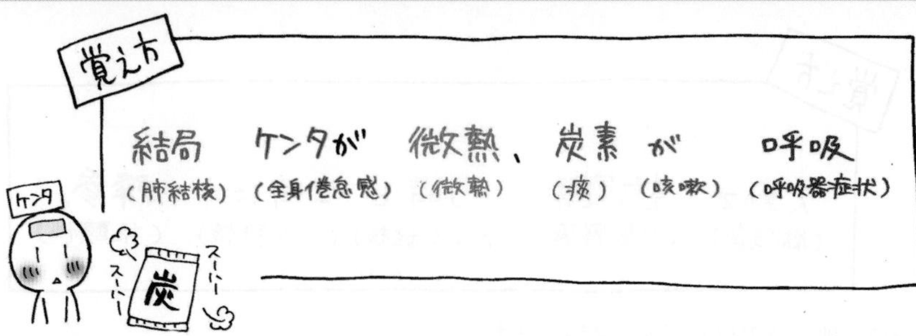

これで、肺結核の主な症状６つをまとめて覚えてしまいましょう！
「咳嗽」は「がいそう」と読むのですが、一般的には使わない言葉なのでかなり覚えづらいですね。
というわけで、頭一文字の「が」から連想できるようにしておきましょう。

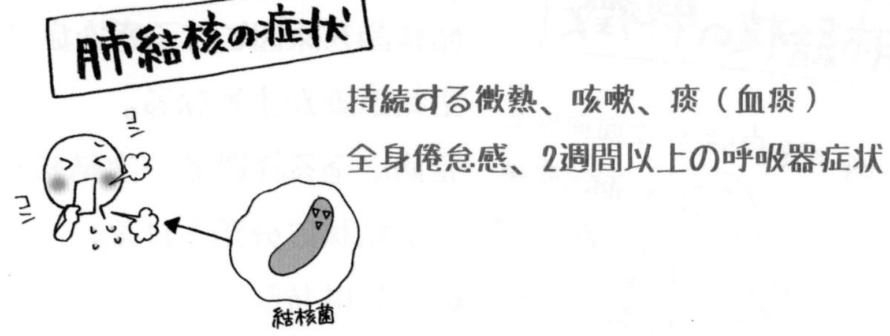

症状

- 肺結核の主な症状は、次のとおりです。
  - ・持続する微熱
  - ・咳嗽（咳のこと）
  - ・痰、血痰
  - ・全身倦怠感
  - ・2 週間以上の呼吸器症状
- 以上のとおり、その症状は概ね風邪と似ているのが特徴（血痰以外）です。しかし、肺結核に罹患した場合は、これらが長く続きます。また、体重減少や食欲不振、就寝時発汗（寝汗）などの症状が出る場合もあります。
- 放置すると吐血することもあり、症状が出始めた時点で受診することが必要です。具体的には、2 週間以上の咳と微熱が続いた場合は、肺結核を疑って受診したほうが良いでしょう。
- 感染が判明した場合は、空気感染しますので、家族も感染に注意する必要があります。

★★

結核の検査と診断方法の覚え方は？

結核の検査と診断方法
覚え方
☆胸部X線検査で空洞を伴う腫瘤陰影
工藤 スルー IN"A"
(空洞) (腫瘤) (陰影)
KUDOU
☆ツベルクリン検査 陽転化
よっ、雨天か？
(陽転化)
☆血液検査 CRP上昇，ESR亢進
クルッポー 上昇
(CRP)
エスロー 行進
(ESR) (亢進)
エスロー

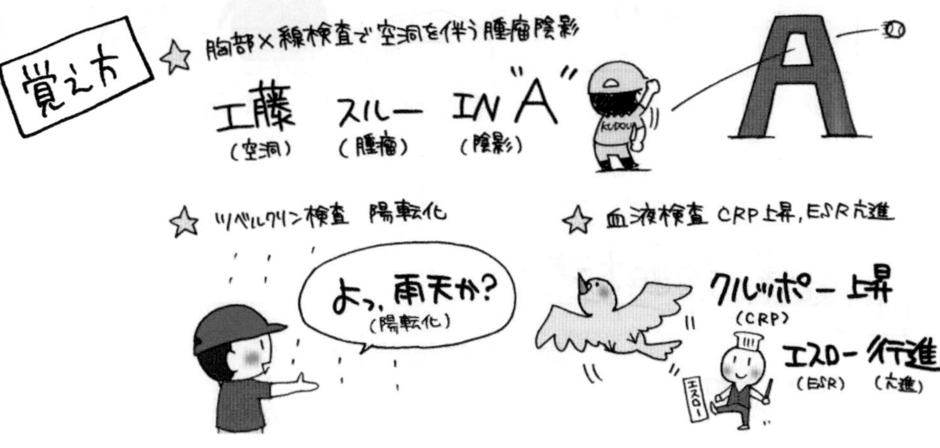

これで、覚えてみましょう。一つひとつの検査名と、それぞれの検査の意味するところをしっかりと記憶しておきましょう。

検査と診断方法

●結核の検査と診断方法は以下のとおりです。

・胸部X線検査　⇒　空洞を伴う腫瘤陰影（しゅりゅういんえい）がないか？

・ツベルクリン検査　⇒　陽転化していないか？

・血液検査　⇒　CRPが上昇していないか？　ESRが亢進していないか？

●以上について、検査の種類とその診断方法の組み合わせを確実に覚えておきましょう。語呂で覚えてしまえば、意外と簡単ですよ。

★★

肺結核の確定診断までの流れの覚え方は？

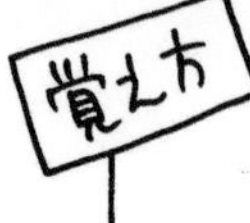

結果，今日Xは　工藤と　手裏剣？
（肺結核）（胸部X線）（空洞）（腫瘤陰影）

パソコンあると　確定。
（PCR法）

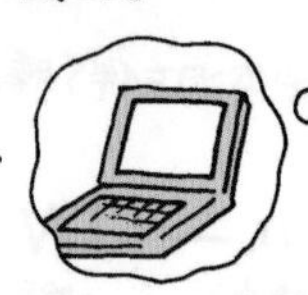

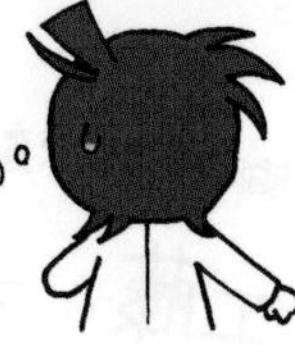

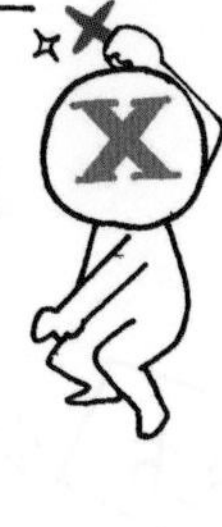

これで、肺結核の検査の流れがおおざっぱですが、覚えることができます。念のために補足しておくと、「パソコンある」の部分が「PCR」になっています。

肺結核の診断方法

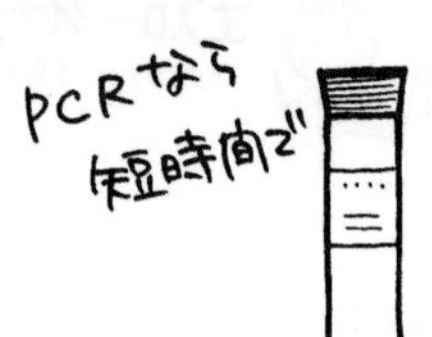

分かるよ!!

**肺結核は胸部X線を行い、
空洞を伴う腫瘤陰影がないか検査。
更にPCR法により確定診断を行う。**

診断方法と確定診断

- 肺結核は、胸部X線を行い、空洞を伴う腫瘤陰影があるかどうかを確認する。
- その他、臨床症状、ツベルクリン反応（陽転化していないか？）などで総合的に判断し、PCR法で結核菌が陽性であれば、確定することになります。
  胸部X線は、簡単にいえば、体内を透かしてみて検査する方法。
  PCR法は、DNAを元に検査する方法。
  という感じになります。
- 肺結核と確定診断された後に、結核菌の排菌が認められた場合は、周囲に結核菌が排出されてしまうため、感染拡大防止のために、結核病棟に患者を収容することになります。
  排菌のない患者は、一般病棟、外来での治療（投薬治療が主）が可能となります。
- 試験対策としては、X線検査を行ったときに注目する場所と、その後の確定診断でPCR法が用いられていることを押さえておきましょう。

★★★

肺結核の看護の基礎知識の覚え方は？

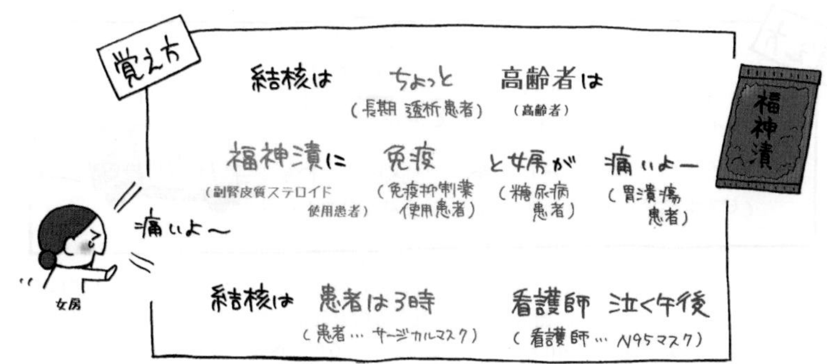

かなーり長い語呂になっていますが、感染しやすい場合と、マスクの語呂を別々に覚えれば、大丈夫だと思います。

肺結核の看護

N95マスク
装着後
空気もれが
ないか
ユーザーシール
チェックする
スー
ハー

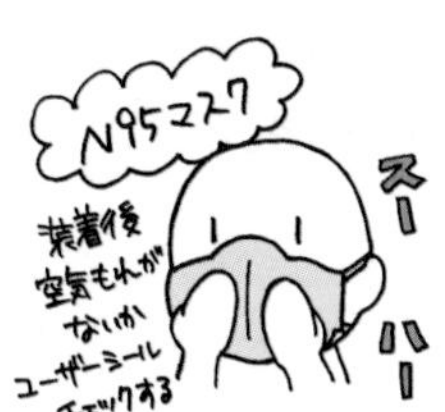

以下にあてはまると感染しやすいので注意。
高齢者、長期透析患者、
副腎皮質ステロイド使用患者、
免疫抑制薬使用患者、糖尿病患者
胃潰瘍患者

患者はサージカルマスク
医師、看護師はN95マスク**を着用する。**

基礎知識

- 以下にあてはまる場合は、結核菌に感染しやすいので注意する必要があります。
  - ・高齢者　・長期透析患者　・副腎皮質ステロイド使用患者
  - ・免疫抑制薬使用患者　・糖尿病患者　・胃潰瘍患者
- 肺結核は、昭和 25 年までは死亡原因の 1 位となるほど流行っており、国民病ともいえる状態でしたが、現在は治療方法も確立されており、感染者も減っています。
- ちなみに、「感染＝発病」ではなく、感染しても抵抗力が強い場合は、発病しないままのこともあります（10 人に 1 人程度が発病するとされている）。
- なお、発病した患者は、サージカルマスクを着用し、医療従事者（医師・看護師等）は、N95 マスクを着用して、医療、看護にあたります。
- N95 マスクを着用した看護師は、マスクと皮膚に隙間が生じて息が漏れていないか、チェック（ユーザーシールチェック）をする必要があります。

★★

肺結核の治療薬５種の覚え方は？

覚え方
急いで
（イソニアジド）
リファン。
（リファンピシン）
リファン
ストレート！
ピラ
ピラ
（ピラジナミド）
へダンプ
（エタンブトール）
が
ストレート。
（ストレプトマイシン）

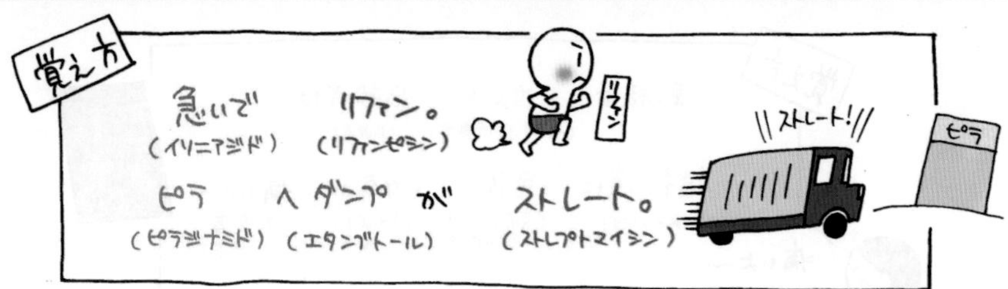

治療薬の名称がかなり独特なものが多いので、覚えづらいのですが、冒頭２文字をまずは確実に覚えるようにしてみてください。語呂を完璧に覚えるのを先にして、全部覚えるのは後回しでもOKだと思います。まずは、思い出すことができるようするのを優先しましょう。

肺結核の治療薬５種

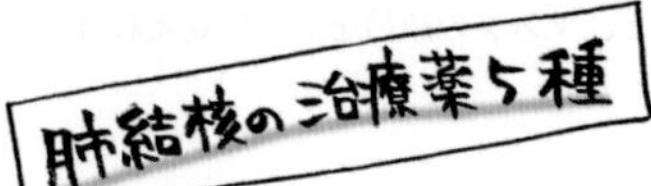

・イソニアジド（ＩＮＨ）
・リファンピシン（ＲＦＰ）
・ピラジナミド（ＰＺＡ）
・エタンブトール塩酸塩（ＥＢ）
・ストレプトマイシン硫酸塩（ＳＭ）

一般的には最初の2カ月は
ＩＮＨ、ＲＦＰ、ＰＺＡ、ＥＢ
を用いて、２か月目以降は
ＩＮＨ、ＲＦＰ
で4か月使用する。

肺結核の主な治療薬５種

●肺結核で用いられる主な治療薬は、以下の５種となります。
・イソニアジド（INH）　・リファンピシン（RFP）　・ピラジナミド（PZA）
・エタンブトール塩酸塩（EB）　・ストレプトマイシン塩酸塩（SM）
以上の治療薬について、一般的には次のように用いられます。

●〈最初の２か月の投薬〉
イソニアジド（INH）、リファンピシン（RFP）、ピラジナミド（PZA）、エタンブトール塩酸塩（EB）

●〈2 か月目～６か月目〉
イソニアジド（INH）、リファンピシン（RFP）

●以上の治療方法で、以前は数年はかかっていた治療が、６か月程度で終えることが可能になっています。また、当初は排菌があり結核病棟に収容されていたとしても、投薬治療によって２～３か月程度で、結核菌の活動が抑えられて排菌されなくなるため、以後は外来での治療も可能となります。

★★★

肺癌の種類と特徴の覚え方は？

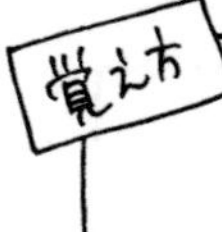

ハイで 扁平足な上司は 喫煙して 転勤 少ない。
（肺癌）（扁平上皮癌） （喫煙） （転移 少ない）

詳細は 予後が悪い。
（小細胞癌） （予後が悪い）

女性は 洗顔が 多い。
（女性） （腺癌） （多い）

イエーイ

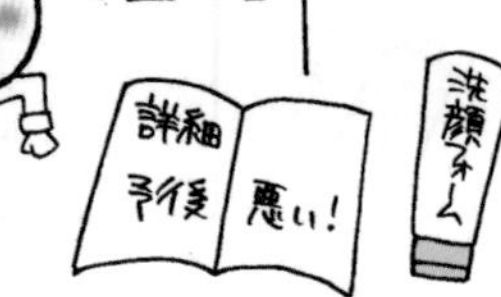

かなり長い語呂ですが、覚えにくいところだけを語呂で覚えてしまってもOKだと思います。
“女性は線癌が多い”は、覚えやすいと思います！

肺癌の種類と特徴

扁平上皮癌
・転移が少ない。
・喫煙が危険因子。

小細胞癌
・転移しやすいので予後が悪い。
・喫煙が危険因子

腺癌
・女性の肺癌では一番多い。

種類と特徴

●肺癌は、以下のような種類と特徴があります。

〈扁平上皮癌〉

転移が少ない。危険因子は喫煙。

〈小細胞癌〉

転移しやすいので、予後が悪い。危険因子は喫煙。

〈腺癌〉

女性の肺癌では一番多い。

●上記のすべてにあてはまりますが、肺癌では三大症状（咳・痰・血痰）の他、呼吸困難、胸背部痛、発熱などがみられます。なお、小細胞癌は、転移しやすいので、癌の進行度にかかわらず、化学療法を行うことになります。

●試験対策としては、肺癌の種類3つとそれぞれの特徴を結びつけて覚えるようにしてください。

★★★

エネルギー産生栄養素とエネルギー換算係数の覚え方は？

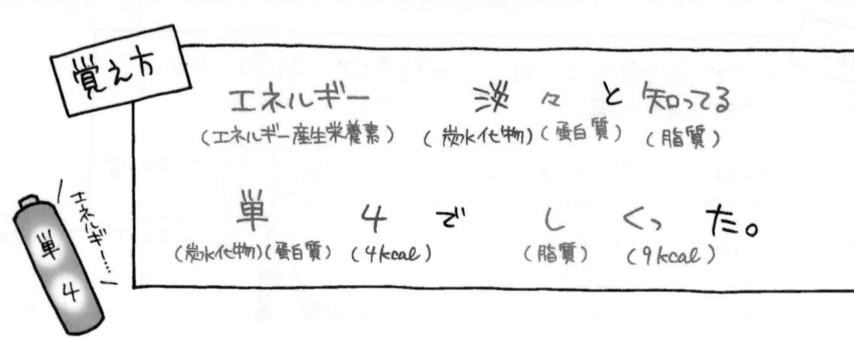

炭水化物と蛋白質は同じ数値で、頭文字２文字も同じなので、一緒に覚えてしまいます。脂質だけは、9kcal で違う数値になるので、意識的に覚えるようにしましょう！

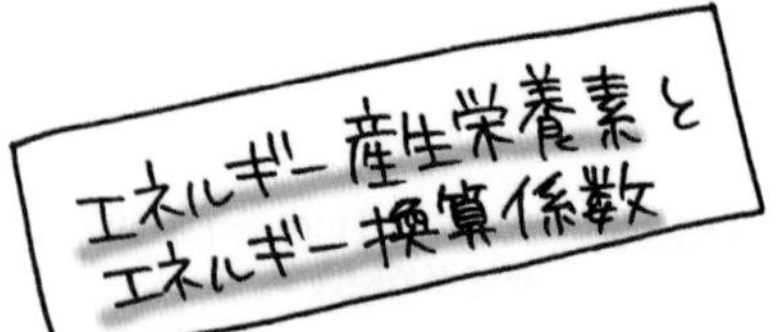

炭水化物 4kcal/g
蛋白質 4kcal/g
脂質 9kcal/g

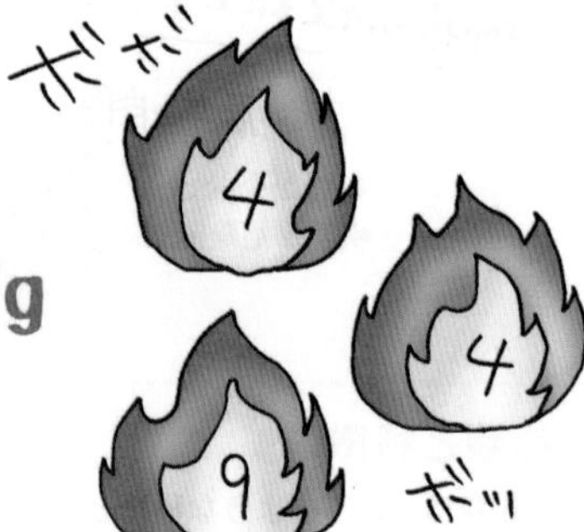

エネルギー産生栄養素とエネルギー換算係数

- エネルギー産生栄養素は、エネルギーを産生する栄養素のことで、エネルギーの源となるものを指します。これは３大栄養素と同一になります。
- また、エネルギー換算係数は、食品の熱量（エネルギー）を算定するための係数となります。
- エネルギー産生栄養素と、それぞれのエネルギー換算係数は、次のとおりです。
  - ・炭水化物 ⇒ 4kcal/g
  - ・蛋白質 ⇒ 4kcal/g
  - ・脂質 ⇒ 9kcal/g

上記のとおり、炭水化物と蛋白質は、同じ 4kcal となります。

栄養・代謝・内分泌 ★★★

ビタミン B_1 の働きと欠乏症状の覚え方は？

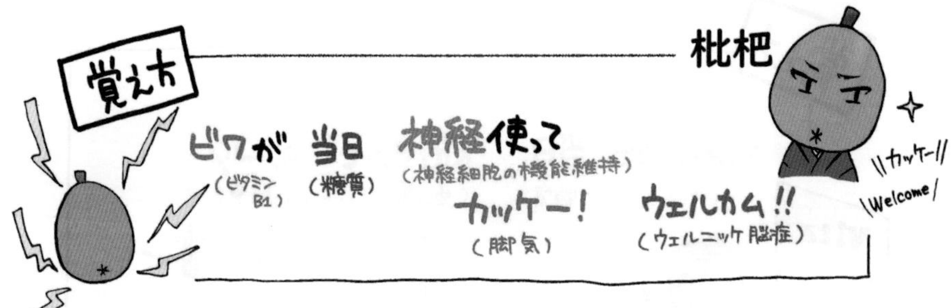

これで、ビタミン B_1 の基礎知識の最低限の部分は押さえられますよ！

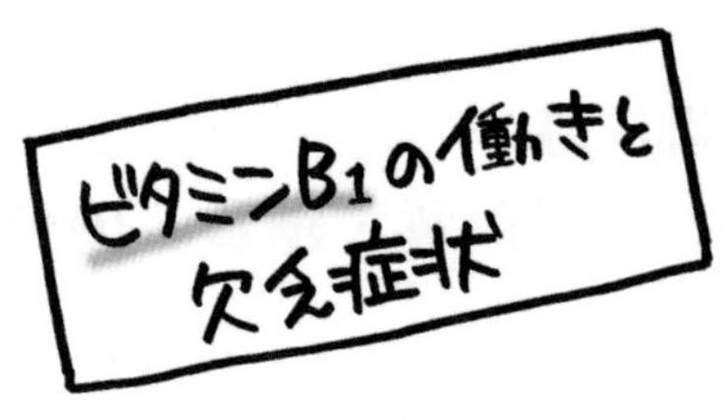

主な働きは
・糖質代謝
・神経細胞の機能維持
主な欠乏症状は
・脚気
・ウェルニッケ脳症

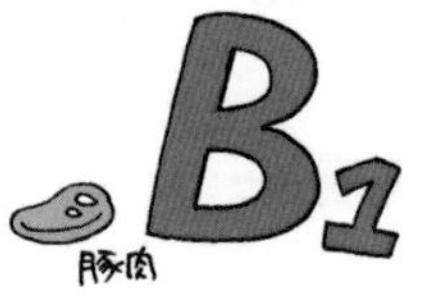

働きと欠乏症状

- ビタミン B_1 は、水溶性ビタミンに分類されます。ビタミン B_1 ではなく、「チアミン」と表記される場合もありますが、同じものなので注意しましょう。
- ビタミン B_1 の主な働きは、
  ・糖質代謝　・神経細胞の機能維持　です。
- 主な欠乏症状は
  ・脚気　・ウェルニッケ脳症　となります。
- なお、ウェルニッケ脳症は、ビタミン B_1 の欠乏により起こる脳症で、眼球運動障害、運動失調、意識障害の症状が発生します。
- 試験対策としては、主な働きと欠乏症状の主要な 2 つを覚えておきましょう。

栄養・代謝・内分泌 ★★

ビタミン B_2 の働きと欠乏症状の覚え方は？

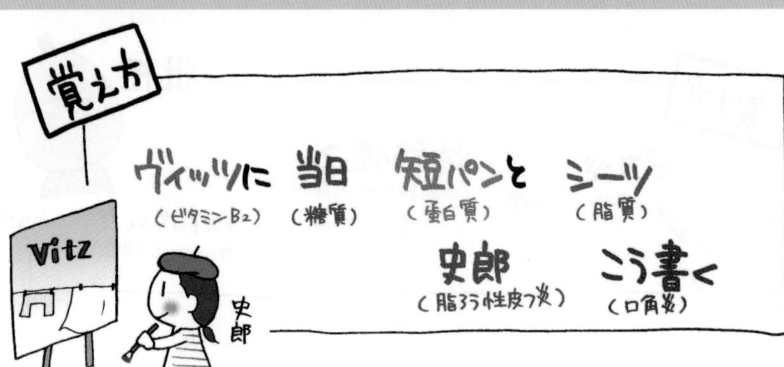

これで、ビタミン B_2 の基礎知識をまとめて覚えてしまいましょう。
短パンとシーツが描かれた絵を史郎が書いているところを想像してください。

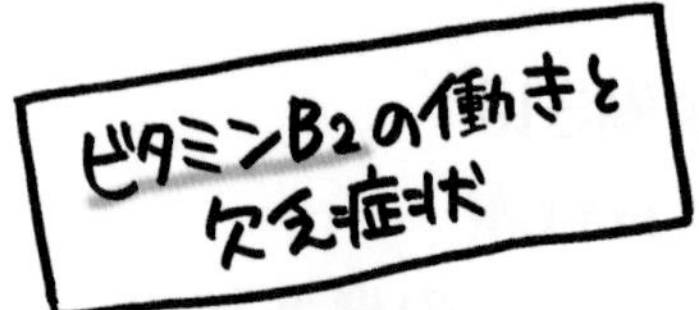

主な働きは
「脂質・蛋白質・糖質」の代謝

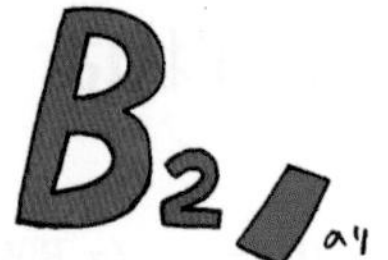

主な欠乏症状は
・口角炎
・脂漏性皮膚炎（しろうせいひふえん）

働きと欠乏症状

- ビタミン B_2 は、水溶性ビタミンに分類されるビタミンの一種です。別名として「リボフラビン」と表記されることもあります。
- ビタミン B_2 の主な働きは
  ・脂質　・蛋白質　・糖質　以上の代謝です。
- 主な欠乏症状は
  ・口角炎　・脂漏性皮膚炎（脂漏性湿疹）　となります。
- 欠乏症状は口角炎なので、口内炎と間違えないように注意しましょう。口角炎は、口内炎と違い、口角（唇の両端あたり）に裂けや、腫れができるものです。
- 脂漏性皮膚炎は、頭皮や鼻周りなどの皮脂の分泌が多い部分で、赤くなったり、痒みが出るものです。

★★

ビタミン B_6 の働きと欠乏症状の覚え方は？

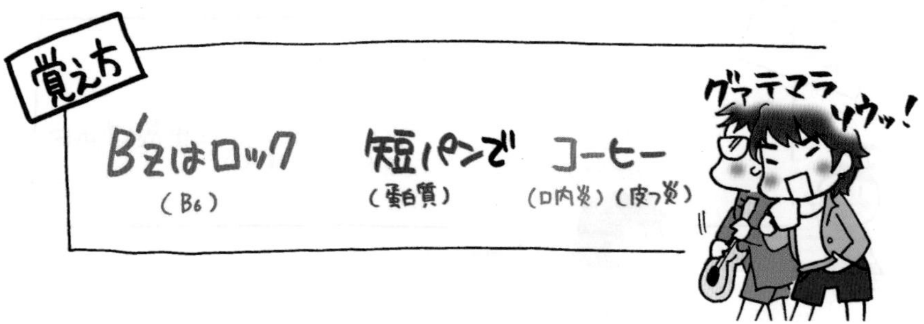

これで、ビタミン B_6 の働きと欠乏症状を覚えてしまってください！

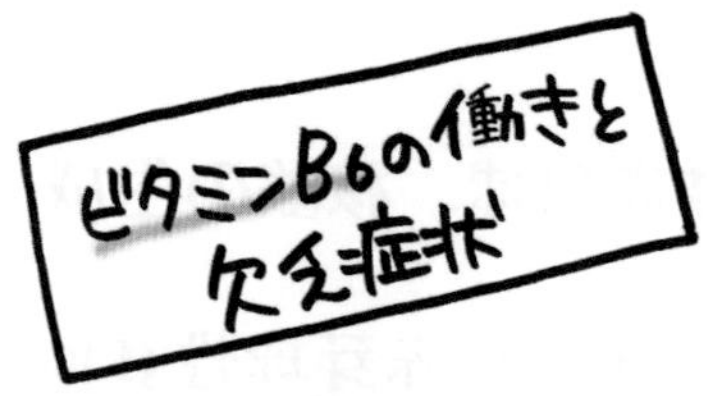

主な働きは蛋白質の代謝

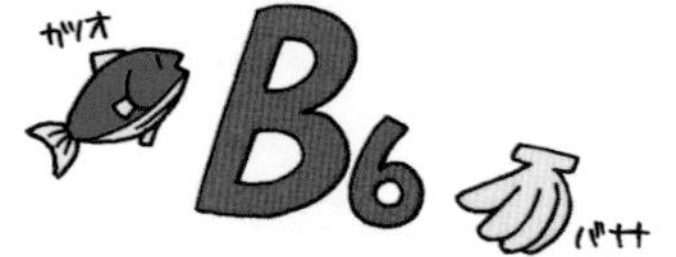

主な欠乏症状は皮膚炎、口内炎

働きと欠乏症状

- ビタミン B_6 は、水溶性ビタミンに分類されるビタミンの一種です。
- ビタミン B_6 の主な働きは、蛋白質の代謝です。
  また、主な欠乏症状は、皮膚炎、口内炎となります。
- ビタミン B_6 が多く含まれる食品は、
  - カツオ
  - マグロ
  - バナナ

  などとなります。
- ただし、ビタミン B_6 は、腸内細菌が合成するので、食品による摂取が不足していても欠乏しづらいとされています。

栄養・代謝・内分泌

★★★

ビタミン B_{12}・葉酸の働きと欠乏症状の覚え方は？

覚え方
バーイ　ジュニア！
（B12）
せっかくさー，
（赤血球）（核酸）
今日 赤飯 急に用意したのに
（巨赤芽球性貧血）
Jr

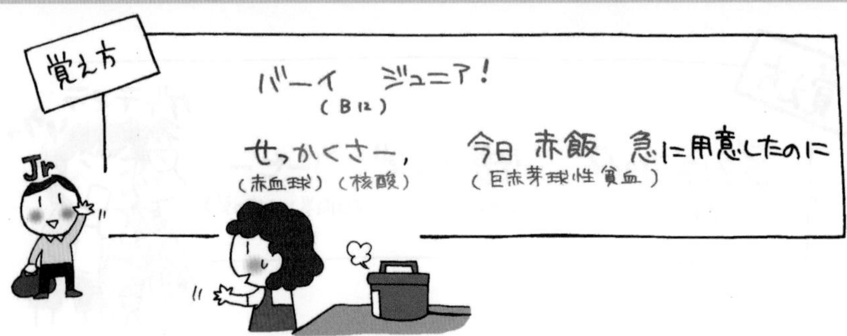

今回は、ビタミン B_{12} と葉酸を同時に覚える形にしています。ビタミン B_{12} と葉酸は、働きと欠乏症状が被ることが多いためですが、上記の語呂にも入れていないもので、葉酸の欠乏症状として、神経管閉鎖障害がありますので、注意しましょう。

ビタミンB12，葉酸の働きと欠乏症状
しじみ
B12

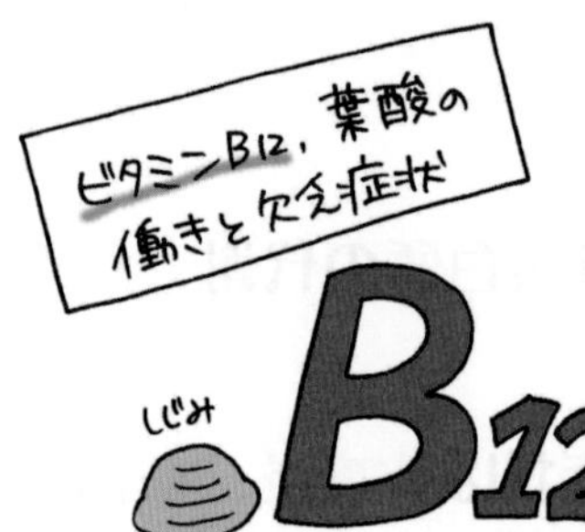

主な働きは赤血球、核酸の生成

主な欠乏症状は巨赤芽球性貧血

働きと欠乏症状

- ビタミン B_{12}、葉酸はともに、水溶性ビタミンに分類され、ビタミン B_{12} は総称で、シアノコバラミン、ヒドロキソコバラミンなどがあります。

  ＊ビタミン B_{12} の異称がコバラミンで、シアノコバラミン、ヒドロキソコバラミンは、すべてコバラミンの一種。
- 主な働きとしては
  - ・赤血球をはじめ、すべての血球
  - ・核酸

  の生合成です。
- 主な欠乏症は、巨赤芽球性貧血（きょせきがきゅうせいひんけつ）となります。
  巨赤芽球性貧血は、貧血の一種でビタミン B_{12}・葉酸の欠乏で、正常な赤芽球が産生されなくなる状態になります。
- 葉酸は、巨赤芽球性貧血の他に、神経管閉鎖障害も欠乏症状となります。
  試験対策としては、主な働き 2 つと欠乏症状を確実に覚えておきましょう。

栄養・代謝・内分泌

ビタミンCの働きと欠乏症状の覚え方は？

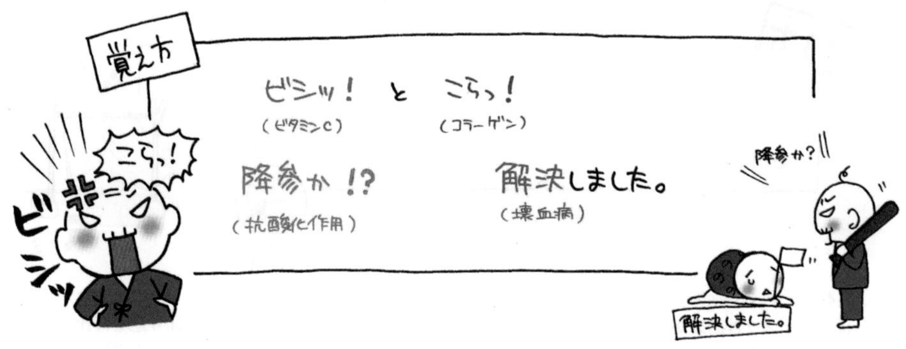

これで、ビタミンCの主な働きと欠乏症状を覚えてしまいましょう。
ビタミンCは、なぜか一般的にも一番知られている、ビタミンの一種という感じですが、やっぱり美容に良いという印象が多いからでしょうか…
実際にコラーゲンの生合成にかかわっていたり、抗酸化作用もあるので美容に良いのは確かなようです。

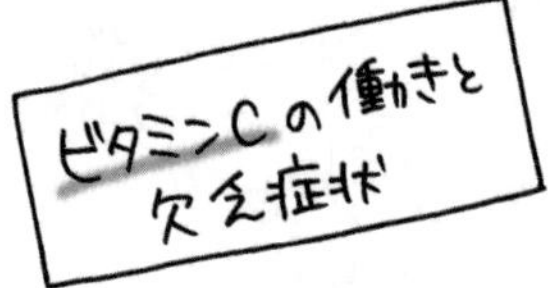

主な働きは
・コラーゲンの生合成
・抗酸化作用

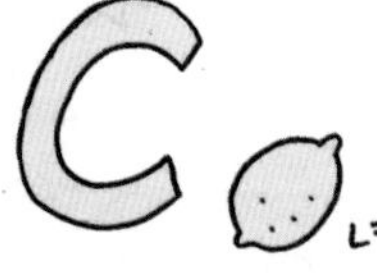

主な欠乏症状は壊血病

働きと欠乏症状

- ビタミンCは、水溶性ビタミンの一種です。
- 主な働きとしては、
  ・コラーゲンの生合成　・抗酸化作用
  があります。
- 主な欠乏症は壊血病です。 壊血病は、血管壁の成分であるコラーゲンが作られなくなり、血管が脆弱になって、出血性の障害が生じる疾病です。
- 含有量の多い食物については、イラストにも描きましたが、一般的にはレモンが多いと思われがちですが、実はレモンはビタミンCがそんなに多いわけではありません（柑橘類でレモンより多いものもあります）。

★★

ナイアシンの働きと欠乏症状の覚え方は？

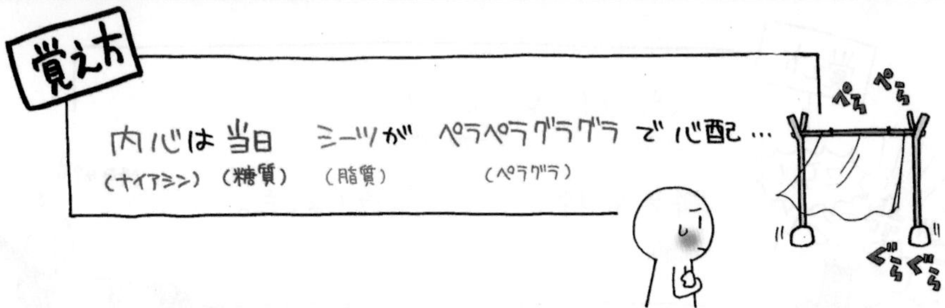

これで、ナイアシンの働きと欠乏症状をまとめて覚えることができます。
特にペラグラは語感が独特なので、覚えづらいのですが、「ペラペラグラグラ」と繰り返せば比較的覚えやすくなると思います。その前の語呂とあわせて、まとめて記憶してしまってくださいね。

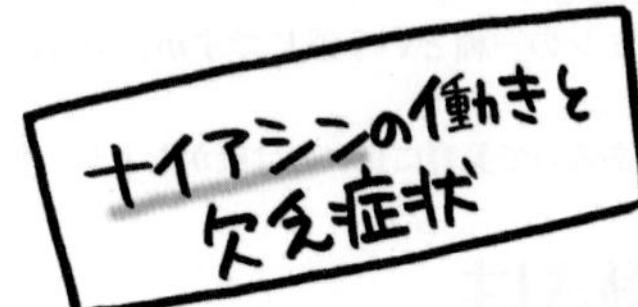

主な働きは「糖質・脂質」の代謝
主な欠乏症状はペラグラ

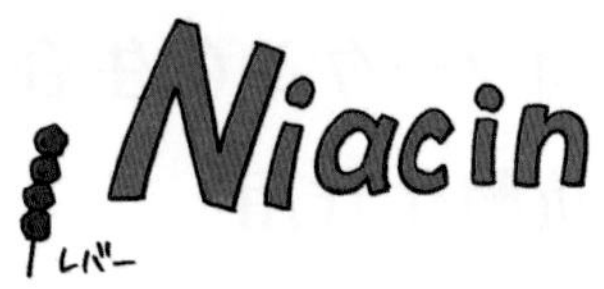

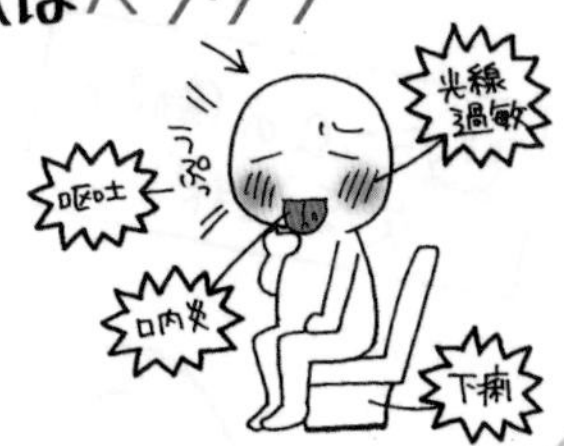

働きと欠乏症状

- ナイアシンは、水溶性ビタミンに分類されるビタミンの一種です。
- 主な働きは、「糖質・脂質」の代謝です。
- 主な欠乏症状は、ペラグラ。
- ペラグラは、代謝内分泌疾患で、症状としては、
  - ・嘔吐
  - ・口内炎
  - ・下痢
  - ・光線過敏

  などがあります。ナイアシンの欠乏症状としてペラグラがあり、その症状として嘔吐・口内炎等があるという形になりますので、嘔吐・口内炎等を別個に欠乏症状として紹介される場合もあります。
- 試験対策としては、働きと欠乏症状である“ペラグラ”を覚えるようにしましょう。

★★★

ビタミンＡの働きと欠乏症状の覚え方は？

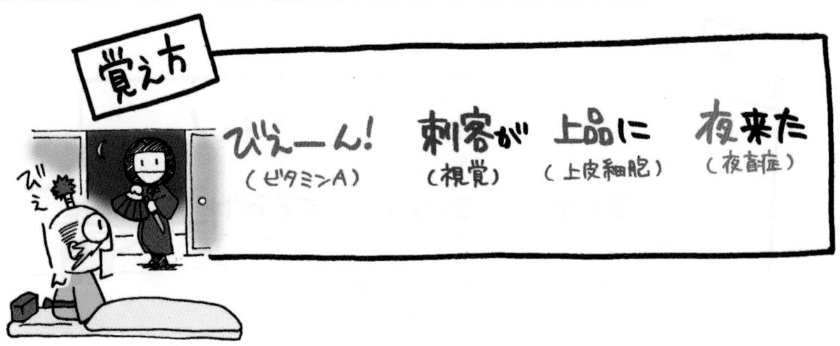

これで、ビタミンＡの主要な情報をすべてまとめて覚えてしまってください。
刺客はなんとなーくのイメージ的に、夜来るものという気がするので、覚えやすいと思います。
刺客が来たら怖くて泣くので「びえーん！」→「ビタミンＡ」。
「刺客はいつくるんだっけ？」→「夜だ！」→「夜盲症だ！」って感じで連想がしやすいと思います。「上品」はちょっと連想しづらいので、意識的に覚えるようにしてみてくださいね。
ビタミンは種類も多いので、サクサクと覚えていって全ビタミンを制覇しちゃいましょう！

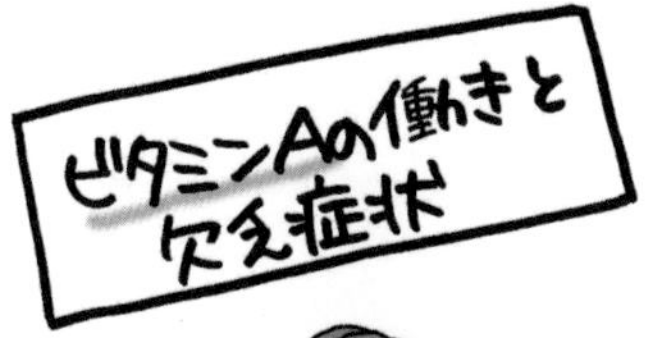

・ビタミンAの主な働きは
視覚、上皮組織の機能維持

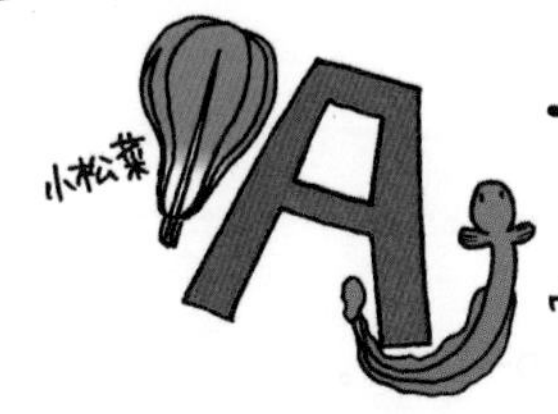

・主な欠乏症状は
夜盲症

働きと欠乏症状

- ビタミンＡは、脂溶性ビタミンに分類されるビタミンの一種です。
- ビタミンＡの主な働きは、
  - ・視覚（目の桿体細胞において、光に反応するロドプシンの生成に役立つ）
  - ・上皮組織

  以上の機能維持です。
- 主な欠乏症状は、夜盲症です。
- 試験対策のための知識としては、こんなところを押さえておきましょう。

★★★

栄養・代謝・内分泌

ビタミンDの働きと欠乏症状の覚え方は？

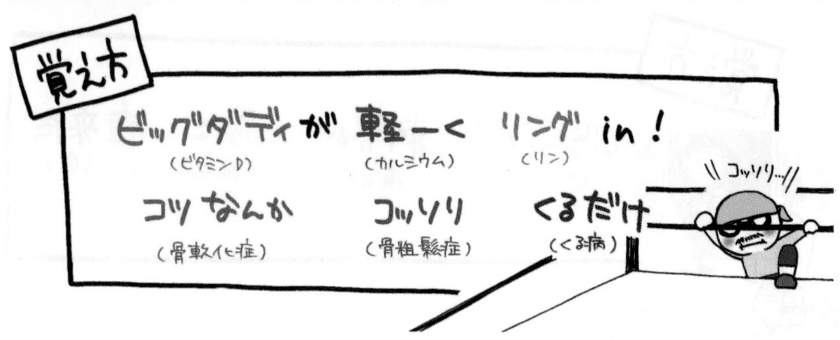

これで、ビタミンDの働きと欠乏症状を一気に覚えることができますよ！

ビタミンDの働きと欠乏症状
干しシイタケ
ビタミンDを多く含む！

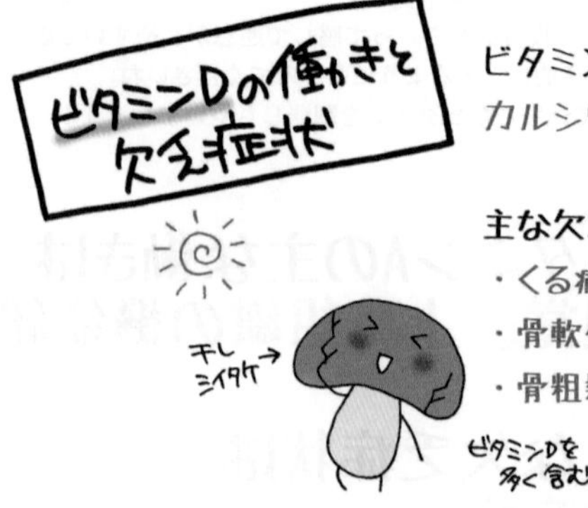

ビタミンDの主な働きは
カルシウム（Ca）、リン（P）の吸収増加。

主な欠乏症状は
・くる病
・骨軟化症
・骨粗鬆症

働きと欠乏症状

●ビタミンDは、脂溶性ビタミンに分類されるビタミンの一種です。

●ビタミンDの働きは、
・カルシウム（Ca）、リン（P）の吸収増加。
となります。
ビタミンDが不足することによる欠乏症状は、次のとおりです。
・くる病　・骨軟化症　・骨粗鬆症
となります。

●なお、ビタミンDは、シイタケや、いわし等の食物から摂取する他、日光により皮膚で生成もされます。そのため、ビタミンD不足解消には、食生活だけではなく、日光浴も重要な要素となります。

ビタミンEの働きと欠乏症状の覚え方は？

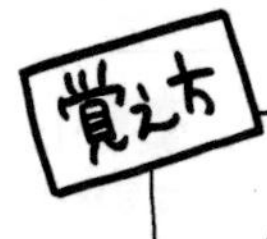

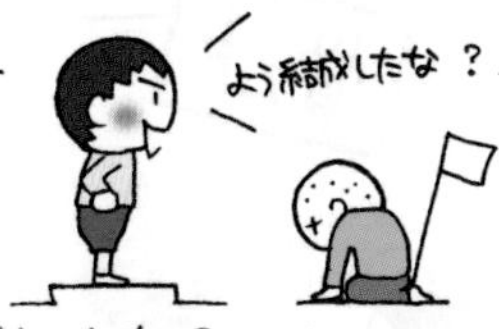

イーだ！　降参か？
（ビタミンE）　（抗酸化作用）

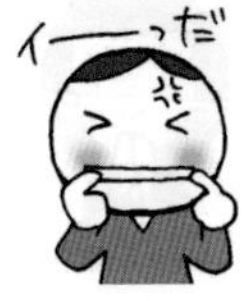

未熟で　よう　結成したな？
（未熟児）　（溶血性貧血）

これで、ビタミンEの働きと欠乏症状をまとめて覚えてしまいましょう！
欠乏症状の「未熟児における溶血性貧血」は、マークシートの試験対策としては「溶血性貧血」だけでも対応できると思いますが、できればすべて覚えておきたいところですね。
「イーだ！降参か？」はビタミンEとその働きを結びつけて覚える必要があるので、必ず一連の文章で覚えるようにしましょう。

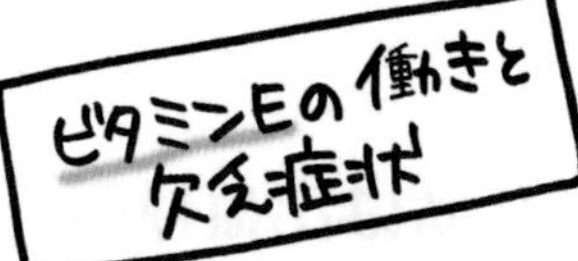

・ビタミンEの主な働きは
抗酸化作用
・主な欠乏症状は未熟児における
溶血性貧血

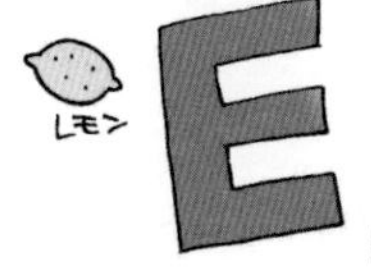

働きと欠乏症状

- ビタミンEは、脂溶性ビタミンで、ビタミンの一種です。
  その主な働きは、抗酸化作用です。
- また、主な欠乏症状は、未熟児における溶血性貧血となります。
- ビタミンEの抗酸化作用の働きによって、体内の酸化による老化を防ぐとされています。
- 摂取できる食品としては、
  ・ナッツ（アーモンド等）　・レモン　・うなぎ　・たらこ　・マヨネーズ
  などとなります。
- 試験対策としては、主な働きと欠乏症状を両方とも押さえておきましょう。

栄養・代謝・内分泌

ビタミンＫの働きと欠乏症状の覚え方は？

★★★

覚え方

ビリケンの（ビタミンＫ） ケツ（血液） 駅で キョーコが（凝固） 豪勢に。（生合成）

出家 ケーコが？（出血 傾向）

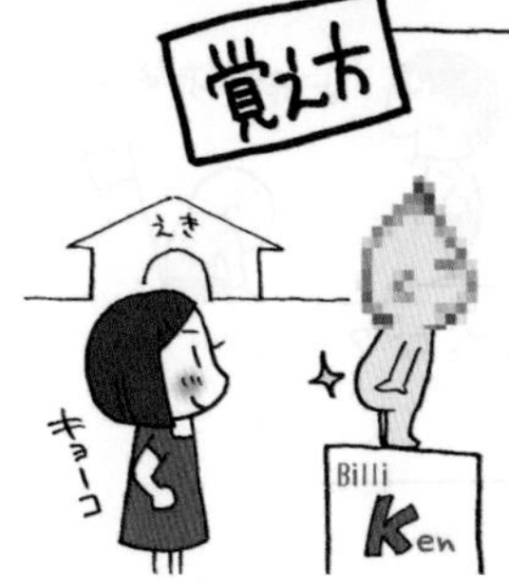

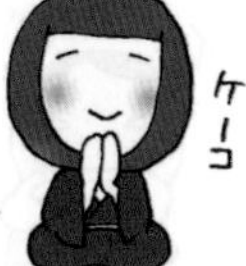

これで、ビタミンＫの働きと欠乏症状をまとめて覚えてしまいましょう！
キョーコとケーコが出てきますので、２人を間違えないようにしてくださいね。

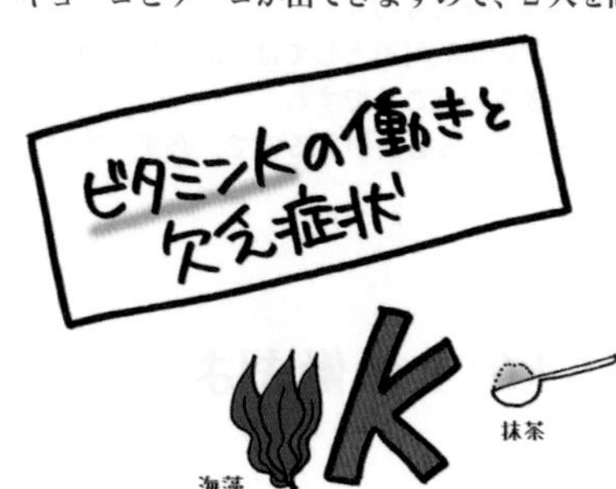

・ビタミンKの主な働きは血液凝固因子の生合成。

・主な欠乏症状は出血傾向。

働きと欠乏症状

●ビタミンＫは、脂溶性ビタミンで、ビタミンの一種です。

●このビタミンＫの主な働きは、血液凝固因子の生合成です（特にプロトロンビンの生合成に必要）。

●主な欠乏症状は、出血傾向となります。
出血傾向…出血しやすく、出血が止まりにくい状態のこと。

●ビタミンＫを摂取できる食品としては、
・海藻
・抹茶、緑茶
・納豆
・焼きのり
などがあります。

●試験対策としては、働きである“血液凝固因子の生合成”と、欠乏症状の“出血傾向”を覚えておきましょう。

栄養・代謝・内分泌

★★★

糖質を分解する消化酵素４種の覚え方は？

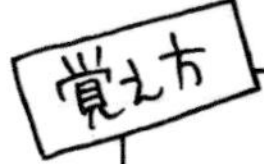

当日、丸い 網で 楽して すくおうぜ
（糖質）（マルターゼ）（アミラーゼ）（ラクターゼ）（スクラーゼ）

とうしつ すくい

これで、糖質を分解する消化酵素の４種を一気に覚えることができます！
余談ですが、最近糖質制限ダイエットが大流行りですね。だけど、医療の現場では、糖尿病の患者さんに今でも糖質を含むものを与えていたり、いろいろ矛盾があるみたいで…
糖質ダイエットは、やってみたら意外と抵抗なく取り組むことができるから、忙しい看護学生さんにもおすすめできますよー。
糖質を分解する消化酵素４種もちゃんと覚えておいてくださいねー。
（糖質制限ダイエットは、死亡率が高くなる、というデータもあります）

糖質を分解する消化酵素４種

糖質を分解する消化酵素は以下の4種。

・アミラーゼ⇒口腔、膵臓で分泌

・マルターゼ
・ラクターゼ
・スクラーゼ
｝腸で分泌

糖質を分解する消化酵素４種

●糖質を分解する消化酵素は以下の４種となります。

- アミラーゼ（口腔、膵臓で分泌される）：デンプン→マルトース（麦芽糖）に消化
- マルターゼ（腸で分泌される）：マルトース→グルコース（ブドウ糖）２分子に消化
- ラクターゼ（腸で分泌される）：ラクトース（乳糖）→グルコース＋ガラクトースに消化
- スクラーゼ（腸で分泌される）：スクロース（ショ糖）→グルコース＋フルクトース（果糖）に消化

以上の４種は、確実に覚えるようにしておきましょう！

★★★

蛋白質を分解する消化酵素３種
の覚え方は？

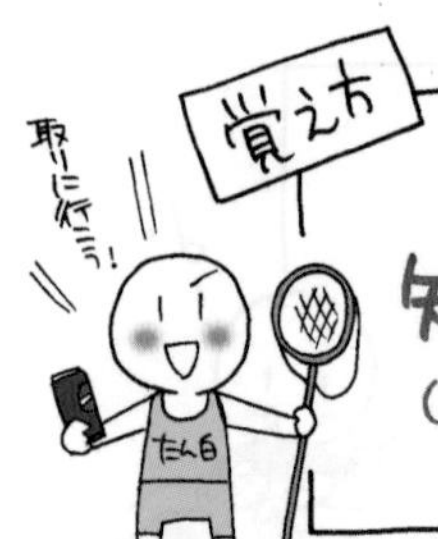

短パンでペプシ，　網で　取りに行こう
（蛋白質）　（ペプシン）　（アミノペプチダーゼ）　（トリプシン）

これで、蛋白質を分解する消化酵素を３種まとめて覚えてしまってください！
試験対策としては、消化酵素の名前だけではなく、分泌場所も一緒に覚えてしまったほうが良いですね。分泌場所は語呂にはしていませんので（すいません…)、まずは３種の消化酵素を覚えてから、分泌場所も覚えるようにしましょう！

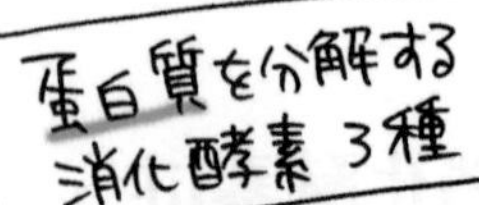

蛋白質を分解する消化酵素は以下の3種。

・ペプシン（胃で分泌）
・トリプシン（膵臓で分泌）
・アミノペプチダーゼ（腸）

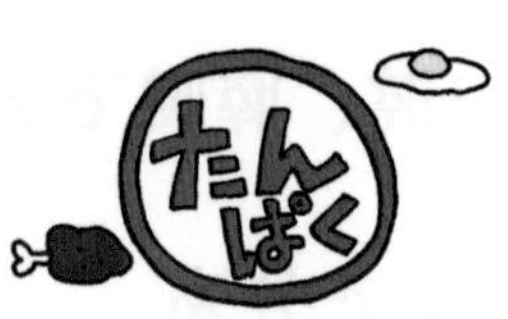

蛋白質を分解する消化酵素

●蛋白質を分解する消化酵素は、以下の３種となります。

・ペプシン（胃で分泌される）　⇒　蛋白質を分解し、ペプトンにする。

・トリプシン（膵臓で分泌される）　⇒　蛋白質やペプトンを分解し、ポリペプチドやオリゴペプチドにする。

・アミノペプチダーゼ（腸で分泌される）　⇒　アミノ酸まで分解する。

●試験対策としては、優先度の高い消化酵素３種を覚えるのを優先しましょう。
そのあと、分泌場所も覚えられたら理想的ですね。

★★★

脂質を分解する消化酵素の覚え方は？

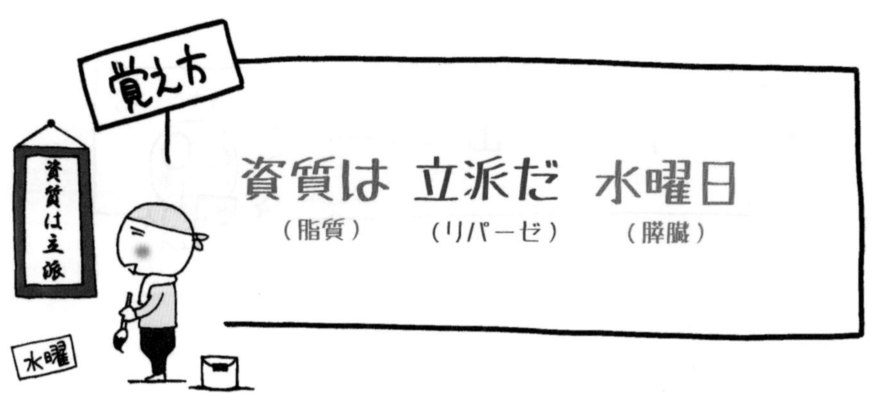

これで、脂質を分解する消化酵素名「リパーゼ」と、分泌される場所をまとめて覚えることができますよ！

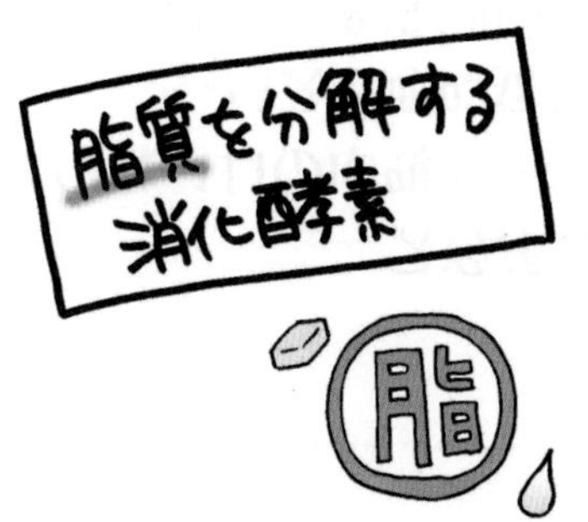

脂質を分解する消化酵素は
リパーゼです。
膵臓で分泌される。

脂質を分解する消化酵素

- 脂質を分解する消化酵素は「リパーゼ」です。
- 国試では膵液を押さえておけば大丈夫。
- 脂質を分解する消化酵素として覚えておくのは、リパーゼの一択なのでかなり覚えやすいと思います。あわせて、分泌場所も含めて覚えておけば試験対策としては大丈夫だと思います。

栄養・代謝・内分泌 ★★

低カルシウム血症（低 Ca 血症）の特徴の覚え方は？

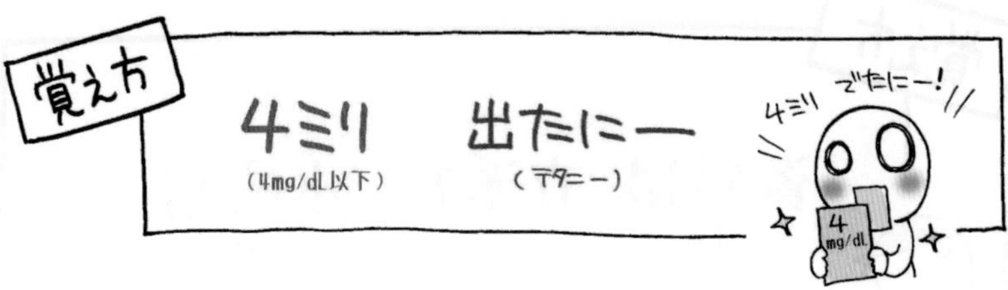

とても簡単なものですが、
4 ミリ（4mg/dL 以下）出たにー（テタニー）
これで、低カルシウム血症とされる血清中のカルシウム濃度と、その症状（テタニー）をひとまとめにして覚えてしまいましょう。
さらに余裕があれば、基準値となる 10mg/dL（8.8 ～ 10.1mg/dL）も覚えておくと理想的です。

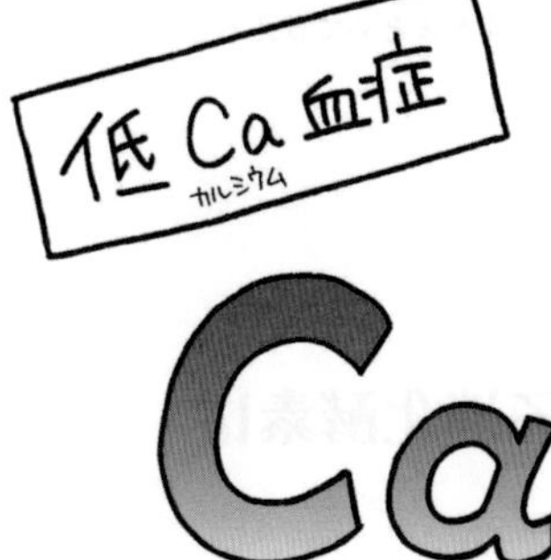

・基準値は10mg/dL（8.8～10.1mg/dL）
・4mg/dL以下を低Ca血症という
・症状 テタニー（筋肉のけいれん）
その他精神障害など

低カルシウム血症（低 Ca 血症）とは？

- 血清中のカルシウム濃度が低下した状態で、4mg/dL 以下のカルシウム濃度となった状態のこと（基準値は 10mg/dL（8.8 ～ 10.1mg/dL））。
- 治療は、ビタミン D やカルシウムの投与を行います。
- 原因としては、副甲状腺機能の低下、ビタミン D の欠乏（摂取不足）、慢性腎不全などがあります。
- 主な症状としては、テタニー（筋肉のけいれん）がある。その他の症状もありますが、国試対策としては、テタニーを確実に押さえておきましょう。
- 重症になると、精神障害や、全身けいれん、喉頭けいれんなどの症状が発生します。

栄養・代謝・内分泌

高カリウム血症（高K血症）の特徴の覚え方は？

★★★

覚え方
不正で　しびれて　心停止
（不整脈）
（しびれ）
停止
じん
じん

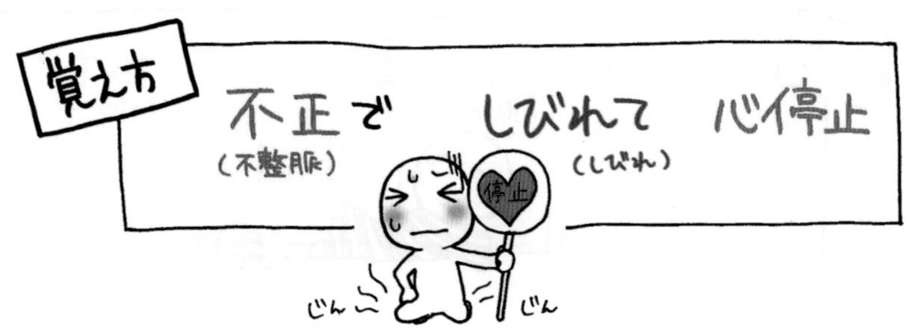

これで、高K血症（高カリウム血症）の主な症状を確実に覚えるようにしましょう。
余裕があればカリウム濃度の正常値も覚えておくと理想的です。

高K血症
カリウム
K

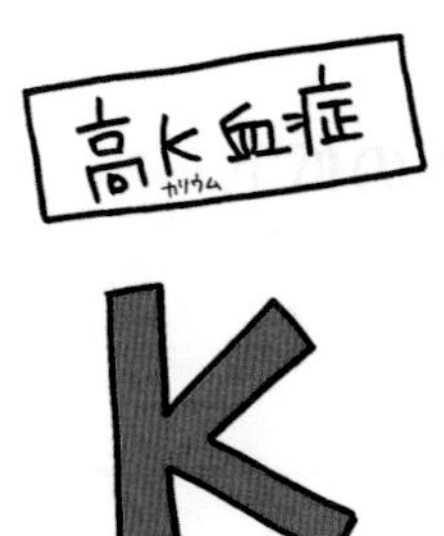

・正常な血清中のK濃度は
3.5～4.5mg/dL
・高K血症の症状
心ブロック等の重篤な不整脈
四肢のしびれ感
心停止に至る

高K血症（高カリウム血症）とは？

- 血清中のカリウム濃度（正常なカリウム濃度は、3.5～4.5mEq/L）が、上がってしまう電解質代謝異常症の一つ。
- 高カリウム血症を略して、高K血症と表現されます。
- 原因としては、腎機能から症状が発生する場合、カリウムを含む食品の過剰摂取、薬物の副作用などがあります。
- 主な症状としては、
  - ・心ブロック等の重篤な不整脈
  - ・四肢のしびれ感

  などがあり、症状を放置していると、心停止に至る場合もあります。

低カリウム血症（低K血症）の特徴の覚え方は？

覚え方
不正で服役　緊張の低下　アルカ？
（不整脈）（腹壁　緊張の低下）（アルカローシス）

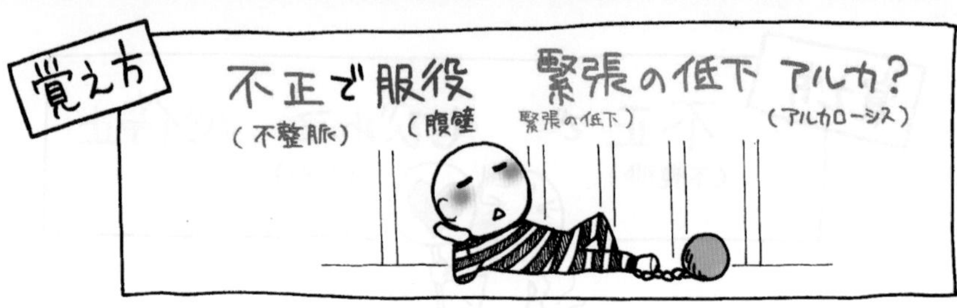

これで、3つの単語を連想して覚えられるようにしましょう。

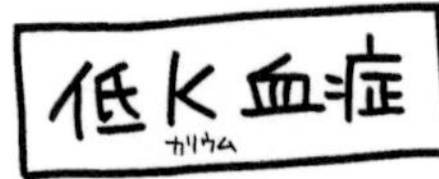

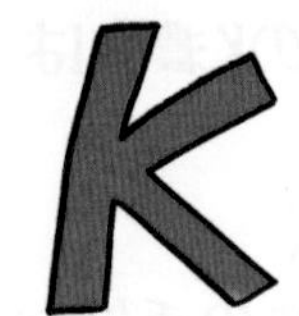

【症状】
・腹壁筋緊張の低下
・不整脈
・アルカローシス

低カリウム血症（低K血症）とは？

●カリウムの摂取不足や、カリウムの排泄が促進される、細胞にカリウムが取り込まれる等から、血清中のカリウム濃度が3.5mEq/L以下と低くなった状態のこと（通常は、3.5mEq/L～5mEq/L程度）。

●低カリウム血症を補正するために、細胞内から細胞外へカリウムが移行し、それを電荷的に補正すべく、細胞内にH^+が取り込まれてアルカローシスになります。

●症状としては、
・不整脈
・腹壁緊張の低下
・アルカローシス
などがみられます。症状が進行し、重度となると、四肢の麻痺や、筋肉けいれん等も発生します。

●国試対策としては、不整脈、腹壁緊張の低下、アルカローシスの3単語を確実に覚えるようにします。その他、カリウム濃度の正常値（3.5～4.5mEq/L）と低カリウム血症とされる数値も把握しておくと良いでしょう。

★★★

男性ホルモン（アンドロゲン）・副腎皮質ホルモンの種類の覚え方は？

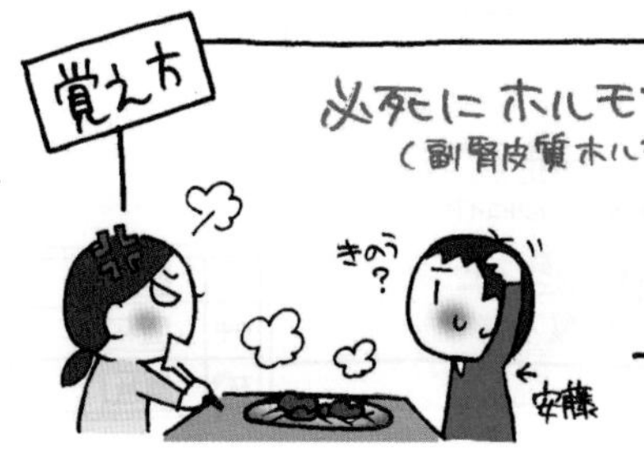

必死にホルモン
（副腎皮質ホルモン）
安藤の　せい！昨日!!
（アンドロゲン）（性機能分化）

これで、男性ホルモン（アンドロゲン）の基礎知識をまとめて覚えてしまいましょう！
女性にとっては増えてほしくないホルモンですけどね…　試験対策はきっちりしておきましょうね。

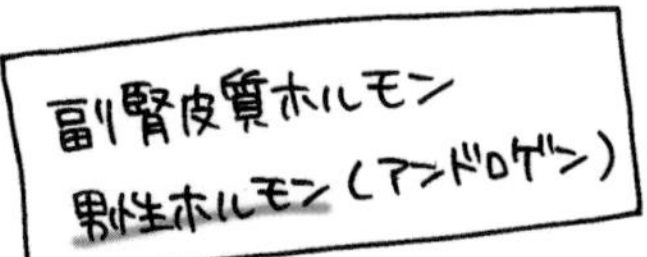

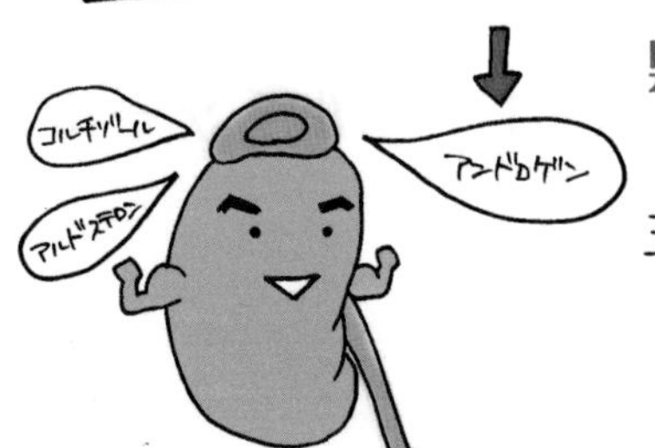

男性ホルモン（アンドロゲン）

主な働き…性の機能分化（男性化）

種類

- 副腎皮質ホルモンのうち、網状層から分泌されるのが男性ホルモン（アンドロゲン）です。
- これは“男性”と名称が入っていますが、男女ともに分泌されています。ただし、女性の分泌量は少なく、男性の 1/10 ～ 1/20 程度です。
- 男性ホルモン（アンドロゲン）は、性機能分化（男性化）に関わっており、男性では主に精巣から分泌されます。女性では、卵巣内の卵胞の顆粒層細胞から分泌され、男女とも副腎皮質からも分泌されています。
- 男性ホルモン（アンドロゲン）が過剰に分泌されると、月経異常、多毛、にきびなどがみられるようになります。

★★★

糖質コルチコイド・副腎皮質ホルモンの種類の覚え方は？

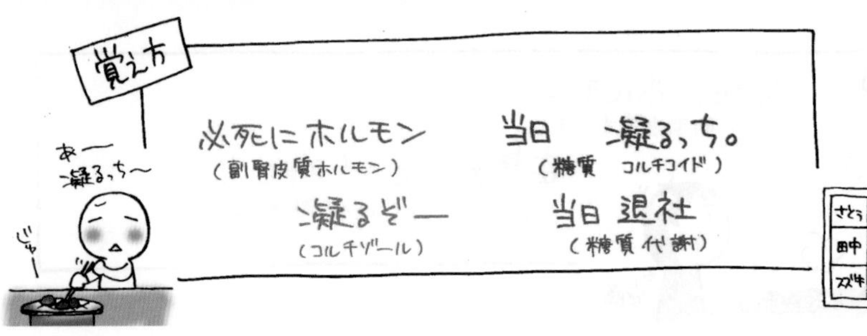

これで、試験対策として最低限必要な、副腎皮質ホルモンの種類と働きを、まとめて覚えてしまいましょう！
「必死にホルモン」はちょっとわかりづらいかもしれませんが、「皮質ホルモン」だけにかかっていて、「副腎」はかかっていませんので、ここは自力で覚えてください…

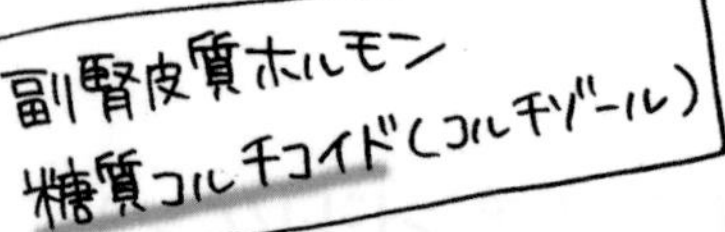

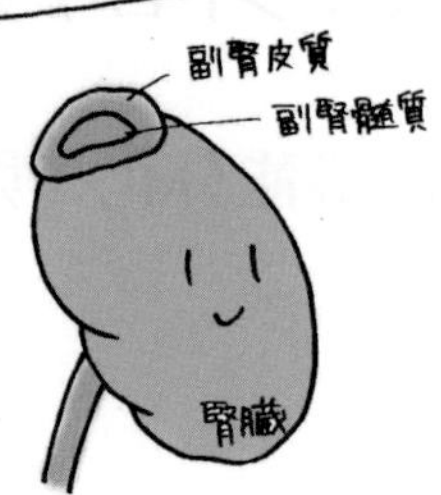

糖質コルチコイド（コルチゾール）

主な働き…糖質代謝

種類

- 副腎皮質は、副腎の表側の組織です。ここから副腎皮質ホルモンが産生されます。
- そのホルモンの一つが、糖質コルチコイドです。
  その他、鉱質コルチコイド、男性ホルモン（アンドロゲン）があります。
- 糖質コルチコイドの代表的なホルモンは、コルチゾールです。
- 糖の代謝に関与して、血糖を上昇させる他に、免疫抑制、電解質や血圧の調節にもかかわります。
  身体的、精神的ストレスを受けると、分泌が増加することが知られています。

★★★

鉱質コルチコイド・副腎皮質ホルモンの種類の覚え方は？

覚え方

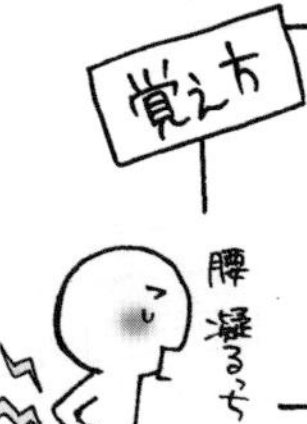

必死に ホルモン　腰 凝るっち。
（副腎皮質ホルモン）　（鉱質 コルチコイド）

あるど！　水 菜 が あるど!!
（アルドステロン）　（水）（ナトリウム）（Na）

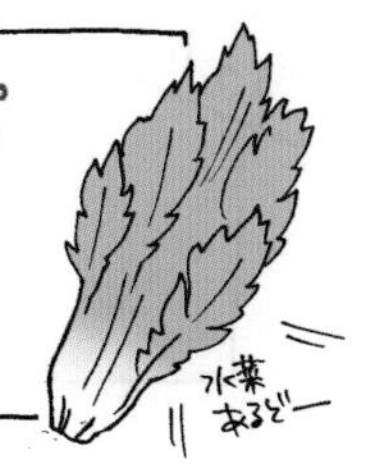

これで、鉱質コルチコイドの重要な個所を一気に覚えてしまってください。
「あるど！」の語呂を「取ったどー！」と間違えないように注意しましょう。
腰が凝りやすい人は覚えやすい語呂かも…

副腎皮質ホルモン
鉱質コルチコイド（アルドステロン）

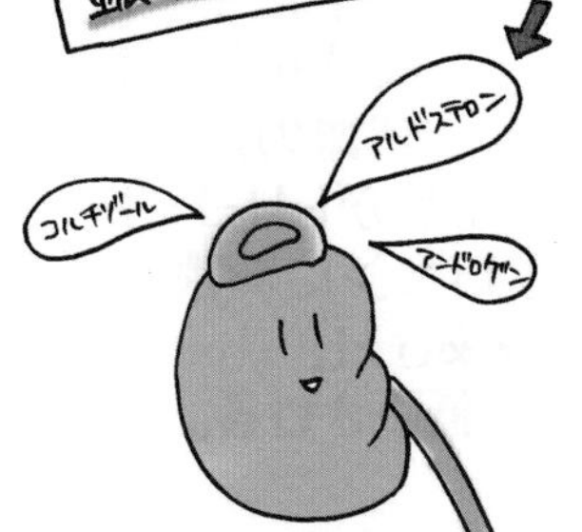

鉱質コルチコイド（アルドステロン）

主な働き…水、ナトリウムの貯留
　　　　　カリウム排泄促進
　　　　　血圧上昇

種類

- 副腎皮質から産生される副腎皮質ホルモン、その中の一つが鉱質コルチコイド。
  その他に、糖質コルチコイド、男性ホルモン（アンドロゲン）があります。
- 鉱質コルチコイドの代表的なホルモンは、アルドステロンです。
- 血液におけるナトリウム・カリウム・水のバランスにかかわります。
- そのため、高アルドステロン症になると、ナトリウム・カリウムの値が崩れ、血圧の上昇や脱力感、筋肉のけいれん、一時的な麻痺などが起こります。

栄養・代謝・内分泌

★★★

甲状腺から分泌されるホルモンの種類の覚え方は？

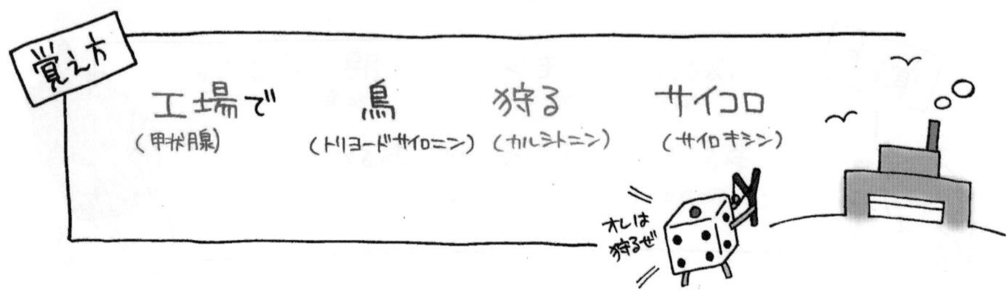

これで、甲状腺から分泌されるホルモン３種をまとめて覚えてしまいましょう。
繰り返しになりますが、独特な名称で完璧には覚えづらいので語呂で取っかかりとなる最初の２文字を確実に覚えて、問題文を見たときに正解できるようにしておきましょう！

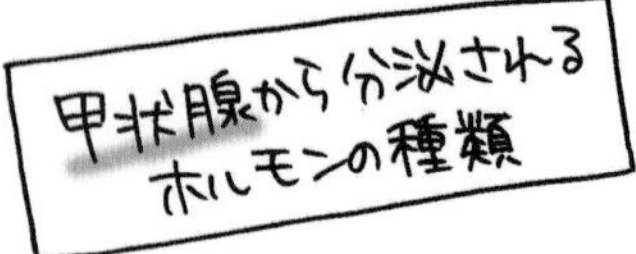

甲状腺から分泌されるホルモンとその働きは以下のとおり。

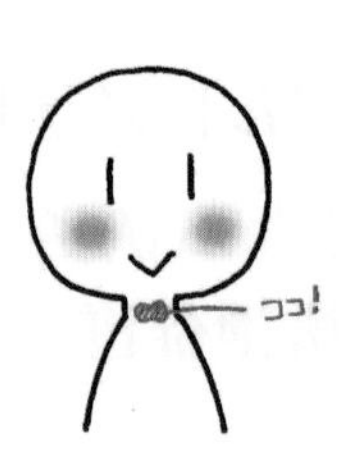

・トリヨードサイロニン（T3）…エネルギー産生
交感神経刺激
代謝の亢進
・サイロキシン（T4）…ほとんどがトリヨードサイロニンに変換される
・カルシトニン…C細胞から分泌され、血中Ca濃度を低下させる。

種類

- 甲状腺は、イラストのとおり、頸部（首）の前面にある内分泌器官です。
- ここから分泌されるホルモンとその働きは次のとおりです。
  - ・トリヨードサイロニン（T3）…エネルギー産生、交感神経刺激、代謝の亢進
  - ・サイロキシン（T4）…ほとんどがトリヨードサイロニンに変換される
  - ・カルシトニン…C 細胞から分泌され、血中 Ca 濃度を低下させる

  甲状腺から分泌されるホルモンは、名称が独特…　です。
- すべて完璧に覚えるのが理想ですが、最低限取っかかりとして、最初の文字あたりは思い出せるようにしておきましょう。

★★★

脳下垂体前葉から分泌される主なホルモンの覚え方は？

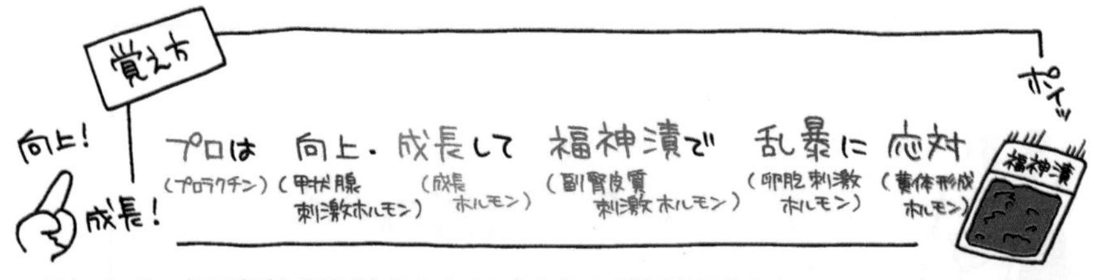

これで、6つある重要な分泌されるホルモンをまとめて覚えられます！
最後の黄体形成ホルモンの語呂「応対」は、文脈から「対応」と間違えやすいので、注意してください！

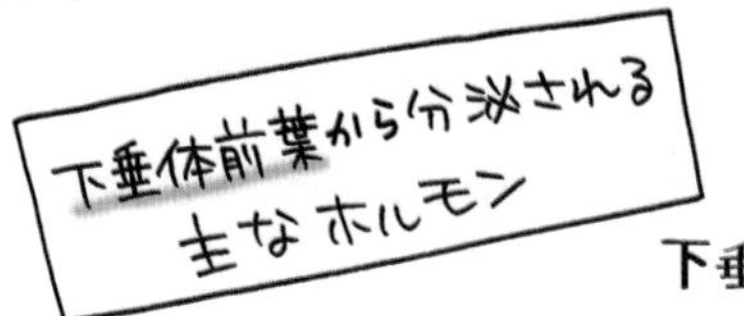

下垂体前葉から分泌されるホルモン

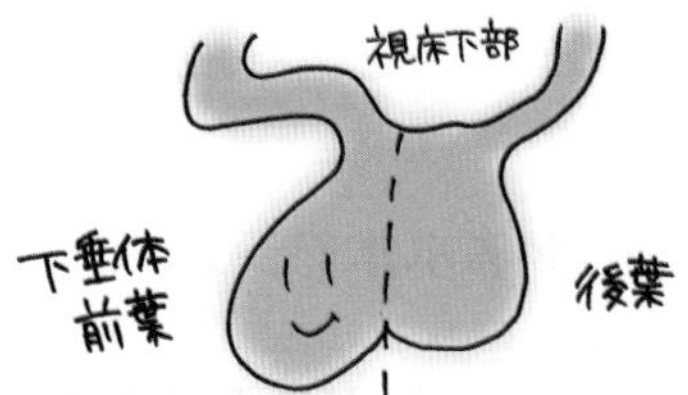

・成長ホルモン（GH）
・甲状腺刺激ホルモン（TSH）
・プロラクチン（PRL）
・副腎皮質刺激ホルモン（ACTH）
・黄体形成ホルモン（LH）
・卵胞刺激ホルモン（FSH）

脳下垂体前葉から分泌される主なホルモン

- 脳下垂体前葉は、ホルモンを多く分泌しており、分泌される中でも、主なホルモンは以下のとおりとなります。
  - ・成長ホルモン（GH）
  - ・甲状腺刺激ホルモン（TSH）
  - ・プロラクチン（PRL）
  - ・副腎皮質刺激ホルモン（ACTH）
  - ・黄体形成ホルモン（LH）
  - ・卵胞刺激ホルモン（FSH）
- 上記の他にβ-エンドルフィンなどもありますが、とりあえず優先して覚えるものとして、上記6つを挙げています。
- 略称は覚えておくのが理想的ですが、試験対策としては、略称だけで出題されることはないと思う（多分…）ので、まずは正式名称を先に覚えてしまいましょう。余裕があれば、略称も覚えるという順番で良いと思います。

★★★

栄養・代謝・内分泌

脳下垂体後葉から分泌されるホルモンとその働きの覚え方は？

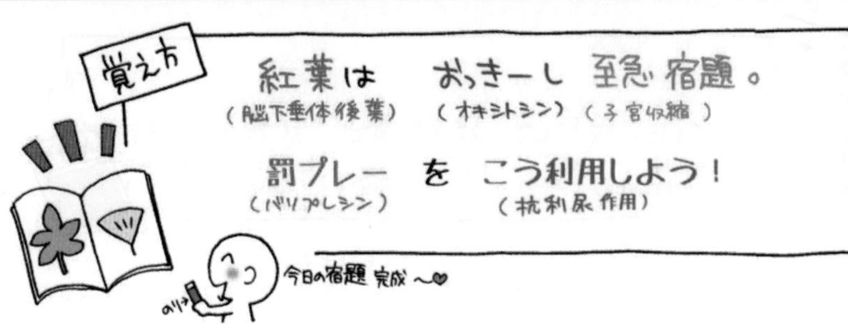

これで、脳下垂体後葉から分泌されるホルモンの名称だけじゃなく、その働きもまとめて覚えることができますよ！
なお、「バソプレシン」は、単に「抗利尿ホルモン」と呼ばれる場合もあるので、どちらで問われても対応できるようにしておきましょう。

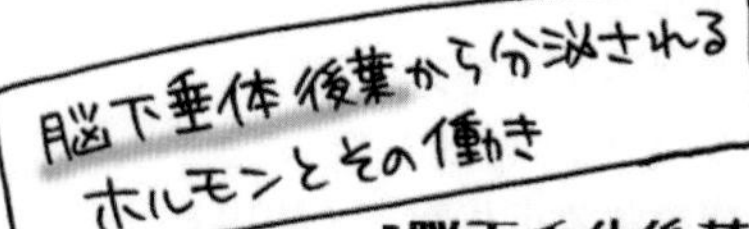

【脳下垂体後葉から分泌されるホルモン】

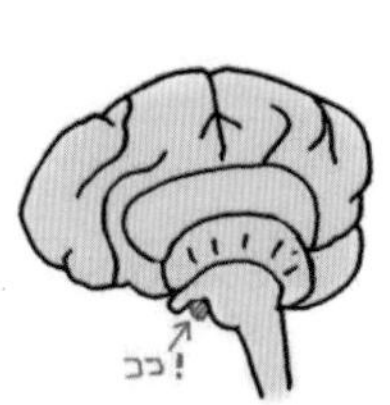

・バソプレシン（抗利尿ホルモン）
抗利尿作用がある。このホルモンが低下すると尿崩症を引き起こす。

・オキシトシン
子宮収縮作用、乳房平滑筋収縮による射乳がある。

脳下垂体後葉から分泌されるホルモンとその働き

- 脳下垂体後葉は、ホルモンを分泌する内分泌器官ですが、脳下垂体前葉と比べると、分泌するホルモンも少ないです。
- 分泌されるホルモンと、その働きは次のとおりです。
  - ・バソプレシン（抗利尿ホルモン）…抗利尿作用がある。抗利尿ホルモンが低下すると、尿崩症を引き起こす。
  - ・オキシトシン…子宮収縮促進（分娩時に分泌）、乳房平滑筋収縮による射乳がある。
- 脳下垂体前葉と比較すると、覚えるホルモンの数が少ないので、それぞれのホルモンの働きも一緒に覚えるのが望ましいです。

栄養・代謝・内分泌

★★★

膵島ホルモン（ランゲルハンス島）・グルカゴン、インスリンの覚え方は？

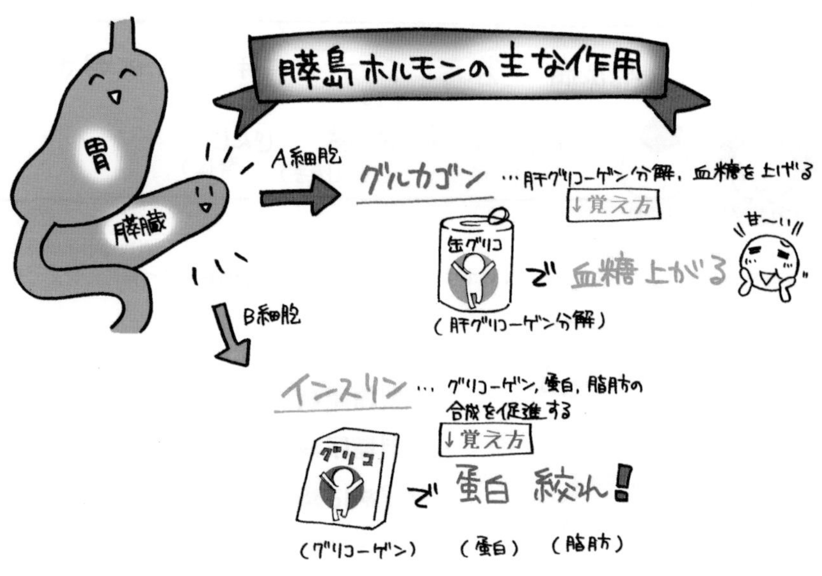

A 細胞「グルカゴン」の作用
肝グリコーゲン分解、血糖を上げる。
覚え方 ⇒ 缶グリコ（肝グリコーゲン分解）で血糖上がる（血糖上昇）

B 細胞「インスリン」の作用
細胞に糖を取り込み、グリコーゲン、蛋白質、脂肪の合成を促進する。
覚え方 ⇒ グリコ（グリコーゲン）で蛋白（蛋白）絞れ！（脂肪）

これで A 細胞「グルカゴン」と B 細胞「インスリン」のそれぞれの作用も覚えることができます。両方一緒に覚えられたら効率的ですね。
A 細胞がグルカゴン、B 細胞がインスリンという関係性も一緒に覚えられたら理想的です。

膵島ホルモン（ランゲルハンス島）とは？

- 膵臓内部にある細胞の集まりで、島の形状をしています。ちなみに読み方は、「膵島＝すいとう」となります。
- この細胞の A 細胞から「グルカゴン」、B 細胞から「インスリン」というホルモンが分泌しています。A 細胞「グルカゴン」と B 細胞「インスリン」それぞれの作用も覚えていきましょう。

★★★

糖尿病の特徴と合併症の覚え方は？

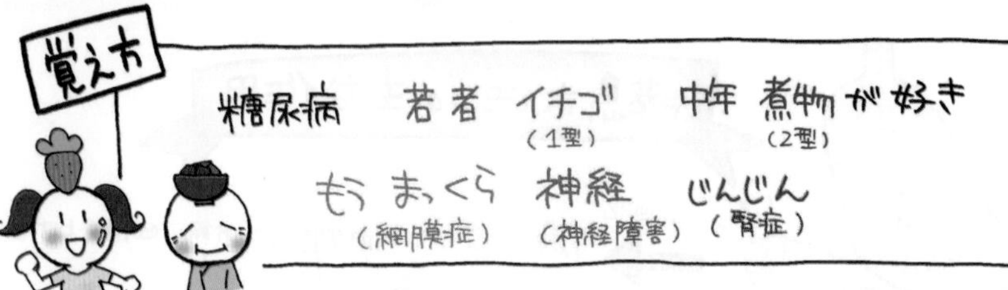

まずは、１型と２型の特徴を覚えましょう。イチゴは若い人が好きそうですし、煮物は中年以降の人が好きそうなので、イメージしやすいですよね。続いて代表的な合併症を３つ同時に覚えてしまってください。

糖尿病（DM）
今日 尿検査 ですよね
網膜症 見えにくい 飛蚊症
腎症 たん白尿
神経障害 しびれ
DM

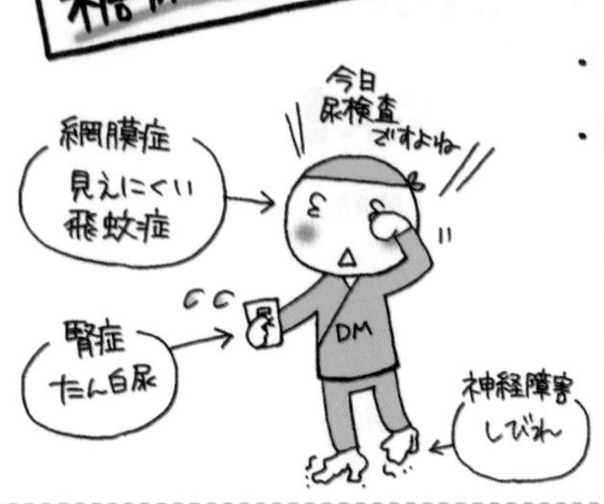

・１型糖尿病　⇒　若年者に多い

・２型糖尿病　⇒　中年以降に多い

・糖尿病は細い血管から障害されやすく合併症には網膜症、腎症神経障害がある

特徴と症状

- 血糖値が高く、その状態が持続する状態が、糖尿病とされます。
- 1 型糖尿病は若者に多く、膵臓の β 細胞が壊れることが原因となります。
- 2 型糖尿病は、中年以降に多く、食べ過ぎや、運動不足などの生活習慣や、遺伝的要因などが原因となります。
- 日本では、糖尿病の多くが 2 型で、約 95%を占めます。
- 糖尿病から起きる代表的な合併症としては、
  - ・網膜症
  - ・神経障害
  - ・腎症

  などがあります。

  上記の 3 つが代表的な合併症となりますので、試験対策として確実に押さえておきましょう。

栄養・代謝・内分泌

★★★

バセドウ病、メルゼブルグ三徴の原因の覚え方は？

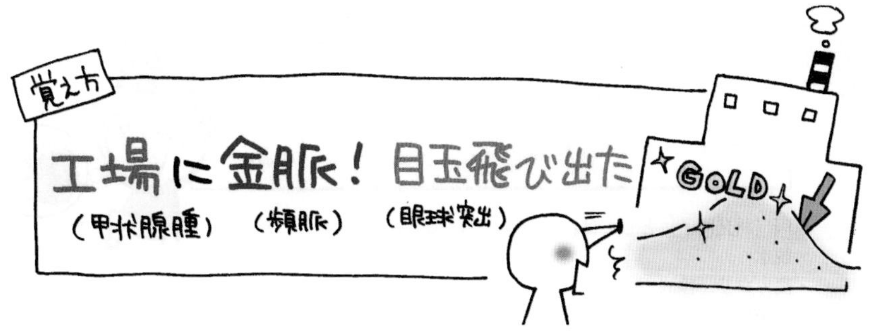

工場（甲状腺）に金脈！（頻脈） 目玉飛び出た！（眼球突出）
これで、覚えてみてください。

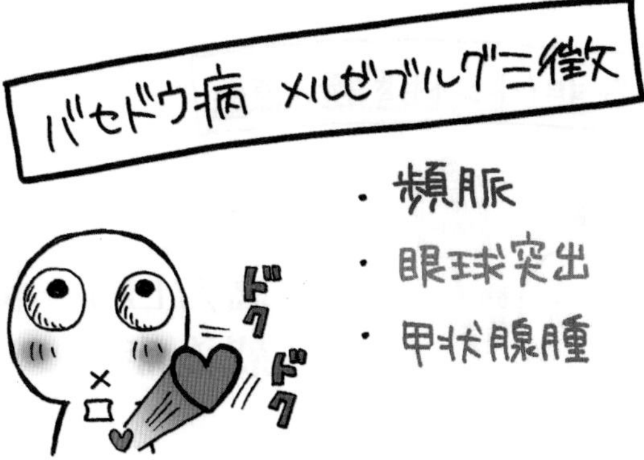

バセドウ病とは？

- 甲状腺の機能が高まり、甲状腺ホルモンが過剰生成される自己免疫疾患の一種。
- 病名は、バセドウ病を発表したドイツ人医師のカール・フォン・バセドウ氏の名前が由来となっています。
- 代表的な症状として
  ・甲状腺の腫大　・眼球の突出　・頻脈
  があり、以上の三徴を総称して、メルゼブルグ三徴といわれます。ここは非常に重要なので確実に覚えるようにしましょう。
- なお、メルゼブルグ三徴は代表的な症状となるので、その他に低カリウム性周期性四肢麻痺、体重の減少、高血圧、頻拍、発汗、精神不安定、手等のふるえ、甲状腺クリーゼなどの症状がみられる場合もあります。

★★★

高浸透圧非ケトン性昏睡（高浸透圧高血糖症候群）の原因の覚え方は？

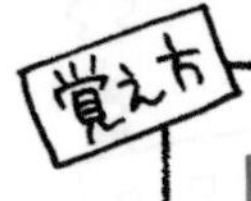

脱・高カロリー観戦ショー
（脱水）（高カロリー輸液）（感染症）

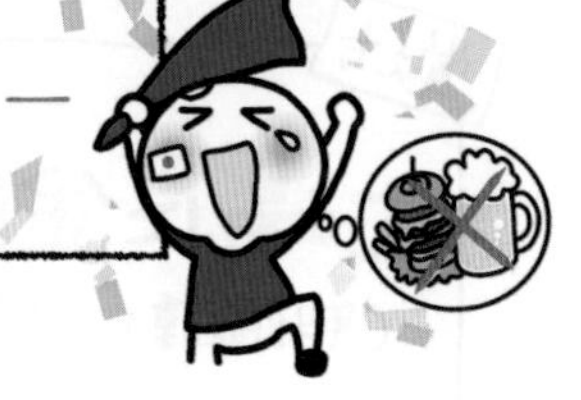

原因（誘発因子）としては、
・脱水
・高カロリー輸液
・感染症
・加齢に伴う身体機能の低下による高血糖状態
が挙げられます。
以上の４要素はまとめて覚えてしまいましょう。

高浸透圧非ケトン性昏睡の原因

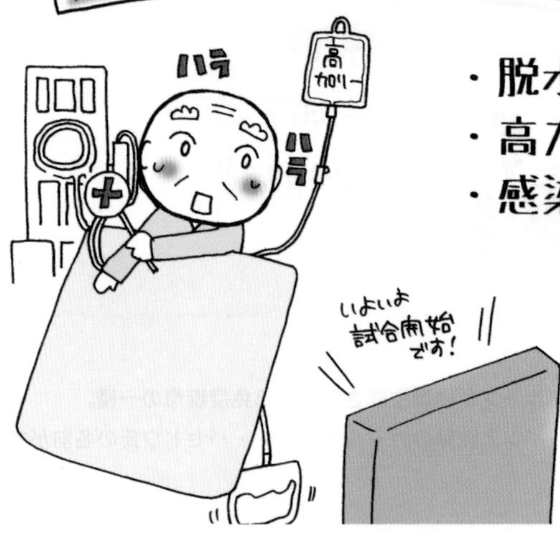

・脱水
・高カロリー輸液
・感染症

高浸透圧非ケトン性昏睡とは？

●糖尿病による合併症で生じ、極度の脱水、腹痛、昏睡などの症状が発生します。
●昏睡の症状が発生しない場合もあるため、高浸透高血糖症候群とも呼ばれます。その他に、NKHS と表記されることもあります。
●治療は、血糖値を下げるために、輸液、インスリン投与を行います。

★★★

骨折の基礎知識の覚え方は？

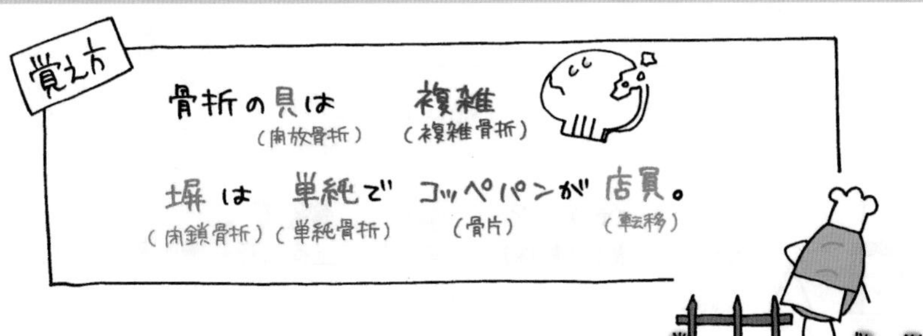

これで、開放骨折＝複雑骨折、閉鎖骨折＝単純骨折という関係性を覚えてしまってくださいね。

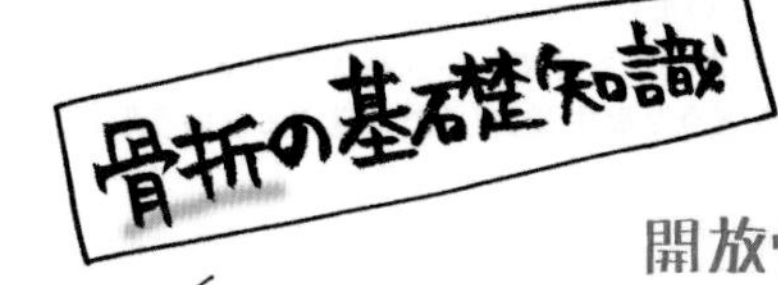

閉鎖骨折　開放骨折

開放骨折（複雑骨折）と
閉鎖骨折（単純骨折）がある。
どちらも骨片が転移することがある。

基礎知識

- 骨折には、様々な分類がありますが、開放性による分類として
  開放骨折（複雑骨折）
  閉鎖骨折（単純骨折）
  があります。
- 簡単にいえば、開放骨折は骨が体外に出たもの（露出）で、閉鎖骨折は骨が体外に出ていないものということになります。
- 開放骨折は、複雑骨折ともいわれますが、骨折の仕方が“複雑”という意味ではなく、感染症が合併しやすいことで、治療が複雑になることに由来しています。
- どちらの場合であっても、骨片（こっぺん）が転移する場合がありますので、あわせて覚えておいてください。
- 骨折の治療として、骨を固定するには手術による固定（内固定）と、ギプスなどによる固定（外固定）があります。また、開放骨折の場合、本来無菌であるはずの骨や組織が外部に露出しており、病原菌等に感染する可能性が高くなります。受傷後 6 ～ 8 時間以内（ゴールデンタイム）に洗浄、創処置が必要となります。

★★

骨折時の症状の覚え方は？

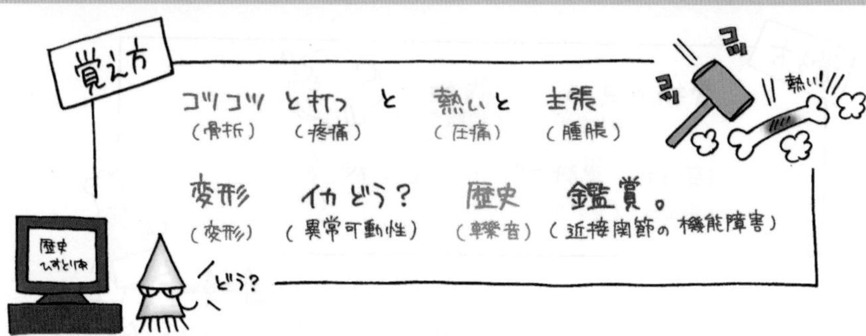

これで、骨折により起こる主な症状を一気に覚えてしまいましょう。
骨折の症状として“痛い”とか“腫れる（腫脹）”はわかりやすくて、わざわざ覚えなくても大丈夫かもしれないので、その場合は、後半の「変形イカどう？歴史鑑賞。」だけ覚えるという形にしてもいいと思いますよ～。

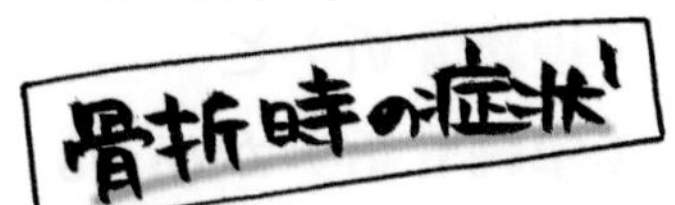

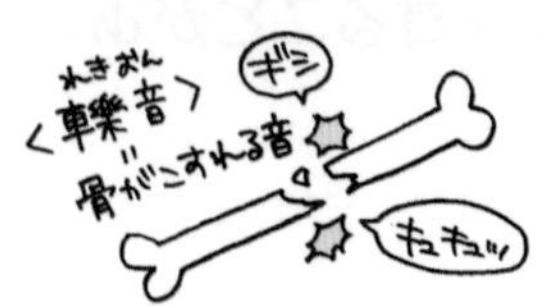

骨折した場合以下の症状が発生する。
疼痛、圧痛、腫脹、変形、異常可動性、轢音、近接関節の機能障害

症状

- 骨折した場合、以下の症状が主に発生します。
  - ・疼痛…不快感を伴う痛み等
  - ・圧痛…圧迫されて生じる痛み
  - ・腫脹…腫れた状態
  - ・変形…骨が曲がるなどの状態
  - ・異常可動性…関節がない箇所で骨が動く状態
  - ・轢音（れきおん）…骨がこすれる音
  - ・近接関節の機能障害…骨折部位の近くの関節機能に障害が生じる状態
- その他の症状としては、骨折の合併症として、神経障害、皮膚障害、血管障害などが生じることがあります。
- 筋肉、臓器への損傷がある場合もあるので、受傷直後は全身状態もあわせて観察する必要があります。

★★★

長管骨の骨折の種類の覚え方は？

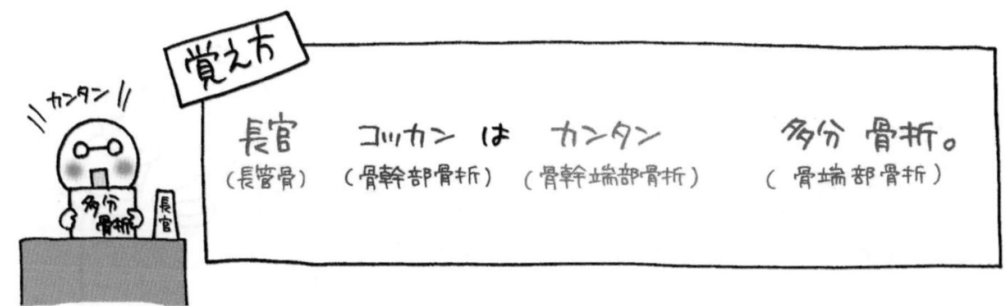

これで、長管骨の骨折場所による骨折名称を覚えていきましょう。それぞれが似た名前ですが、一番特徴的な部分を取り出して語呂にしていますので、語呂だけでも何となくイメージができると思います。

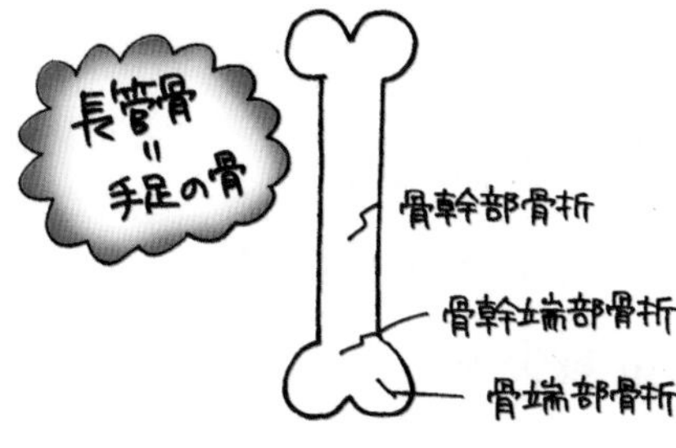

長管骨の骨折の種類
骨幹部骨折、骨幹端部骨折
骨端部骨折がある。

種類

- 長管骨というのは、手足の骨の総称となります。この長管骨の骨折する部位により、以下のとおり 3 種に分類されます。
  - ・骨幹部骨折…骨の中央あたりの骨折。
  - ・骨幹端部骨折…骨幹部の端（両端ふくらみの手前）あたりの骨折。
  - ・骨端部骨折…骨の両端部分（両端のふくらみ部分）あたりの骨折。
- それぞれの名称が似通っていて、かなり紛らわしいと思います。覚えるときは、それぞれの名称と位置を覚えるようにしておきましょう。
- なお、長管骨の成長は、骨端軟骨で行われます。縦方向（長さ）への成長は骨端軟骨、横方向（太さ）へは骨膜となります。こちらも過去に看護師国家試験で出題されたものなので、要チェックです。

★★★

骨盤、大腿骨骨折時の注意点の覚え方は？

純潔！

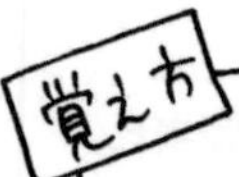

骨盤は　大体　純潔　ショック！
（骨盤）　（大腿骨）　（循環血液量減少性ショック）

語呂がかなーり短いので、覚えやすいと思います！
単純に「ショック状態となる可能性がある！」と覚えておくだけでも、試験では対応可能な場合が多いと思います。

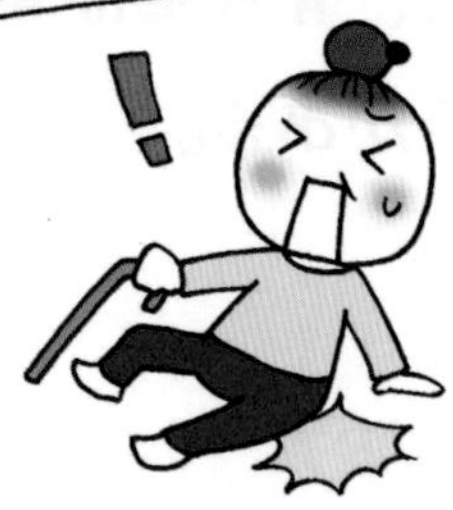

骨盤、大腿骨骨折時は
大量出血の危険があるため、
循環血液量減少性ショックに
注意する。

注意点

- 骨盤・大腿骨骨折時は、大量出血の危険があるため、循環血液量減少性ショックに注意します。特に骨盤内には多くの臓器や血管があるため、骨折により大量出血を起こす可能性があります。
- 大量出血により、循環血液量が低下することで、血圧低下、頻脈、脈拍微弱、尿量低下が起こります。このようなときは、早期の止血、輸液、輸血を必要とします。
- なお大腿骨骨折は、その骨折部位によって、「大腿骨頸部骨折」「大腿骨転子部骨折」「大腿骨転子下骨折」と分類されます。高齢者が大腿骨を骨折すると、寝たきりに繋がる可能性があるので、早期の手術が必要となります。

★★★

骨折で障害される神経の覚え方は？

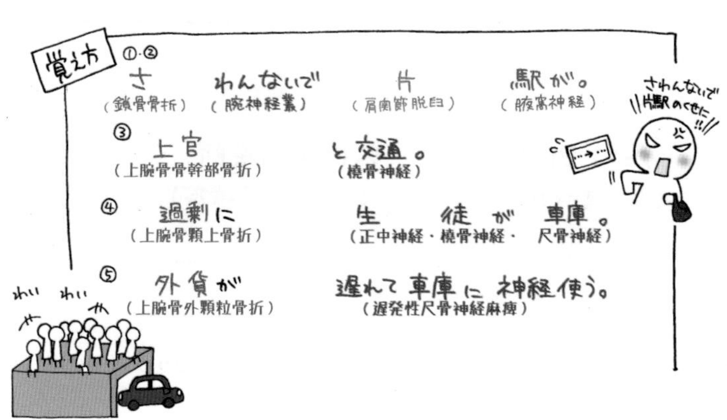

とこ　とこ

⑥ とこ　とこ　成虫
（橈骨遠位部骨折）（正中神経）

⑦ 骨盤は　ようせんから　閉鎖
（骨盤骨折）（腰仙骨神経叢）（閉鎖神経）

⑧ 股間は　ザコ
（股関節脱臼骨折）（坐骨神経）

もう だめだ…

ケイコ　ヒーコ

⑨ 悲観する　ケイコ　と　ヒーコ
（膝関節脱臼骨折）（脛骨神経）（腓骨神経）

⑩ 腓骨警部　は　圧迫　して　卑屈な神経質。
（腓骨頸部骨折）（持続的圧迫）（腓骨神経）

以上、かなーり長いですが、一つひとつの語呂は短めなので、間違えたものだけとか、覚えづらいものだけ語呂で覚えるというのも手です。

骨折で障害される神経

骨折で障害される神経の組み合わせは、以下のとおりです。

①鎖骨骨折→腕神経叢　②肩関節脱臼→腋窩神経　③上腕骨骨幹部骨折→橈骨神経　④上腕骨顆上骨折→正中神経、橈骨神経、尺骨神経　⑤上腕骨外顆骨折→遅発性尺骨神経麻痺　⑥橈骨遠位部骨折→正中神経　⑦骨盤骨折→腰仙骨神経叢、閉鎖神経　⑧股関節脱臼骨折→坐骨神経　⑨膝関節脱臼骨折→脛骨神経、腓骨神経　⑩腓骨頸部骨折、持続的圧迫→腓骨神経

以上について、骨折とどの神経の組み合わせとなるかを覚えるようにしましょう。

骨折から生じる主な合併症の覚え方は？

覚え方

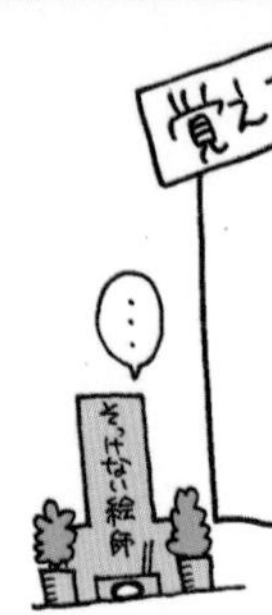

コツが（骨折） 感染は（感染） ないぞー。（内臓損傷）

死亡 即戦力で（脂肪塞栓症） そっけない絵師（阻血性 骨壊死）

これで、骨折から生じる主な合併症を覚えることができます。
感染と内臓損傷は、骨折が引き起こす合併症としては、比較的イメージしやすいと思うので、脂肪塞栓症と阻血性骨壊死を重点的に覚える形でもOKだと思います！

骨折から生じる主な合併症

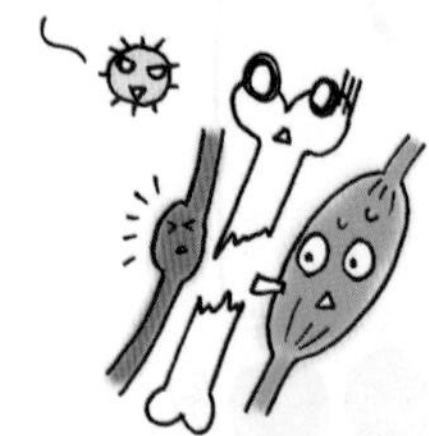

・感染（開放骨折の場合）
・内臓損傷
・脂肪塞栓症
・阻血性骨壊死

主な合併症

- 骨折から生じる主な合併症としては、以下があります。
  - ・感染（開放骨折の場合）
  - ・内臓損傷
  - ・脂肪塞栓症
  - ・阻血性骨壊死
- 骨折による外傷後（主に、大腿骨などの長管骨骨折）、意識がある状態から意識障害を起こした場合、脂肪塞栓症が疑われます。脂肪塞栓症は高次脳機能障害となることもあり、重篤な合併症です。
- 以上の合併症は、あくまでも主なもので、骨折により静脈、動脈、神経が損傷される可能性があるため、様々な合併症が生じる可能性があります。
- 試験対策としては、主なものとして上記の4つ程度は最低限覚えておきましょう。

★★

脊椎の数の覚え方は？

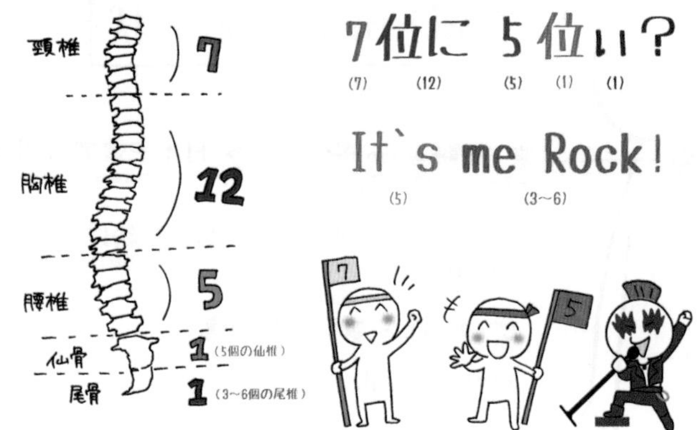

上から順に数をまとめて覚えてしまいます。
7 位に 5 位い！
7・12・5・1・1
it's me Rock ！
5・3 〜 6
順位とその後の掛け声の 2 つを覚えておけば、脊椎の数を確実に覚えることができます！

構成

●脊椎は上から順に
- 頸椎
- 胸椎
- 腰椎
- 仙骨　⇒　5 コの仙椎が癒合して、1 コの仙骨になる。
- 尾骨　⇒　3 〜 6 コの尾椎が癒合して、1 コの尾骨になる。

●それぞれの数は？
- 頸椎　⇒　7
- 胸椎　⇒　12
- 腰椎　⇒　5
- 仙骨　⇒　1　⇒　5 コの仙椎からなる
- 尾骨　⇒　1　⇒　3 〜 6 コの尾椎からなる

●仙骨と尾骨が 1 コからさらに細かく分かれるので、そこがちょっと覚えづらいところだと思います。

★★★

脊髄損傷部位と症状の覚え方は？

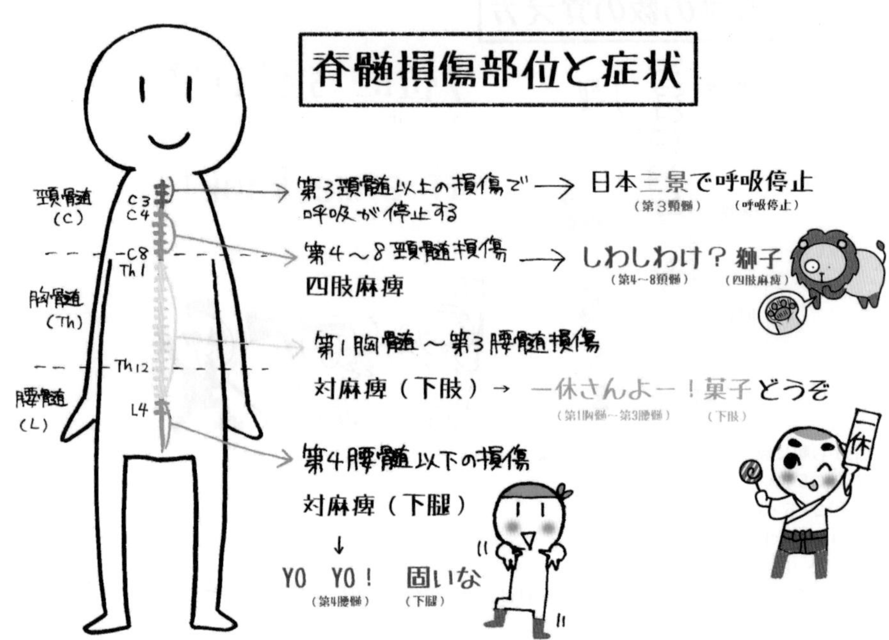

第３頸髄以上の損傷では？
「呼吸が停止する」
覚え方 ⇒ 日本３景（３頸）で呼吸停止

第４～８頸髄損傷では？
四肢麻痺
覚え方 ⇒ しわしわ（4～8）け（頸髄）？ 両手足マヒ

第１胸髄～第３腰髄損傷では？
対麻痺（下肢）
覚え方 ⇒ 一休（1胸）さんよー（3腰）！ 両足マヒ

第４腰髄以下の損傷では？
対麻痺（下腿）…膝から下のこと
覚え方 ⇒ YO！YO！（4腰） 固い！（下腿）
以上の語呂で、脊椎の部位ごとの症状を覚えてしまいましょう！

★★★

骨粗鬆症の危険因子の覚え方は？

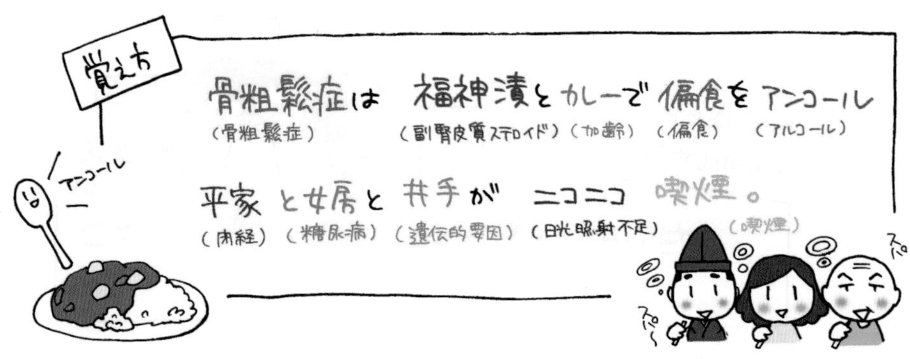

これで、骨粗鬆症の危険因子の主なものを覚えることができますよ。その他に「胃切除」や「運動不足」などもできれば覚えておきたいところです（語呂にすると長くなりすぎるのでカットしました…）。

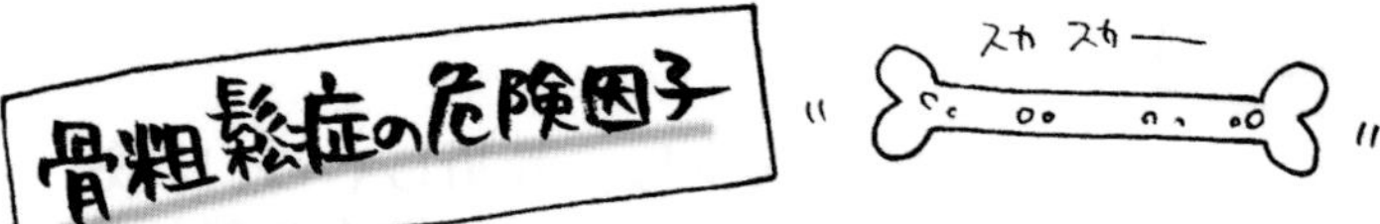

副腎皮質ステロイド、加齢、偏食、アルコール、閉経、糖尿病、運動不足、日光照射不足、喫煙、無月経症、胃切除、遺伝的要因

危険因子

- 骨粗鬆症は、骨量が減少することにより、骨がもろくなり、骨折しやすい状態になる病気です。
- 骨粗鬆症を発症するリスクが高まる危険因子としては、次のようなものが考えられています。
  - ・副腎皮質ステロイド　・加齢　・偏食　・アルコール　・閉経　・糖尿病　・運動不足
  - ・日光照射不足　・喫煙　・無月経症　・胃切除　・遺伝的要因
- 上記を確認するとわかるとおり、多くの危険因子が、生活習慣を改善することにより取り除けるものとなっています。
- 試験対策としては、すべて覚えるのが望ましいですが、特に重要なものをピックアップして確実に覚えるようにしていきましょう。

★★★

骨粗鬆症の症状と特徴の覚え方は？

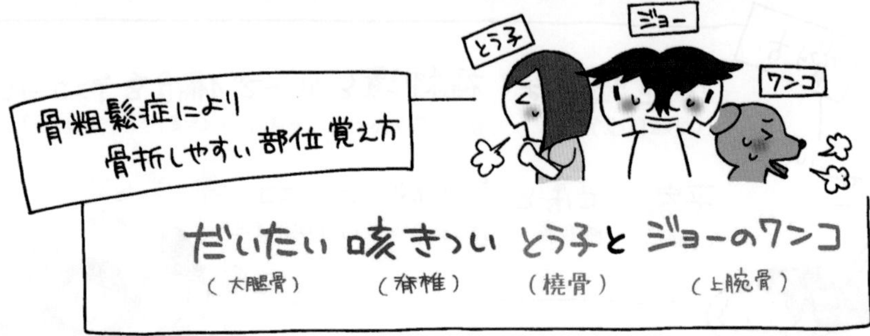

これで、特に重要な骨折しやすい４部位をまとめて覚えてしまいましょう。
「ジョーのワンコ」はちょっと強引かもですが、イラストでイメージしておけば大丈夫だと思います。とう子とワンコが咳をしているのも忘れずに！

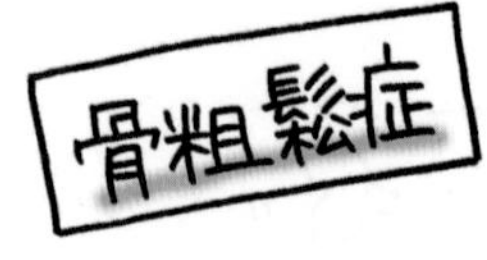

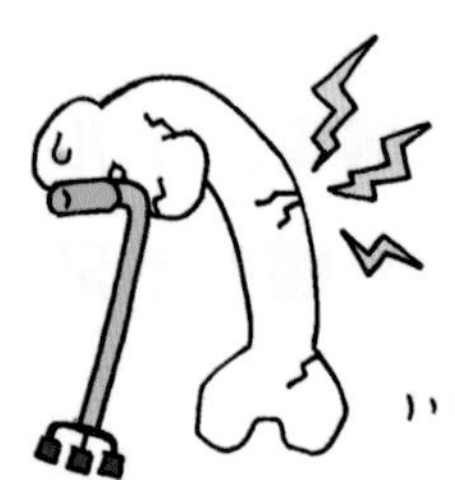

・骨量が減少し、骨折しやすい状態
・主な要因として、女性ホルモンであるエストロゲンの欠乏
・高齢者に多い

症状と特徴

●骨量が減少し、骨折しやすい状態になる病気です。

●骨粗鬆症は特に衝撃を与えなくとも、日常生活の中での動きで骨折を起こすこともあります。

●骨粗鬆症で特に骨折しやすい部位は次のとおりです。

・大腿骨　・脊椎（椎体）　・橈骨　・上腕骨

他にもありますが、とりあえず優先して覚えるべき４部位を取り上げています。こちらの４部位は確実に覚えましょう。

●なお、特に大腿骨頸部骨折は、歩行困難にも繋がりやすいので、注意が必要になります。

●その他の特徴としては、男性よりも女性、特に更年期以降に多いというのもあります。年配者に多いという点とあわせて覚えておきましょう。

骨肉腫の症状と病態の覚え方は？ ★

だいたい 下の方と ケイコの上
（大腿骨下端） （脛骨上端）

けっこう ハイティーンが多い
（血行性肺転移）

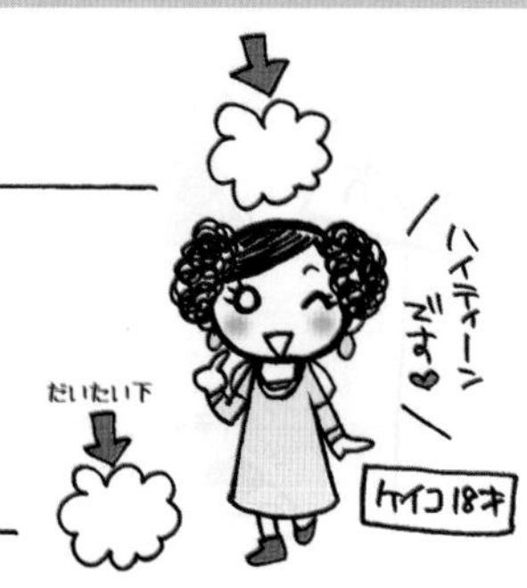

これで、3つの重要単語を確実に覚えるようにしましょう。

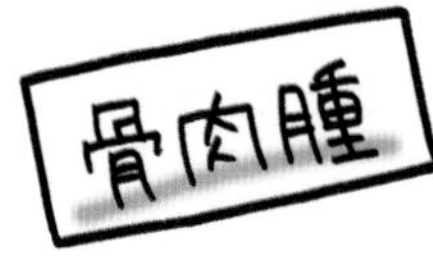

- 原発性悪性骨腫瘍の中で最多
- 大腿骨下端と脛骨上端の骨幹端部に好発する
- 血行性肺転移がきわめて多く予後不良である

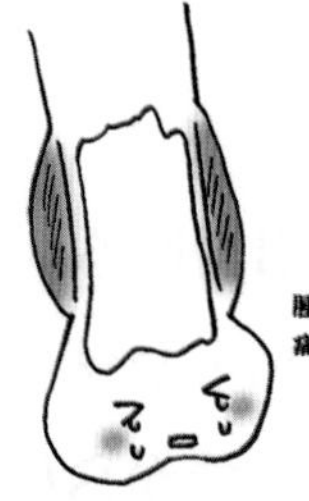

症状と病態

- 骨に生じる癌の一種。原発性悪性腫瘍の中で最も多く、大腿骨下端と脛骨上端の骨幹端部に好発します。

  ＊まれに骨以外に生じる場合もあります。
- 血行性肺転移が極めて多く、予後不良です。
- かつては、5年後生存率が10～20％程度と低く、四肢に発生した場合は、四肢を切断するという処置がされていました。現在では化学療法等の進歩により、大幅に生存率が向上しており、四肢を切断することなく（骨を切除した場合は、人工骨を埋め込む）、化学療法や補助療法により治療されます。
- 試験対策としては、好発する場所である「大腿骨下端」「脛骨上端」と、血行性肺転移が多いことを押さえておきましょう。

血液の基礎知識の覚え方は？

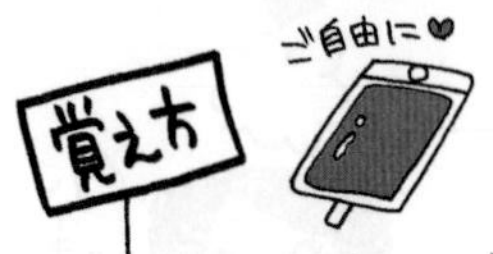

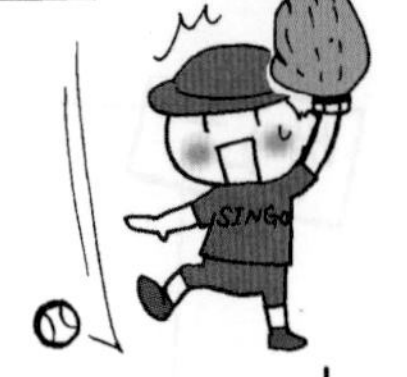

血液量 大人は 自由に。
（1/12）

決勝 GoGo！
（血漿）（55%）

落球 シンゴ！
（血球）（45%）

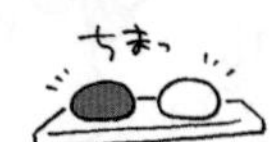

結局… 小さな 紅白で。
（血球）（血小板）（赤血球）（白血球）

これで、血液量のおおまかな知識は大体押さえられます！ それぞれの項目ごとに確実に覚えて、それぞれの関係性もきちんと覚えちゃいましょう。
「血球＝結局」は、ちょっと強引かもしれないので、意識的に覚えるようにしてみてください。

血液の基礎知識 その1

血液…成人は体重の1/12に相当する。
血液の成分は血漿55％・血球45％
血球…血小板、赤血球、白血球からなる。

基礎知識

- 血液は、成人の場合は、体重の約 1/12 となります。
- そして血液の成分は、血漿が約 55%。血球が約 45%で構成されます。
  血漿…体内に栄養や酸素、老廃物を運ぶ。
  血球… 有形成分で血漿中に浮いている。
  さらに血球は、血小板・赤血球・白血球からなります。
- 試験対策としては、上記の知識は最低限押さえておきたいところです。
  数字がそれぞれの関わりが覚えづらいですが、慣れてしまえば簡単ですよ。
- 赤血球、白血球、血小板の働きも押さえておきたいところですが、ここでは項目が増えすぎてしまうので割愛します。

★★★

血清と血漿の違いの覚え方は？

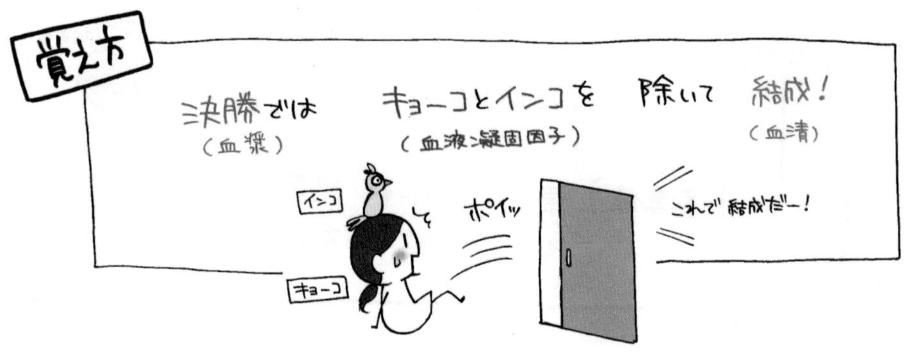

キョーコとインコは、強引ですが、「因子」を「インコ」と変換してあわせて覚えてみてください。文章の流れから、血漿と血清の関係と違いもわかりますので覚えるまで、繰り返してみましょう！

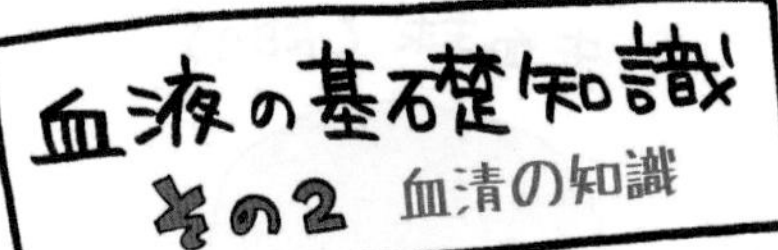

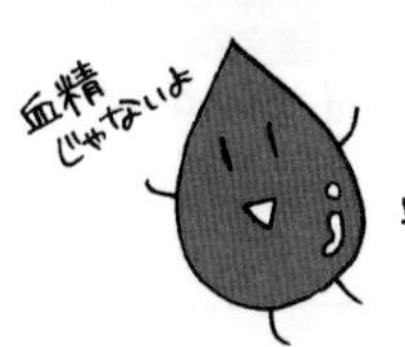

血漿から血液凝固因子を取り除いたものが血清

血清と血漿の違い

- 血漿から血液凝固因子を取り除いたものが血清です。
- 血漿の 91％は水分で、残りの 9％が血液凝固因子やアルブミン、グロブリンなどになります。血漿⇒血清（血漿から血液凝固因子を取り除くと血清）という形になるわけです。
- 血清は、血液凝固因子を取り除いたものなので、当然凝固しない液体となります。
- 血漿と血清の関係性は言葉も似ているため、なかなか区別しづらいですが、親子関係に例えれば、「親・血漿、子・血清」となりますので、間違えないようにしましょう。

＊親子関係に例えるのは医学的な根拠等はありません。あくまでも覚えるための例として書いています。

★★★

赤血球の働きと基準値の覚え方は？

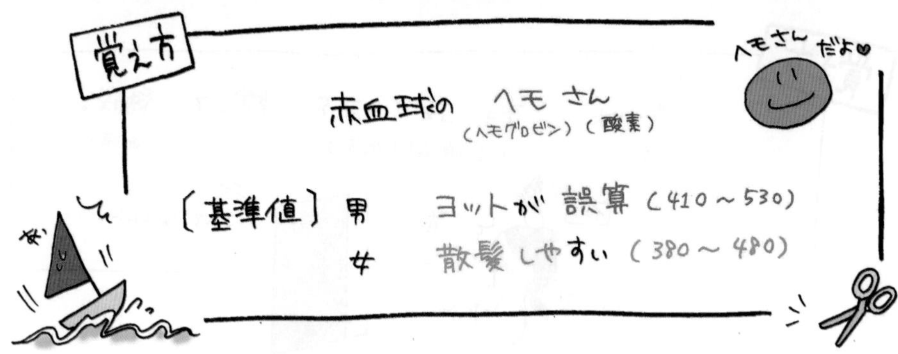

これで、赤血球の働きと基準値をまとめて覚えてしまいましょう！
基準値が男女の違いが語呂にはなっていないのですが、一般的に男性のほうが数値高いものばかりですし、「ヨット＝海＝男の世界（？）、散髪＝女性が好き」という感じでイメージで覚えてみてください！

ヘモグロビンが多く
酸素を運搬する働きがある
（基準値）男410～530万/mm³
女380～480万/mm³

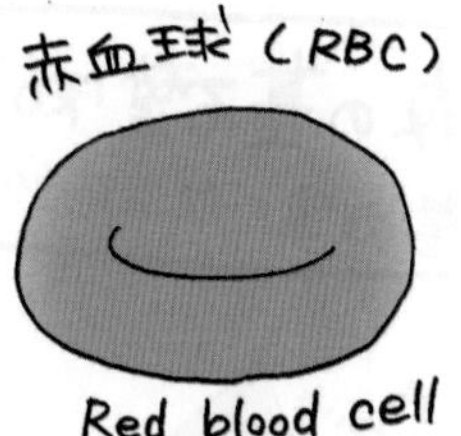

基礎知識

- 赤血球にはヘモグロビンが多く、酸素と結合することで酸素を全身に運搬する働きがあります。ちなみに、赤血球の赤色はヘモグロビンによるものです。
- 赤血球の基準値は男女で違い、
  男　410～530万/mm³
  女　380～480万/mm³
  となります。
- この赤血球数（＋ヘモグロビン）が少ない状態になると、貧血という状態になります。
- 試験対策としては、赤血球が酸素を運ぶこと、酸素はヘモグロビンの鉄と結合すること、そして基準値は最低限押さえておきましょう。

★★★

白血球の６種類の覚え方は？

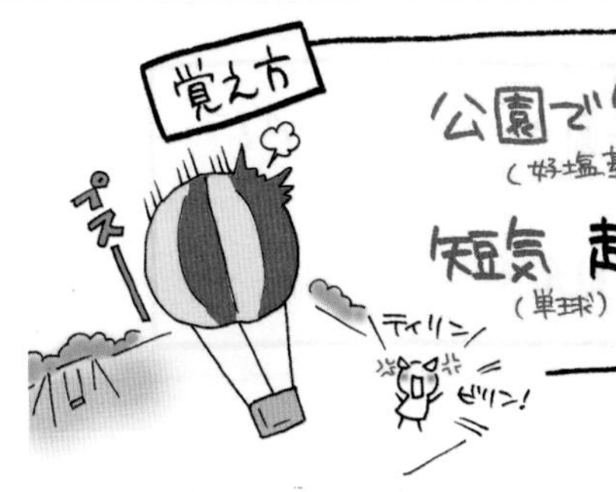

公園で気球
（好塩基球）

不幸中で降参
（好中球）（好酸球）

短気 起こして
（単球）

ティリン ビリン
（Tリンパ球）（Bリンパ球）

これで、白血球の種類をすべてまとめて覚えてしまいましょう！
「公園で気球」以外は、「球」がついていませんが、最後はすべて「球」がつくことも覚えておきましょう。
あと、ティリンの後は、ビリンですよ！　バリン！じゃないので気をつけてくださいね。

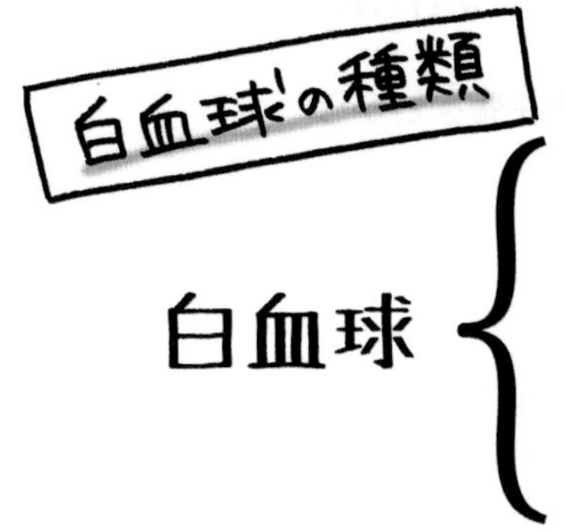

好塩基球
好酸球
好中球
Tリンパ球
Bリンパ球
単球

がある

種類

- 白血球は以下の６種類があります。
  ・好塩基球　・好中球　・好酸球　・単球　・Ｔリンパ球　・Ｂリンパ球
  となります。
  ・好塩基球、好中球、好酸球を合わせて、顆粒球と呼びます。
- なお、Ｔリンパ球とＢリンパ球を合わせて「リンパ球」として、５種類と表現される場合もありますので、注意しましょう。
- 試験対策としては、ただ単純に６種類の単語をすべて覚えてしまいましょう。
  その後に、それぞれの役割や特徴も覚えていく必要がありますが、その前に６種類を覚えることが先ですね。

血液・造血器

★★★

白血球の働きと基準値の覚え方は？

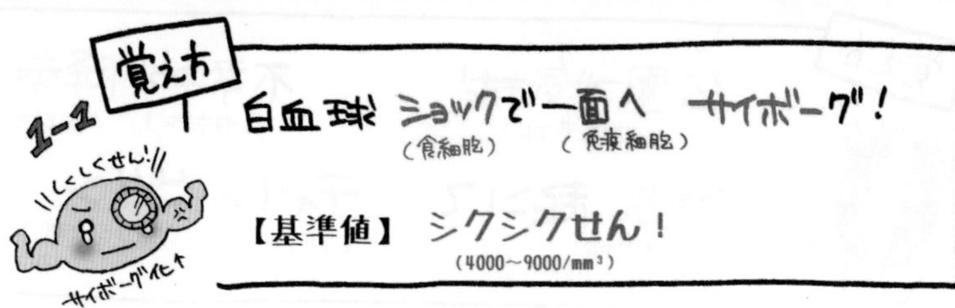

これで、白血球の働きと基準値をまとめて覚えておきましょう！

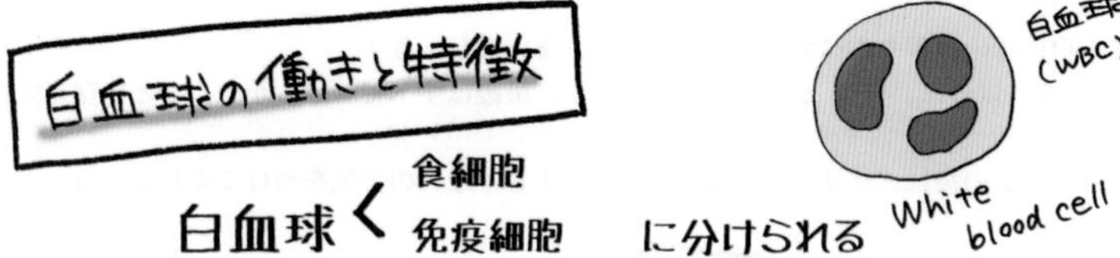

体内に入ってきた異物、微生物などから体を守る。

【基準値】4000〜9000/mm³

働きと特徴

- 白血球は、体内に入ってきた異物、微生物などから体を守るという働きがあります。
  また、白血球は食細胞と免疫細胞に分けられます。
  - ・食細胞 ⇒ 異物を細胞内に取り込む。
  - ・免疫細胞 ⇒ 異物に反応する細胞。体を異物から守る。
- 白血球の基準値は
  4,000 〜 9,000/mm³
  ＊妊婦は 10,000 〜 20,000/mm³ 程度の高い値を示すことがある。また、たばこや運動等で値が高くなることがある。
  となります。
- 数値が基準値より高い場合は、
  ・腎盂腎炎 ・悪性腫瘍 ・慢性骨髄性白血病
  などの疾病の可能性があります。
- 数値が基準値より低い場合は、
  ・インフルエンザウィルス感染 ・急性白血病 ・悪性貧血 ・全身性エリテマトーデス
  などの疾病の可能性があります。

単球の働きと特徴の覚え方は？

★★★

覚え方
サァッ!!
卓球で 真っ黒じーじは 貪欲です
（単球）
（マクロファージ）
（貪食）
10 0

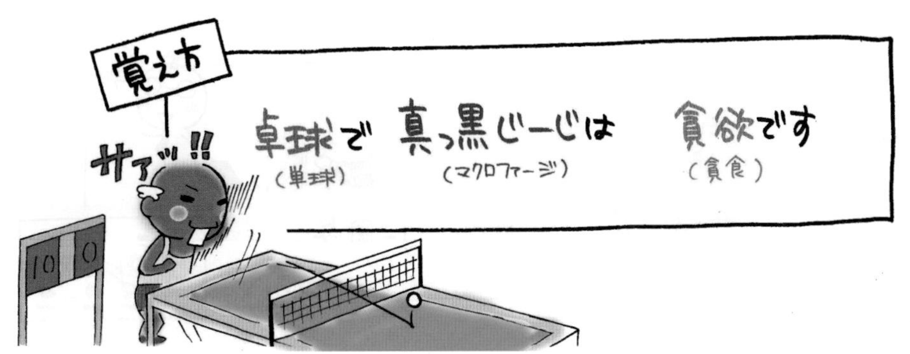

これで、単球の特徴をすべて押さえてしまいましょう！
「真っ黒じーじ」と「マクロファージ」はちょっと強引ですが、マークシート問題であれば、問題文を見ただけで、すぐに思い出せればOKです（完全に覚えるのが理想ですが…）。
また、貪食（どんしょく）という用語は、普段使わないので耳慣れないものですが、貪欲と同じ文字を使っていますので、合わせて関連づけて覚えてみてくださいね。

単球の働きと特徴

- 単球は骨髄で作られ、血管外に遊走するとマクロファージに分化して貪食能を持つ。
- 白血球の中で一番大きい。
- 生体防御反応に関与する。

働きと特徴

●単球は骨髄で作られ、血管外に遊走すると、マクロファージに分化して、貪食能を持ちます。
●また、白血球の中で一番大きく、生体防御反応に関与します。
　＊マクロファージ　→　白血球の一種で、大型の食細胞。
●試験対策として覚えておく必要があるのは、「マクロファージ」「貪食」。この２つの用語を「単球」と関連づけて必ず押さえておきましょう。

★★★

Tリンパ球（T細胞）の働きと特徴の覚え方は？

覚え方
今日　先生　塾。
（胸腺）（成熟）
「サイボーグ　一面へ」に関与
（細胞性免疫）
今日 先生 塾なんだ〜
1-1

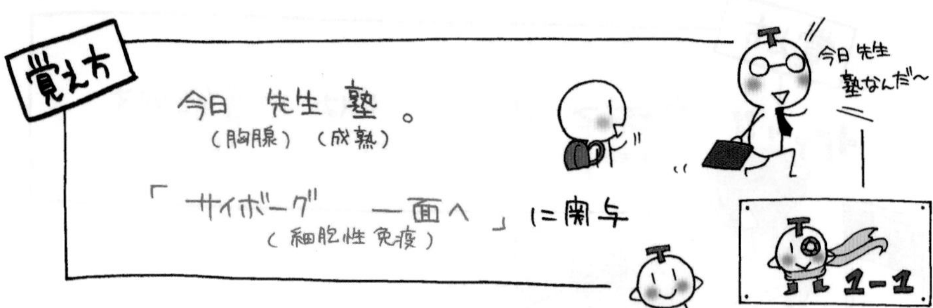

これで３つの重要キーワードを覚えることができますよ！
塾へ行くおかしな先生を想像しながら、繰り返してみてくださいね。

Tリンパ球の働きと特徴

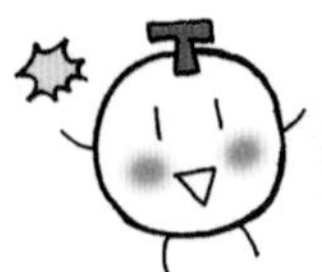

白血球の一種で、
Tリンパ球またはT細胞といわれる。

胸腺で分化、成熟し、細胞性免疫に関与する。

働きと特徴

- 白血球の一種で、Tリンパ球またはT細胞といわれます。ちなみに、医学用語を解説しているサイトでは、T細胞と表記されることが多いみたいです。
- Tリンパ球は、胸腺で分化、成熟し、細胞性免疫に関与します。
  ＊名称についている「T」は、胸腺を英語にした「Thymus」の頭文字が取られたものです。
- 試験対策として最低限、覚える必要があるキーワードは、「胸腺」「成熟」「細胞性免疫」の3つです。細胞性免疫で働くのは、キラーT細胞（細胞傷害性T細胞）です。

★★★

Bリンパ球（B細胞）の働きと特徴
の覚え方は？

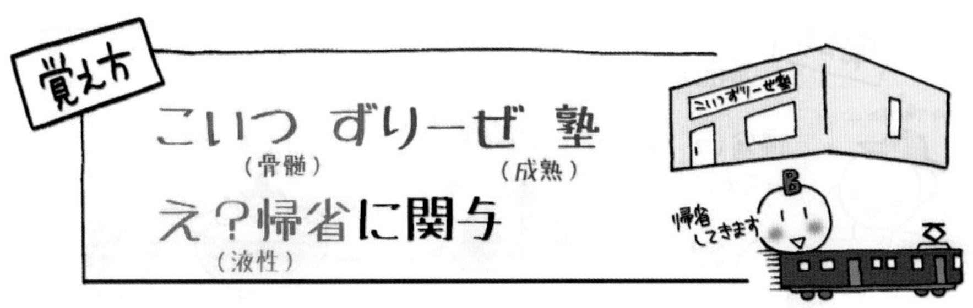

これで、Bリンパ球の働きと特徴をまとめて覚えてしまいましょう。
ちなみに、前述したとおり骨髄を連想させるBoneを覚えておけば、自然と「骨⇒Bone⇒Bリンパ球」という覚え方もすることができますよ。上の語呂と一緒に活用してみてくださいね。

Bリンパ球（B細胞）の働きと特徴

白血球の一種で、Bリンパ球またはB細胞と呼ばれる。
骨髄で分化、成熟する。
液性免疫に関与する。

ココ！

働きと特徴

- 白血球の一種で、Bリンパ球またはB細胞と呼ばれる。
- 骨髄で分化、成熟し、液性免疫に関与します。
- 試験対策として重要になる“骨髄”というワードがありますが、Bリンパ球の“B”は骨を英語にしたBoneの頭文字と同じです。ただし、Bが重なっているのは偶然のようで元々の語源は、器官の頭文字なのだそうです。
- 試験対策としては、「骨髄で成熟」「液性免疫に関与」という部分を押さえておきましょう。
- 液性免疫とは、B細胞が形質細胞に分化して、異物（非自己）と結合する抗体を産生する免疫です。

好酸球と好中球の働きと特徴の覚え方は？

★★★

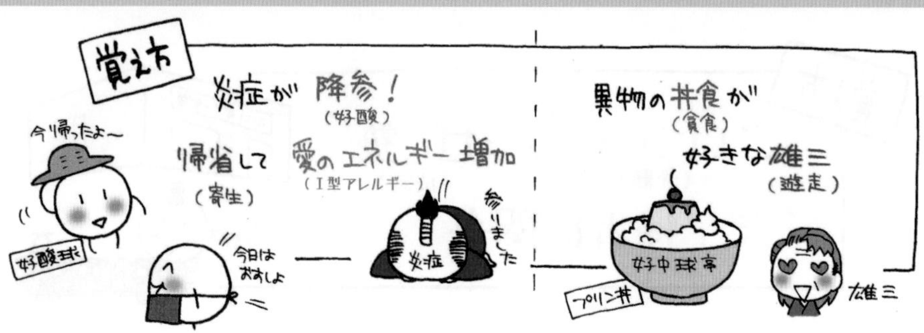

これで、好酸球と好中球の働きと特徴をまとめて覚えてしまいましょう！
特に「貪食」という単語は普段使わないようなものなので、「丼」とかけて確実に語呂で覚えてしまってくださいね。

好酸球、好中球の働きと覚え方

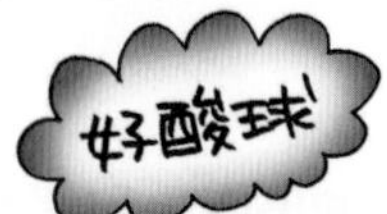

炎症を鎮める働きがある。
寄生虫の侵入、Ⅰ型アレルギーで増加する特徴がある。

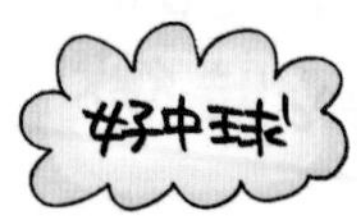

異物を貪食殺菌して消失させる働きがある。
遊走運動が盛んで初期の生体防御体制を整える。

働きと特徴

- 好酸球の働きと特徴
  炎症を鎮める働きがある。
  寄生虫の侵入、I型アレルギーで増加する特徴がある。
- 好中球の働きと特徴
  異物を貪食（どんしょく）殺菌して、消失させる働きがある。
  遊走運動が盛んで、初期の生体防御体制を整える。
  ＊貪食⇒むさぼり食うこと。
- 好酸球と好中球は、ともに白血球の一種です。
- 2 種類を同時に紹介しているので、覚えることも多いのですが、一つずつ確実に覚えていきましょう。

★★★

好塩基球の働きと特徴の覚え方は？

覚え方

サツキが竜が免疫に関与
（殺菌作用）（顆粒）

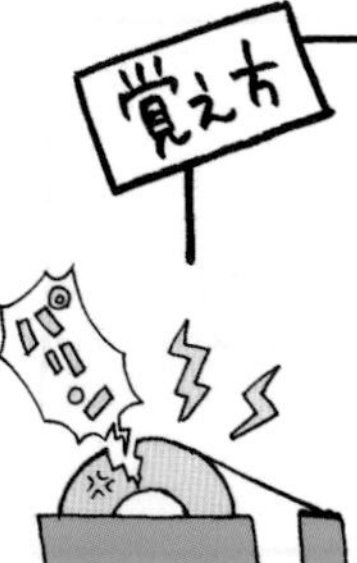

セロテープが　ヒスって　パリン
（セロトニン）（ヒスタミン）（ヘパリン）

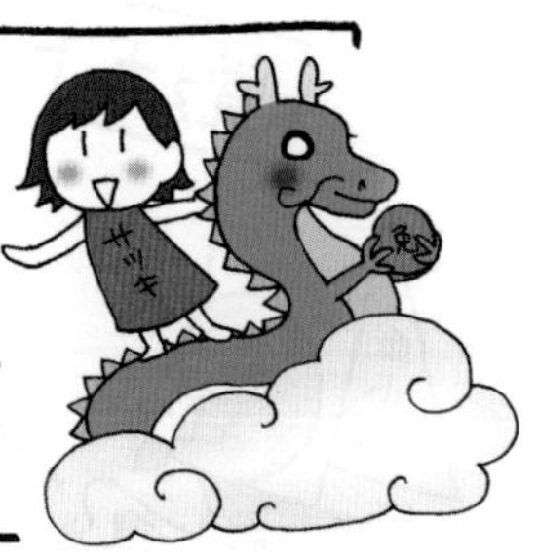

これで、好塩基球の働きと特徴を一気に覚えてしまいましょう！
特にセロトニン・ヒスタミン・ヘパリンは忘れやすいところなので、何度も繰り返して頭に叩き込んでおきましょうね！

好塩基球の働きと特徴

好塩基球…殺菌作用がある顆粒を持つ。
免疫反応に関与している。
セロトニン、ヒスタミン、ヘパリン等を含む。

働きと特徴

- 好塩基球は、殺菌作用がある顆粒（かりゅう）を持ち、免疫反応に関与しています。
- この顆粒には、セロトニン・ヒスタミン・ヘパリン等が含まれます。
- 免疫反応の例としては、ヒスタミンがアナフィラキシー、蕁麻疹、気管支喘息などに関与しているとされています。わかりやすい言葉でいうと、アレルギー反応を引き起こすことがあるということですね。
- 試験対策としては、好塩基球が顆粒を持つこと、免疫反応に関与していること、顆粒には主に３種の成分が含まれることを確実に押さえていきましょう。

★★★

血小板の働きと特徴の覚え方は？

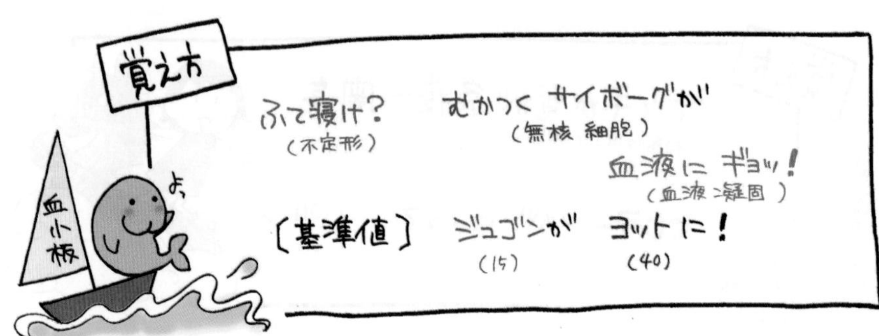

これで、血小板の働きと特徴について、主要なところを押さえることができますよ。ジュゴンがギョッとするんじゃないので、間違えないくださいね。ジュゴンはヨットと合わせて覚えてください！

・血小板は核を持っておらず、形も不定形　⇒　不定形の無核細胞

・血液凝固因子を持っており、血液凝固に関与している。

【基準値】15万～40万/mm^3

働きと特徴

- 血小板は、核を持っておらず、形も不定形です。これを「不定形の無核細胞」などといいます。そして、大きさは他の細胞と比較すると、小さいという特徴もあります。
- もう一つの特徴としては、血液凝固に関与していることがあります。簡単にいうと血を止める、止血作用があるということです。
- また、基準値は以下のとおりです。
  15 万～ 40 万 /mm^3
- 試験対策としては、「不定形の無核細胞」「血液凝固に関与」「基準値の数値」は、最低限押さえておきましょう。

★★

貧血の定義・ヘモグロビン（Hb）濃度の基準値の覚え方は？

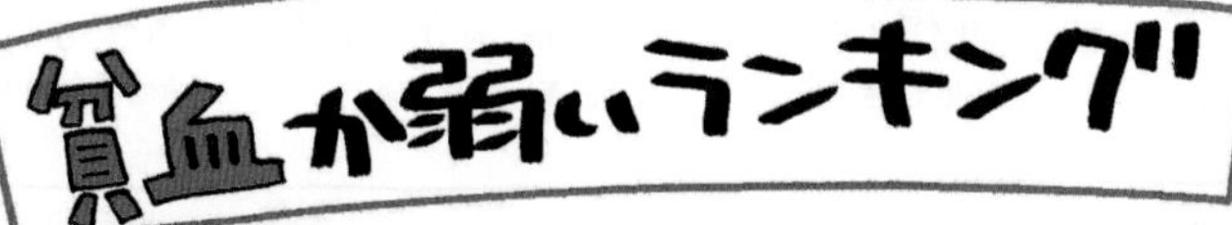

覚え方

1位　妊婦
（11g/dL未満）

2位　成人女性
（12g/dL未満）

3位　成人男性
（13g/dL未満）

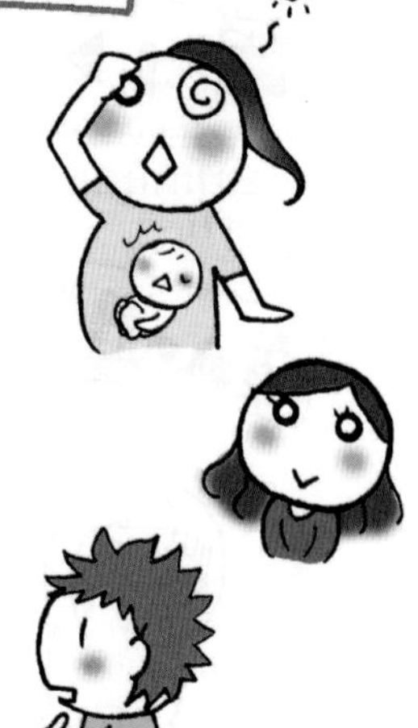

こんな感じで、それぞれ順位と下１ケタの数字を関連させて覚えてみましょう。
数字が一つずつ上がっていくので、語呂がなくても比較的覚えやすいと思いますが、より確実に覚えるようにしておいてください。

定義

- ヘモグロビン（Hb）濃度の基準値を下回った場合に、貧血と定義されることになります。
  基準値は以下のとおりです。
  - ・妊　婦　⇒　11g/dL 未満
  - ・成人女性　⇒　12g/dL 未満
  - ・成人男性　⇒　13g/dL 未満
- 成人は男性と女性だけではなく、女性は妊婦の場合に、基準値が別に設定されていることに注意しましょう。
- ちなみに…「g/dL」は、「グラム・パー・デシリットル」と読みます。

貧血の種類の覚え方は？

★★★ 必修

覚え方
げほ
げっほ

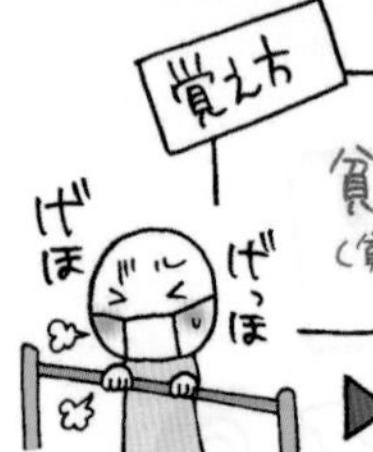

貧血で　鉄棒したら　今日咳が出たのを　再生。
（貧血）　（鉄欠乏性貧血）　（巨赤芽球性貧血）　（再生不良性貧血）

これで、貧血の種類名称を3つまとめて覚えることができますよ。それぞれの原因については、鉄欠乏性貧血は名称そのままでわかりやすいので、巨赤芽球性貧血と再生不良性貧血だけ覚えればOKですね。

貧血の種類

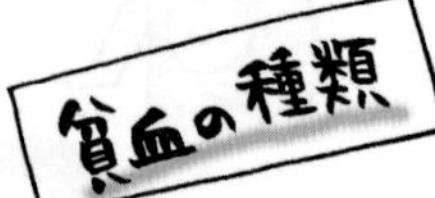

貧血の主な種類は以下のとおり。

- 鉄欠乏性貧血
- 巨赤芽急性貧血
- 再生不良性貧血

立ちくらみ

貧血とは…
成人女性
ヘモグロビン濃度12g/dL未満
成人男性
ヘモグロビン濃度13g/dL未満

幼児・妊婦
ヘモグロビン濃度11g/dL未満

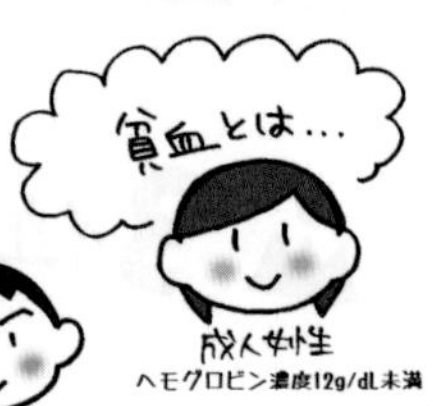

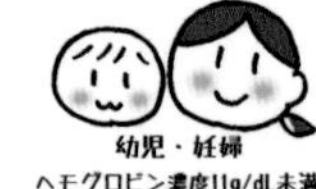

種類

- 貧血は、ヘモグロビン濃度が基準値を下回ったときに発生する症状です。貧血が起こり、ヘモグロビンが減少すると、動悸・息切れ・易疲労感が現れます。
- 貧血は、下記のように分類されます。

〈鉄欠乏性貧血〉

体内で鉄が欠乏して、ヘモグロビンを作れなくなり起こる貧血です。鉄欠乏性貧血では、錠剤の経口投与または、静脈注射で治療を行います。錠剤内服により、便は黒色となります。

〈巨赤芽球性貧血〉

ビタミン B_{12} または、葉酸 の欠乏により起こる貧血です。

〈再生不良性貧血〉

骨髄機能の低下によって起こる貧血です。

- 試験対策としては、最低限3つの貧血の種類名称を覚えるようにしましょう。

★★★

貧血の治療の覚え方は？

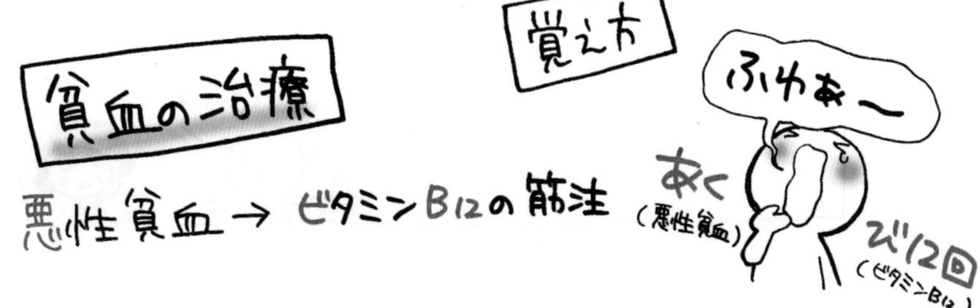

・再生不良性貧血→骨髄移植

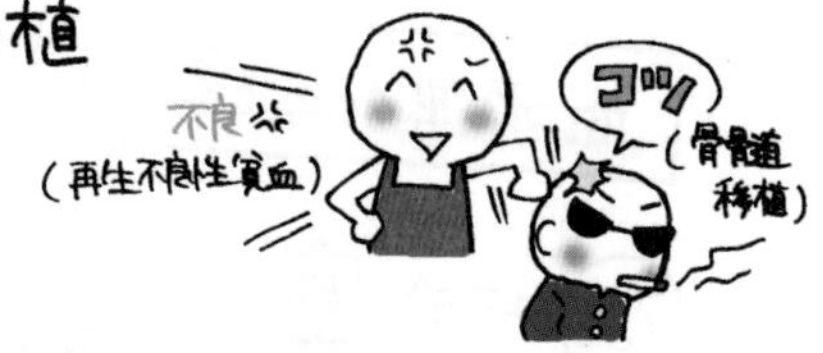

・溶血性貧血→副腎皮質ホルモン投与
脾臓摘出

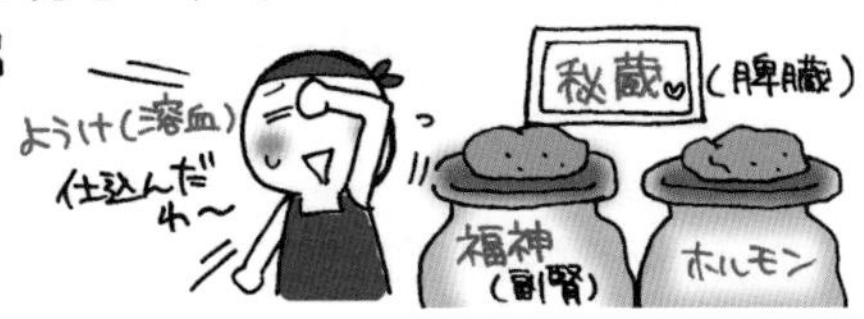

これで、覚えちゃってください。

悪性貧血とは？

●胃粘膜の萎縮で、内因子の分泌が低下し、ビタミン B_{12} が欠乏して起こる貧血のことです。ビタミン B_{12} の吸収には、胃の壁細胞から分泌される内因子が必要です。

●治療方法は…ビタミン B_{12} を筋肉注射により投与する。基本的には非経口投与を行います。

再生不良性貧血とは？

●骨髄機能が低下することにより起こる貧血のことです。

●治療方法は…骨髄移植

＊患者の年齢、症状により他の治療を用いる場合もあります。

溶血性貧血とは？

●赤血球が溶血（破壊）されることにより起こる貧血です。

●治療方法は…・副腎皮質ホルモン投与（自己抗体による場合）・脾臓摘出

★★

血液・造血器

血液型不適合輸血の症状の覚え方は？

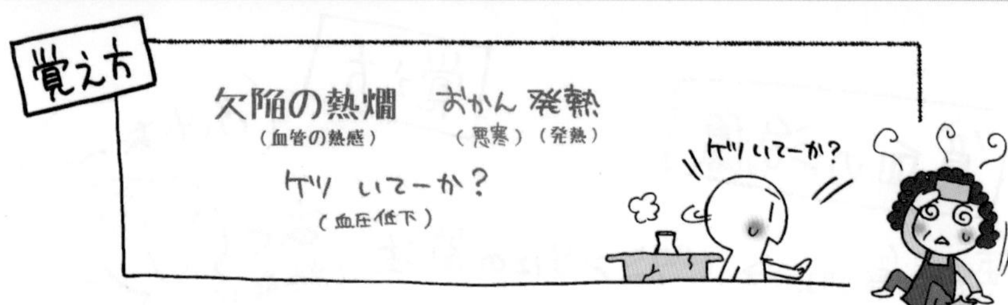

これで、重要度の高い４つの主要症状をまとめて覚えておきましょう。
また、余裕があれば、ヘモグロビン尿と意識障害も覚えておきましょう。

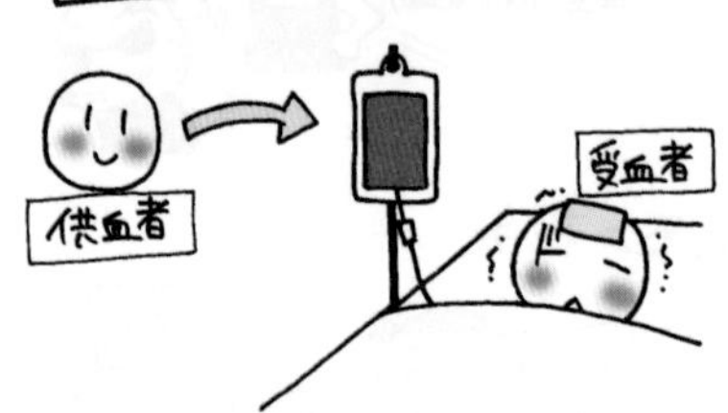

受血者と供血者間で血液型が不適合であると血液が溶血し

- 血管の熱感
- 悪寒
- 発熱
- 血圧低下
- 意識障害
- ヘモグロビン尿

などをきたし発見が遅れれば死に至る

血液型不適合輸血とは？

●受血者に違った血液型の輸血をしたときに起こる反応です。

●不適合血液に対して免疫系が反応することにより、重症となり命に関わることもあります。そのため、スタッフ間でダブルチェックを行い、異常があった場合には、ただちに輸血を中止することや、輸血開始後も適宜観察をすることが必要です。

●血液型不適合輸血時の症状としては、

・発熱
・意識障害
・悪寒
・ヘモグロビン尿
・血圧低下
・血管の熱感

などがあります。

●試験対策としては、すべて覚えておくのが望ましいです。しかし、今回は特に重要なものと考えられる「血管の熱感」「悪寒」「発熱」「血圧低下」の４症状を優先的に覚えていきます。

白血病の特徴と危険因子の覚え方は？

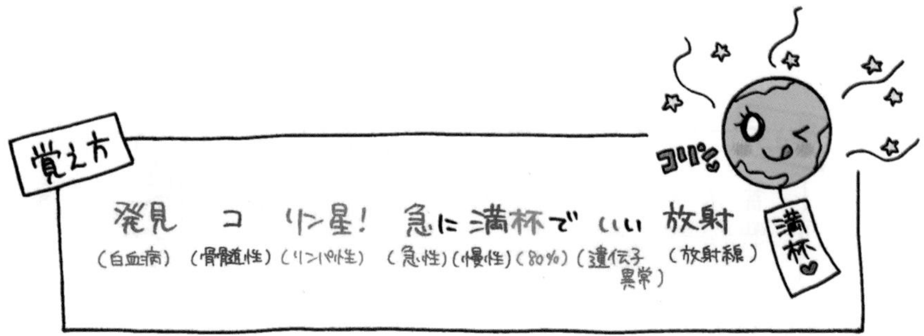

これで、白血病の特徴と危険因子をまとめて覚えてしまいましょう。

白血病の特徴と危険因子

リンパ性

骨髄性

白血病は骨髄性とリンパ性に分類され
日本では約80％が骨髄性。
また、それぞれが急性と慢性に分類され
日本では約80％を急性が占める。
主な危険因子は
遺伝子異常、放射線。

特徴と危険因子

- 白血病とは、白血球などの造血細胞が自律的に増殖して、正常な造血が阻害される病態のことです。
- 白血病の重要性が高い特徴としては、骨髄性とリンパ性に分類され、日本では約 80％が骨髄性となることです。骨髄性とリンパ性、それぞれがさらに以下のとおり、急性と慢性に分類されます。日本では約 80％を急性が占めます。

  〈白血病の分類〉

  ・急性骨髄性白血病（AML）　・急性リンパ性白血病（ALL）
  ・慢性骨髄性白血病（CML）　・慢性リンパ性白血病（CLL）
- 治療は、化学療法や輸血、骨髄移植などが行われます。
- 主な危険因子は、遺伝子異常と放射線になります。

★★

悪性リンパ腫の症状の覚え方は？

覚え方
首 6つが リンパを 主張！
(頸部) (無痛) (腫脹)
寝汗 出すぎて 体重減少
リンパ!
リンパ!
リンパ!
リンパ!
リンパ!
リンパ!

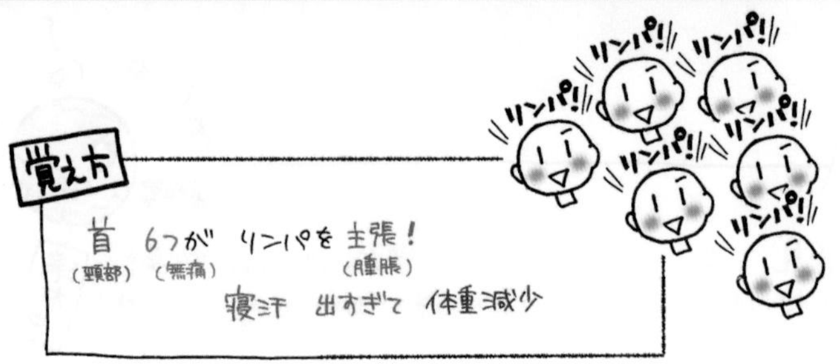

これで、覚えてみましょう！
リンパ節腫脹は“無痛”ということが特徴なので、6つ（無痛）というキーワードは忘れないようにしてみてください。ここで挙げた3症状は重要なので、確実に押さえておきましょう。
余裕があれば、さらにプラスして、発熱と全身掻痒感の2症状も覚えておけば理想的です。

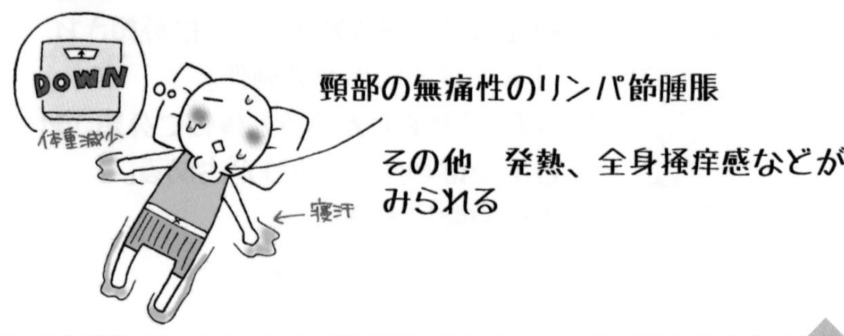

症状

- 悪性リンパ腫の症状としては、
  - 頸部の無痛性のリンパ節腫脹
  - 体重減少
  - 多量の寝汗
  - 発熱
  - 全身掻痒感（かゆみ）

  などがみられます。
- 試験対策として、今回は特に重要度の高い「頸部の無痛性のリンパ節腫脹」「体重減少」「寝汗」の3症状を覚えてみましょう。

★★

悪性リンパ腫の診断の覚え方は？

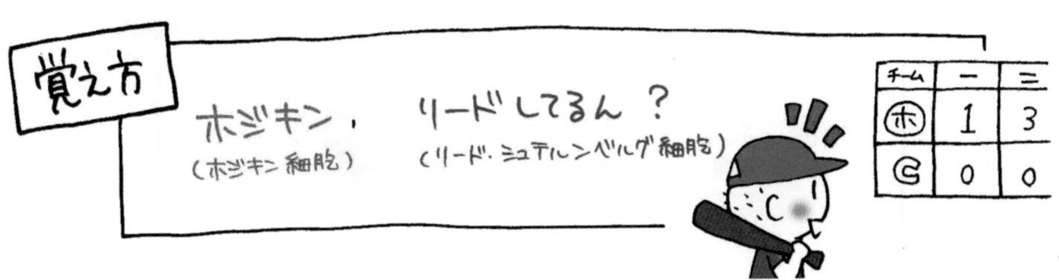

覚え方は上記のとおりですが、特に覚えづらいのはリード・シュテルンベルグ細胞でしょう。こちらは、なんとなくでも覚えておけるように「リードしてるん？」と語感で覚えてみましょう。

悪性リンパ腫診断

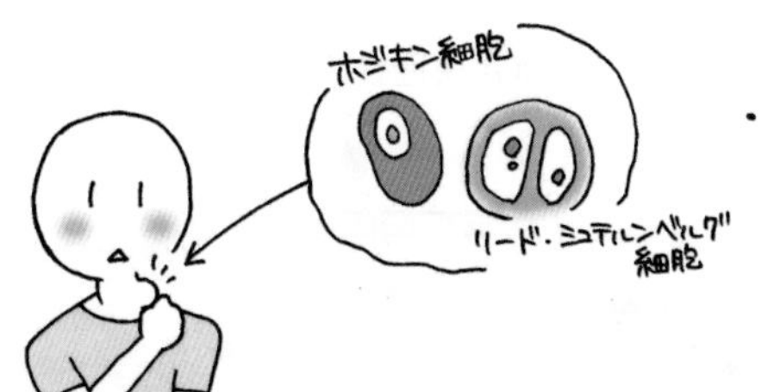

・悪性リンパ腫はリンパ球の腫瘍性増殖性疾患

・リンパ節生検でホジキン細胞、リード・シュテルンベルグ細胞が認められるのが「ホジキンリンパ腫」

診断

●悪性リンパ腫は、リンパ球の腫瘍性増殖性疾患のことで、簡単にいえば血液の癌です。

●診断方法は、リンパ節生検を行い「ホジキン細胞」「リード・シュテルンベルグ細胞」が認められるか否かにより判断されます。

●試験対策としては、検査方法である「リンパ節生検」、そして「ホジキン細胞」「リード・シュテルンベルグ細胞」という細胞２種の名称を記憶しておく必要があります。

浮腫の原因４種の覚え方は？

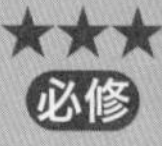

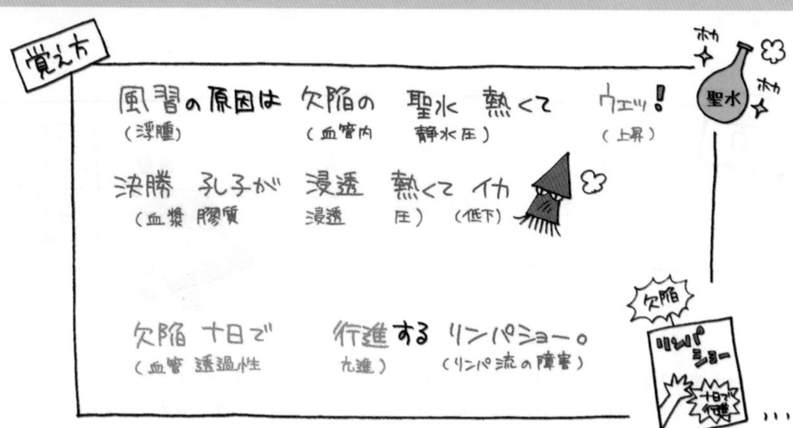

語呂にしてみても、かなーり長いものになりますが、これで浮腫の原因４種をまとめて覚えてみてください。特に血管内静水圧と血漿膠質浸透圧については上がったときか、下がったときのどちらが原因となるのかも、あわせて覚える必要がありますので、注意してください。

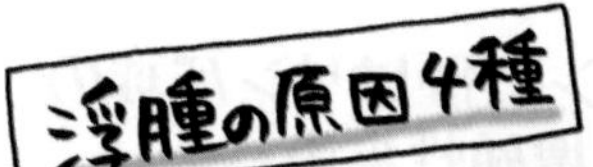

浮腫の原因は以下の４つに分類される。

↑血管内静水圧の上昇

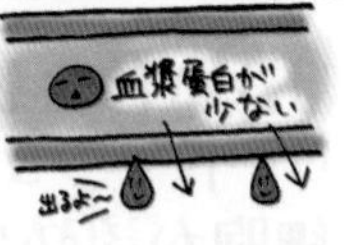

↓リンパ流の障害

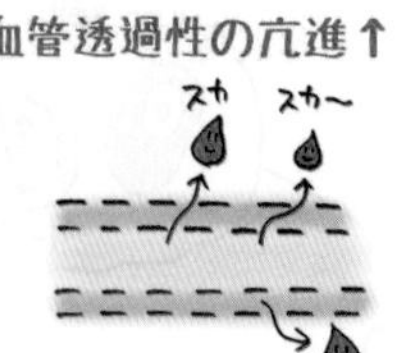

原因４種

- 浮腫は、体内の水分が増加し、むくみを起こした状態のことです。
- 原因としては、以下の４種に大別されます。
  - ・血管内静水圧の上昇　・血漿膠質浸透圧の低下　・血管透過性の亢進　・リンパ流の障害
- 浮腫は、全身性（うっ血性心不全、腎不全など）と局所性（深部静脈血栓症、下肢静脈瘤など）があります。
- 浮腫の原因は、上記で紹介したとおり、さまざまあるため、原因となる疾患に応じた「安静療法」「食事療法」「薬物療法」が必要となります。

★★★

肝臓の働きと基礎知識の覚え方は？

覚え方
エーゲ海で 短銃と ビール瓶 放ーるもん
（栄養素） （解毒） （胆汁生成.排泄） （ビリルビン代謝） （ホルモン代謝）

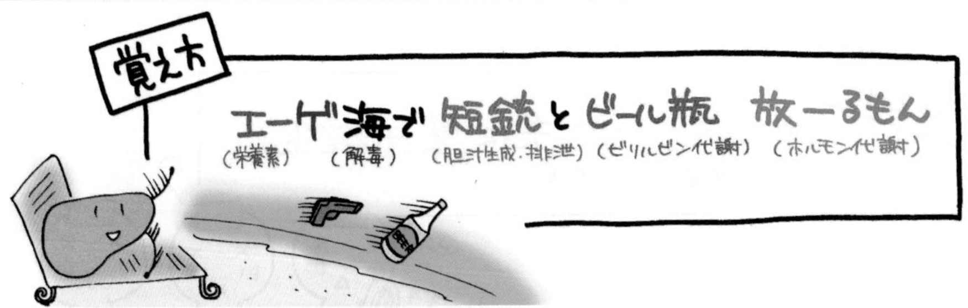

肝臓の働きは比較的多くて、どれも重要なので、まとめて覚える必要があります。
上記の語呂で、一気に覚えられますので、覚えるまで何回でも繰り返しましょう！

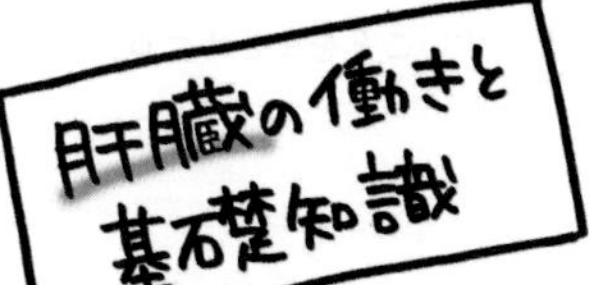

肝臓は人間の内臓の中では、一番大きく腹部右上に位置する。

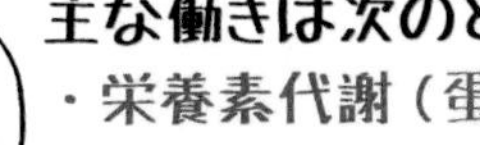

主な働きは次のとおり。
- 栄養素代謝（蛋白代謝）
- 解毒作用
- 胆汁生成、排泄
- ホルモン代謝
- ビリルビン代謝

基礎知識

●肝臓は、人間が持つ内臓の中では、一番大きく腹部右上に位置します。正面からみると、胃のカーブしているラインに乗っかっているような位置なので、胃に乗っかってるってイメージすれば、位置は覚えやすいと思います。

●肝臓が果たす働きは多く、主なものは次のとおりです。

- 栄養素代謝（グリコーゲン、コレステロール生成）
- 解毒作用（アンモニアを尿素に解毒）
- 蛋白代謝（アルブミンや血液凝固因子生成）
- 胆汁生成、排泄
- ホルモン代謝
- ビリルビン代謝

●今回は試験対策として、肝臓の働きをすべてまとめて覚えてしまいます。

★★★

A 型肝炎ウイルスの特徴の覚え方は？

覚え方
けっこう　がキ共に　集団発生
（経口感染）　（生がき）
生がき

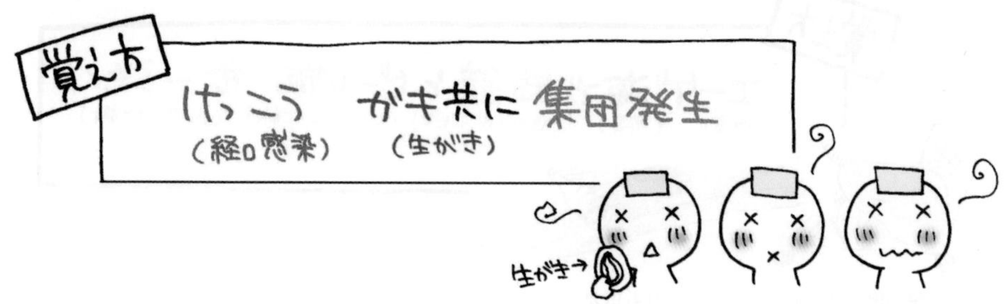

試験対策としては、重要になる感染源と感染原因、そして集団発生しやすいことをまとめて覚えてしまいます。

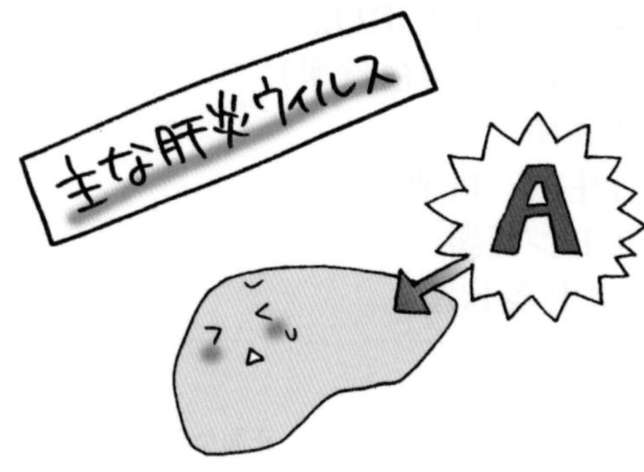

【A型】
・感染経路・・・経口感染
・感染源として生がきがある
・若年者に多く発症する
・慢性化再発はない

A 型肝炎ウィルスとは？

- A 型肝炎の原因となるウィルス。
- 症状としては、黄疸・発熱・腹痛・下痢・嘔吐・全身の倦怠感などがあります。
- 子どもの症状は軽いことが多く、高齢になるほど症状が重くなる傾向があります。
- 4 ～ 8 週間程度で症状は治まり、慢性化再発はない。治癒した後は強い免疫が残されます。
- 感染源は経口感染で、日本では生の魚介類（特に牡蠣）が原因となることが多いです。
- A 型感染ウィルスに汚染された食品、飲料水により集団発生することがあります。

★★★

B 型肝炎ウイルスの特徴の覚え方は？

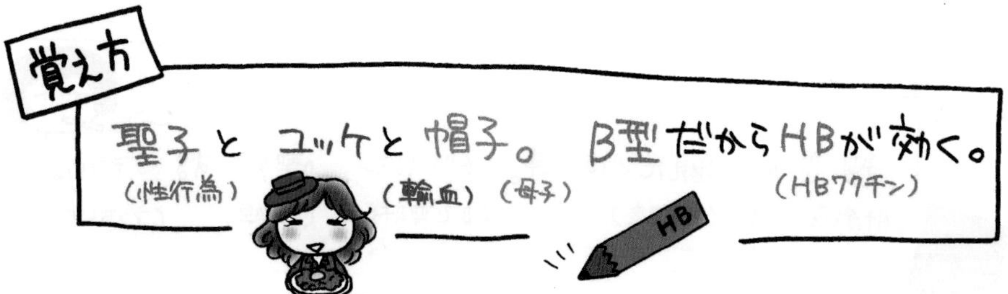

イラストのように「聖子とユッケと帽子。B 型だから HB が効く」で覚えてみてください。
「聖子とユッケと帽子」は、主な感染経路なので、確実に 3 種覚えておく必要があります。
「B 型だから HB が効く」は、B 型肝炎を予防する HB ワクチン（B 型肝炎ワクチン）を表わしています。

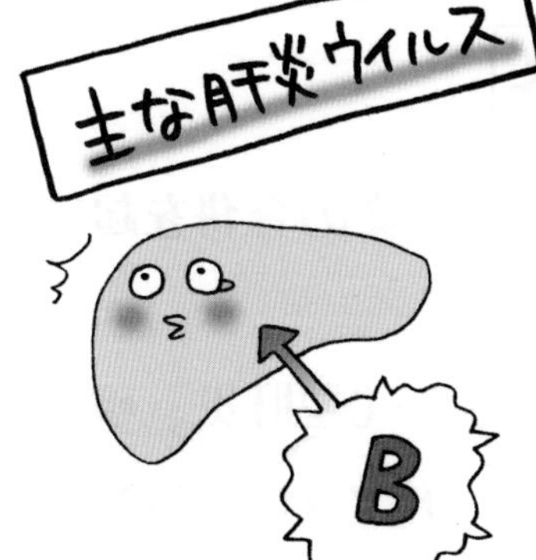

【B型】

- 感染経路は性行為、輸血、母子感染など
- HBワクチンが有効
- 劇症化しやすい

B 型肝炎ウィルスとは？

- B 型肝炎の原因となるウィルスで、HBV ともいわれます。
- 輸血等を原因として感染することが多いです。
- 日本では戦後から昭和終期まで、幼児期の予防接種時の注射器針の使いまわしにより、広範囲に、B 型肝炎ウィルスが蔓延しました。
- 感染者の 9 割以上は自然治癒しますし、特に思春期以降に感染した場合は、一過性感染で終ることが多く、慢性化することは少ないです。出産時に母子感染した場合は、慢性化しやすいです。
- 予防には、HB ワクチン（B 型肝炎ワクチン）が用いられます。

★★★

肝臓癌の特徴と危険因子の覚え方は？

覚え方

緩急が 観光では大事。ビシビシ 喫煙する アフロ。

（肝臓癌）（90%）（肝硬変） （B・C型肝炎）（喫煙） （アフラトキシン）

これで、肝臓癌の特徴と危険因子をまとめて覚えてしまいます。
アフラトキシンは覚えづらいと思いますが、選択問題であれば、最初の2文字「アフ」が思い出せれば、十分対応可能だと思います。

肝臓癌の特徴と危険因子

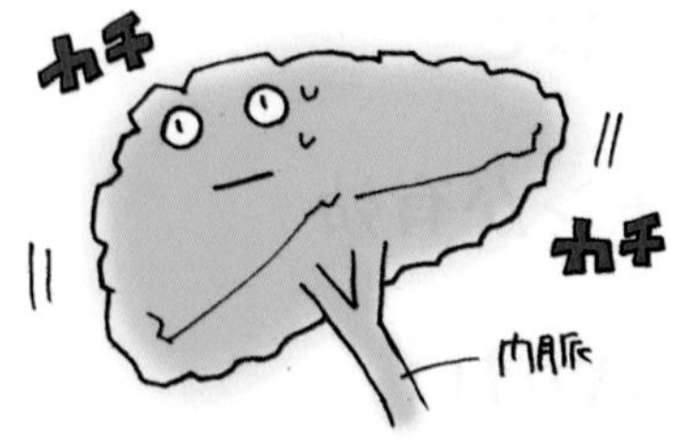

約90％が肝硬変の合併を起こす。

危険因子はB・C型肝炎、喫煙
アフラトキシン

特徴と危険因子

- 肝臓癌の大部分が肝細癌で、肝硬変の合併が多く（約90%）なっています。この点は試験対策としては非常に重要なので、必ず覚えておきましょう。
- 症状としては、肝腫大、右季肋部痛、黄疸、体重減少などの症状がみられます。
- 危険因子は、B・C型肝炎・喫煙・アフラトキシン（アフラトキシンはカビ毒の一種で、発癌性が高い）となります。そのため、B型肝炎、C型肝炎への感染予防と、持続感染者への予防が重要となります。
- 試験対策としては、肝硬変の合併が90%あることと、危険因子を覚えておきましょう。

肝細胞性黄疸の原因と上昇するビリルビンの覚え方は？

★

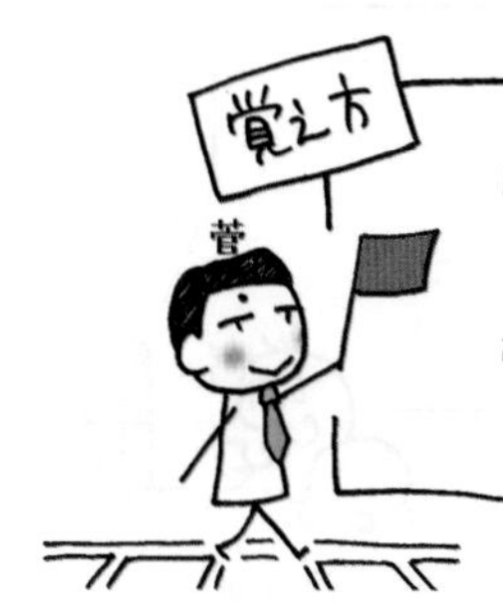

菅さん　横断。
（肝細胞性横断）

菅さん　障害で　直接ビール瓶。
（肝細胞障害）　（直接ビリルビン上昇）

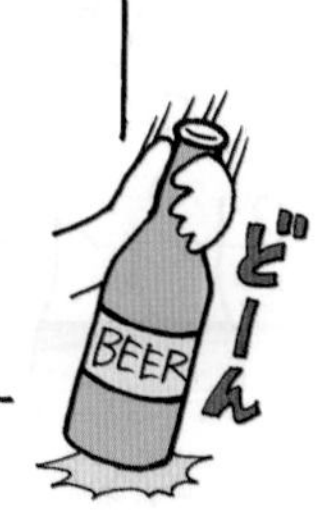

これで、肝細胞性黄疸について試験に出てきそうな基礎知識を覚えちゃいましょう！
菅さんは、民主党の元総理大臣の菅（かん）直人さんのことです。

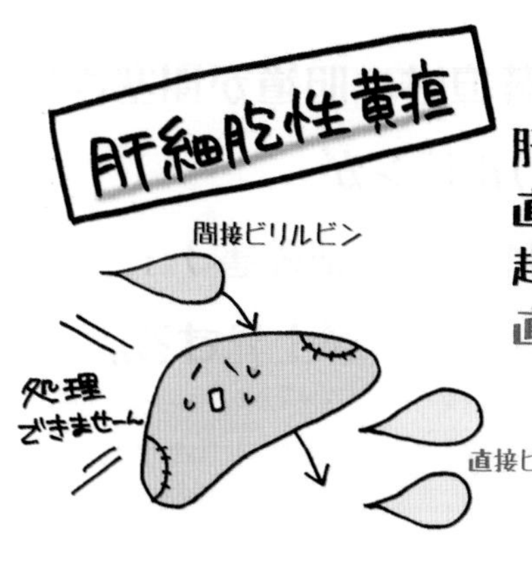

肝細胞性黄疸は、肝細胞障害により直接ビリルビンの排出機能が低下し起こる黄疸。直接ビリルビンが上昇する。

原因と上昇するビリルビン

- 肝細胞性黄疸は、肝炎、肝硬変症等により肝細胞が障害されると起こる黄疸です。
- 肝細胞障害により、直接ビリルビンの排出機能が低下しますので、結果として肝細胞性黄疸では、直接ビリルビンが上昇します。
- なお、直接ビリルビンが上昇すると掻痒感が出現しやすくなります（間接ビリルビンの上昇では、掻痒感が出ないのが普通）。
- 試験対策としては、肝細胞性黄疸という名称と、その原因、上昇するビリルビンがどちらか？（間接ビリルビン？直接ビリルビン？）を押さえるようにしましょう。

★★★

閉塞性黄疸の原因と上昇するビリルビンの覚え方は？

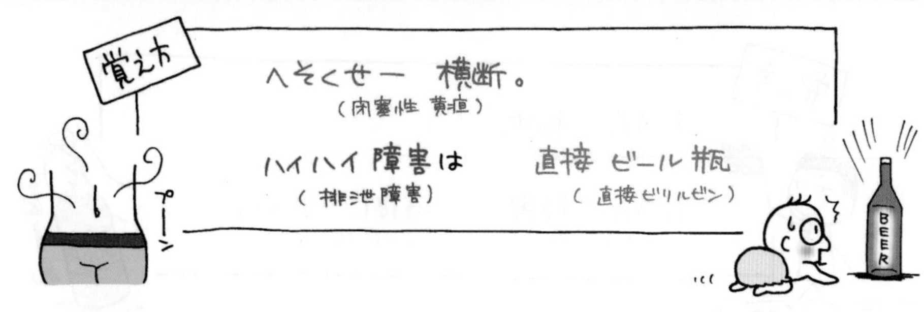

これで、試験対策として最低限押さえておきたい基礎知識をまとめて覚えることができますよ！その他の黄疸と混同したりしないように（特に上昇するビリルビンの種類）しましょうね。
もっと簡略的に覚えたいときは、「へそくせー障害。直接ビール瓶。（閉塞性黄疸　→　直接ビリルビン）」だけでも押さえておきましょう。

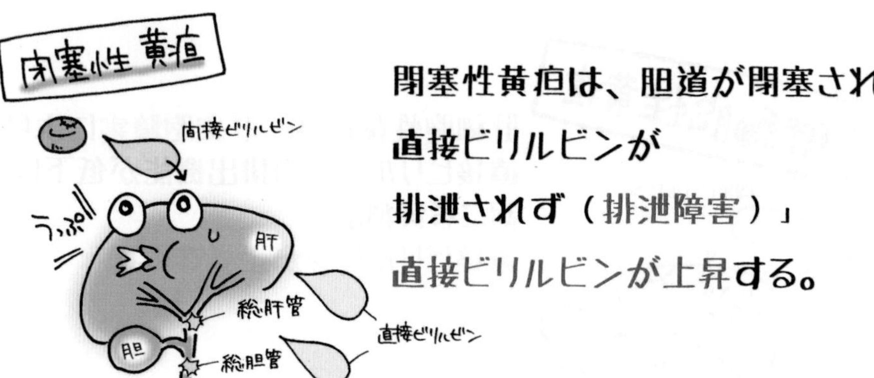

原因と上昇するビリルビン

- 閉塞性黄疸は、肝外の胆道（総胆管、総肝管）の閉塞により起こる黄疸です。
- 胆道の閉塞により、直接ビリルビンが排泄されなくなるため（排泄障害）、排泄されない直接ビリルビンが上昇します。
- 閉塞性黄疸では、超音波検査で、総胆管、総肝管などの拡張がみられます。
- 治療は、内視鏡的胆道ドレナージ（EBD）、経皮的経肝胆管ドレナージ（PTBD）により行われます。
- 試験対策では、閉塞性黄疸という名称と、その原因、上昇するビリルビンの種類を押さえるようにしましょう。

★★

溶血性黄疸の原因と上昇するビリルビンの覚え方は？

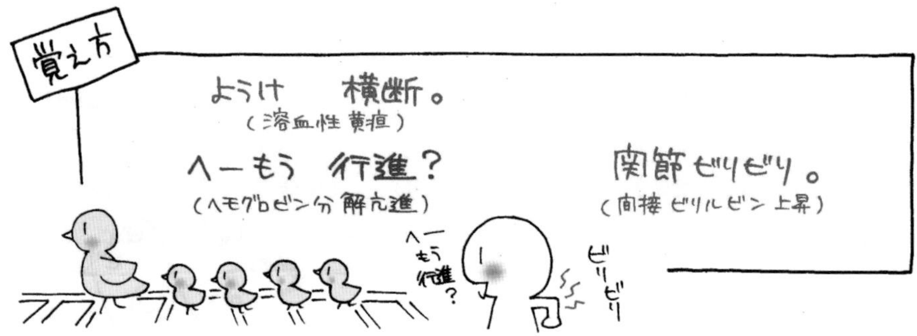

これで、溶血性黄疸の最低限の知識を押さえることができますよ！
「ようけ」ってもしかしたら地域によっては通じないかもしれないけど、「たくさん」という意味の方言です。

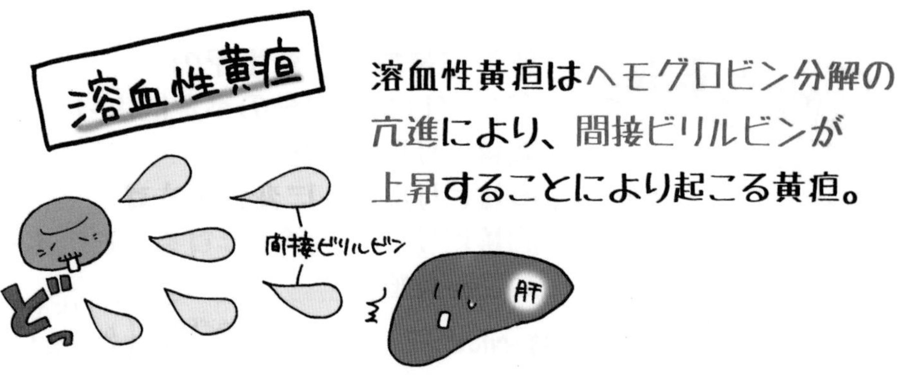

溶血性黄疸はヘモグロビン分解の亢進により、間接ビリルビンが上昇することにより起こる黄疸。

原因と上昇するビリルビン

- 溶血性黄疸は、溶血性黄疸や不適合輸血などで、赤血球（ヘモグロビン）が、急激に破壊されることで溶血が起こり、皮膚が黄染するものです。
- 赤血球が破壊されることを“溶血”というので、名称が「溶血性黄疸」になっていることを名称や原因も思い出しやすいと思います。
- 溶血性黄疸では、疲労感や動悸など、貧血の症状もよくみられます。
- 血液検査で治療法（光線療法、薬物療法など）が判断されます。
- 試験対策としては、溶血性黄疸という名称と、その原因、上昇するビリルビン（間接？直接？）を覚えるようにしておきましょう。

★★★

新生児黄疸の原因と上昇するビリルビンの覚え方は？

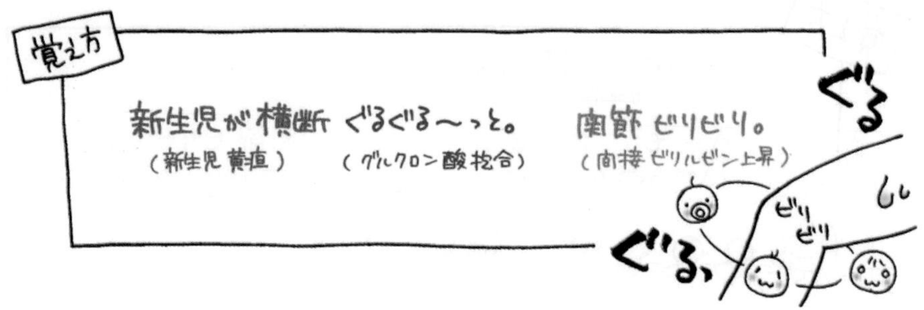

これで、新生児黄疸については、基礎的な部分を押さえることができますよ！
新生児が関節回りをぐるぐるーっと回っているところを、イメージして覚えてしまいましょう！

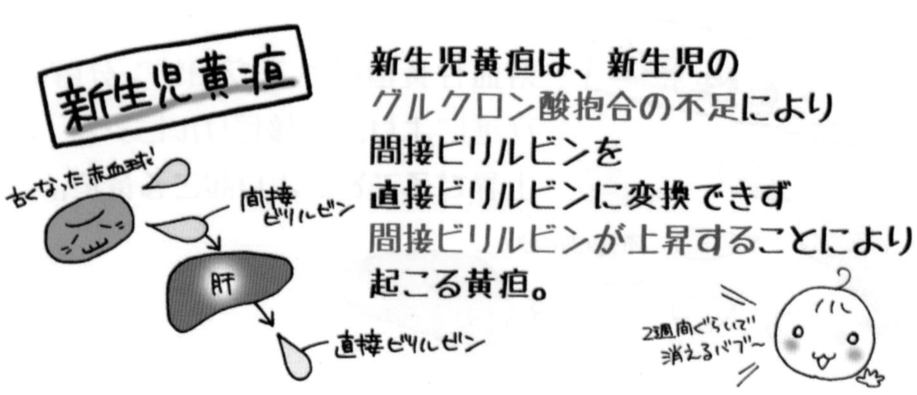

原因と上昇するビリルビン

- 新生児黄疸は、新生児のグルクロン酸抱合能の不足により、間接ビリルビンを直接ビリルビンに変換できず、間接ビリルビンが上昇することにより起こる黄疸のことです。
- 新生児黄疸は、出生後 3 〜 5 日で強くなり、2 週間以内で消失します。
- 経皮ビリルビン濃度測定法で、陽性であれば採血を行い、血清ビリルビン値を測定します。その結果により、光線療法、交換輸血などが治療として行われます。
- 試験対策としては、新生児黄疸という名称と、その原因、上昇するビリルビンがどちらか（間接ビリルビン？直接ビリルビン？）を覚えるようにしましょう。

★★★

胆嚢・胆道の解剖の覚え方は？

覚え方

総担架を解雇　ファンタNEW!
（総胆管）（開口部）（ファーター乳頭）
担架→

解雇！

オッディ活躍
（括約筋）
オッディ
短銃と水泳の
（胆汁）（膵液）
12市長流出調節
（十二指腸）

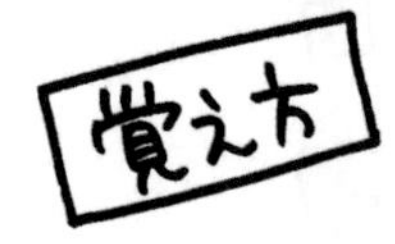

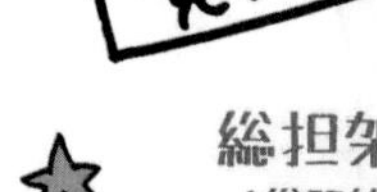

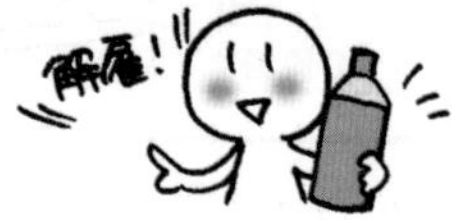

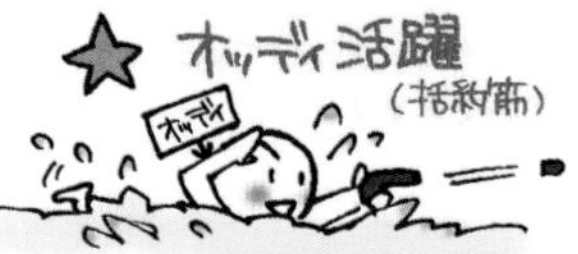

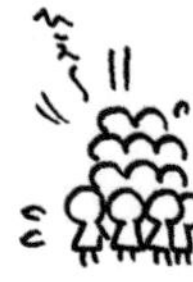

まずはファーター乳頭の場所は、「総タンカ（担架）を解雇」で覚えます。
次にオッディ括約筋の機能を「オッディ活躍。短銃と水泳の12市町流出調節」で覚えます。
覚える単語が多く、それぞれの関連性が把握しづらいのですが、上記の語呂で、まとめて覚えてしまえば、関連性で悩むことはなくなると思います。

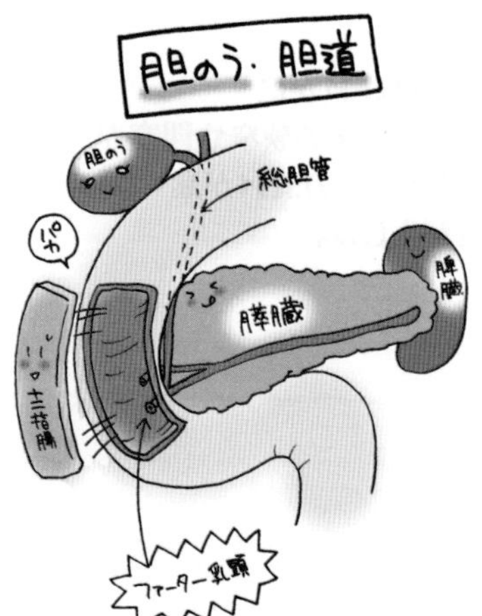

総胆管の開口部を
ファーター乳頭といい、
そこにあるオッディ括約筋によって
胆汁と膵液の十二指腸への
流出が調節される

解剖

- 総胆管の開口部をファーター乳頭といいます。
- ファーター乳頭にあるオッディ括約筋によって、胆汁（たんじゅう）と膵液（すいえき）の十二指腸への流出が調節されます。
- それぞれの単語の正確な把握と、それぞれの器官の関係性とその機能を覚える必要があります。完璧に覚えるのは少し大変です。語呂ですべてまとめて覚えるようにしましょう。

★★★

胆道の解剖「閉塞性黄疸」の覚え方は？

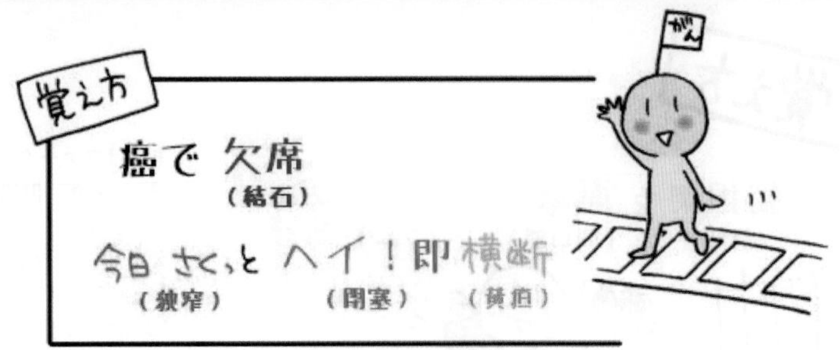

癌・結石は詰まりの原因なので、セットで覚えてしまいます。
胆道が詰まることを「狭窄・閉塞」と表現するので、これとその症状である黄疸を続けて覚えます。
試験対策としては、上記について一連の流れを確実に覚えておけば、安心できますよ。
今日さくっと覚えてしまいましょう！

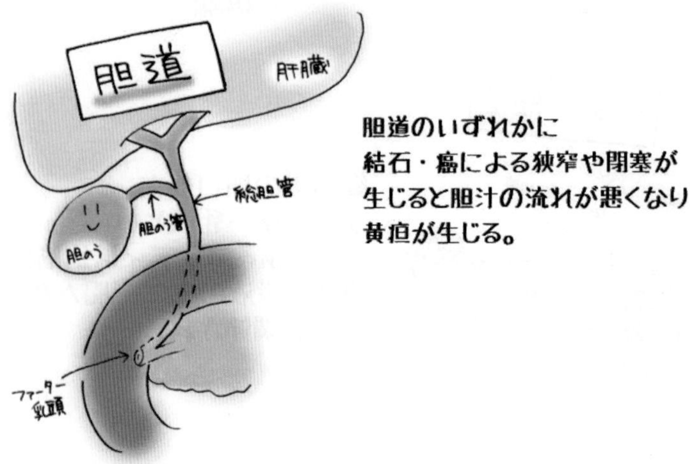

胆道のいずれかに結石・癌による狭窄や閉塞が生じると胆汁の流れが悪くなり黄疸が生じる。

解剖

- 胆道のいずれかに、結石・癌による狭窄や閉塞が生じると（つまり、胆道が詰まっちゃうと）、胆汁の流れが悪くなり、黄疸が生じます。
- 原因として一番多いのは結石。続いて癌（胆管癌・膵頭部癌等）。
- このような原因で生じる黄疸を閉塞性黄疸といいます。
- 黄疸以外の自覚症状としては、痒みや尿がコーラ色（胆汁が排泄されるため）になるなどがあります。
- 胆汁が十二指腸に排出されないことにより、便は灰白色便となります。

★★★

膵臓の働きと基礎知識の覚え方は？

覚え方
当日
（糖質）
タンの脂で
（蛋白質）（脂質）
ランゲルハンス島にて
（ランゲルハンス島）
決闘
（血糖調節）
タン
ランゲルハンス島

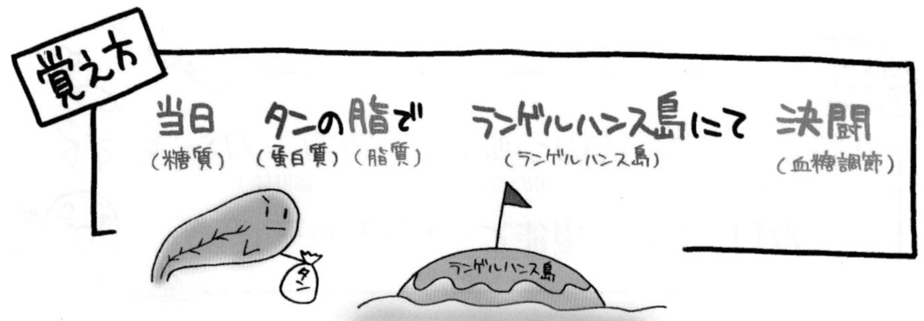

ランゲルハンス島は語呂にはなっていませんが、宮本武蔵みたいに“島で決闘”みたいなイメージをして覚えてしまってください。
その他は、繰り返しているうちに覚えてしまえると思いますよ！

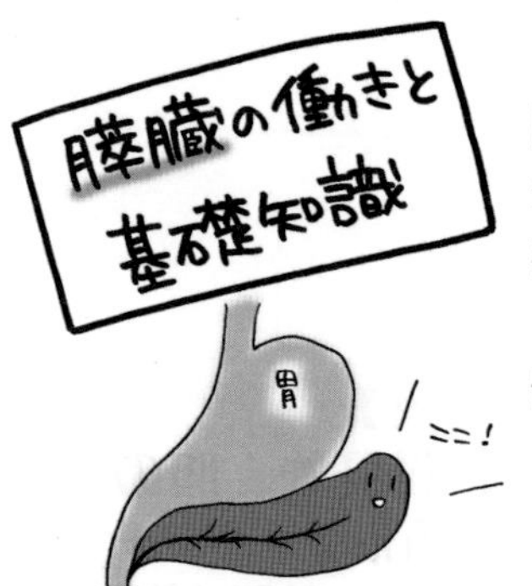

膵臓の働きと
基礎知識
胃
ミニ！

**膵臓は胃の下あたりに位置する内臓です。
全体の5％程度がランゲルハンス島で、
残りは外分泌部となります。**

働きは次の通り。
- 糖質、蛋白質、脂質分解
- 血糖調節（ランゲルハンス島）

基礎知識

- 膵臓は、胃の下あたりに位置する内臓です。
- 膵臓は、全体の5％程度がランゲルハンス島で、残りは外分泌部となります。
- ランゲルハンス島は、名称からも想像がつくかもしれませんが、膵臓の中で「島」の形をした細胞です。そして、ランゲルハンス島は、膵島や内分泌部と呼ぶ場合もあります。

  ＊「ランゲルハンス」は見つけた人の名前に由来。
- 働きは次のとおりです。
  - 糖質、蛋白質、脂質分解…外分泌される消化酵素の働き
  - 血糖調節（ランゲルハンス島）…α（A）細胞から分泌　グルカゴン→血糖上昇

    β（B）細胞から分泌　インスリン→血糖下降

ちょっと余談も記述していますが、試験対策としては膵臓の働きは確実に押さえておきましょう。

★★

カロー三角の覚え方は？

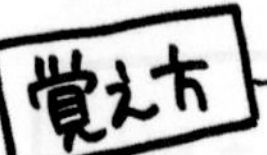

肝臓がエーン　胆のう噛んで　皆カンカン
（肝臓下縁）　（胆のう管）　（総肝管）

カローさん　堪能と　「うみゃー」
（カロー三角）　（胆のう動脈）

エーン

うみゃー♥

これで、重要な要素をすべてまとめて覚えてしまいましょう。
まず、カロー三角を構成する３つ（肝臓下縁・胆嚢管・総肝管）を覚えるのが先です。
次に肝臓下縁・胆嚢管・総肝管により作られる三角の名称がカロー三角。
そこに通るのが胆嚢動脈というわけです。
以上を覚えておけば、試験対策としては問題ないと思います。

カロー三角の覚え方

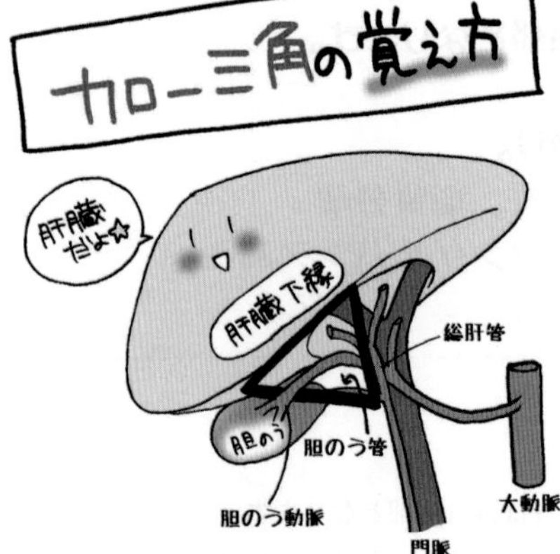

【カロー三角】
肝臓下縁、総肝管、胆のう管で作られる三角形。
この中を胆のう動脈が通る。

カロー三角とは？

- 肝臓下縁（かんぞうかえん）、胆嚢管（たんのうかん）、総肝管（そうかんかん）で作られる三角形の部分のこと。上記のイラストの黒い三角部分が、カロー三角。
- 三角の形ができるから、カロー三角と名づけられたということで、名称は難しい感じもしますが、意外と単純なものです。
- カロー三角の中を胆嚢動脈が通ります。

腎・泌尿器

★★★

腎臓の働きと基礎知識の覚え方は？

覚え方

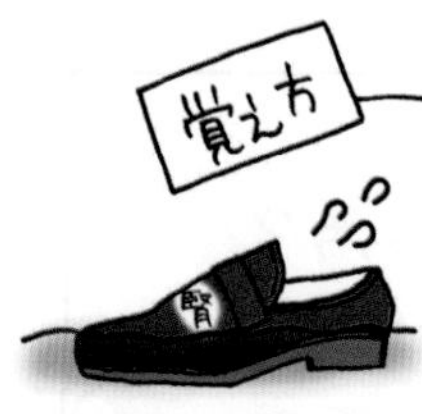

腎臓の ローファー おニューなのに
(老廃物) (尿)

水に 浸透 ピンチ！ 殿下は 退役
(水) (浸透圧) (ピーエイチ) (電解質バランス) (体液)

退役

これで、腎臓の機能などの基礎知識は最低限の部分がカバーできます。
おそらくは、腎臓が老廃物を尿として排出する機能があるという部分については、かなり基礎的な知識なので、語呂にするまでもなく記憶している人が多いと思います。なので、追加で「ペーパーが水に浸透、殿下が退役」の語呂を繰り返して、恒常性を維持する働きについても一緒に記憶できるようにしておきましょう。

腎臓の働き

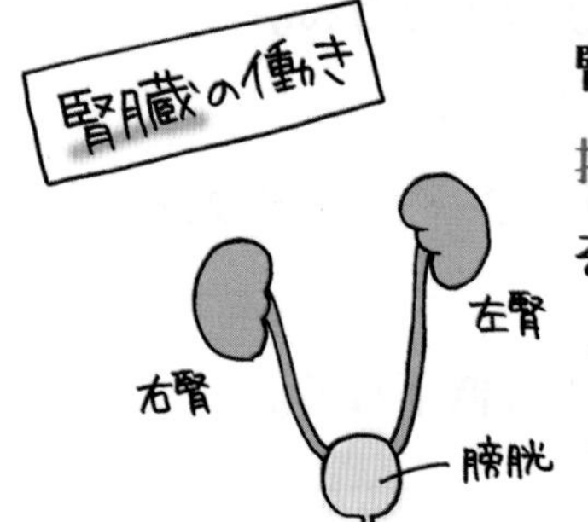

腎臓は血液中の老廃物を尿中に排出する機能がある。
その他に以下の調整を行う。

- 電解質バランス
- 浸透圧
- 体液量
- pH

基礎知識

- 腎臓は排泄処理を担う機能として、血液中の老廃物を尿として排出する機能があります。
- その他に、恒常性を維持する働きとして
  - ・浸透圧（血液浸透圧）
  - ・電解質バランス
  - ・pH
  - ・体液量

  の調節も行います。
- 試験対策としては、すべての知識が重要となってきますので、一気にまとめて覚えるようにしておきましょう。

★★★

腎機能の指標の種類の覚え方は？

覚え方
ジンが昨日…
至
急
そっち？
ジンが 昨日
（腎機能）
至急ニュース
（糸球体濾過量）
そっち？
（尿素窒素）

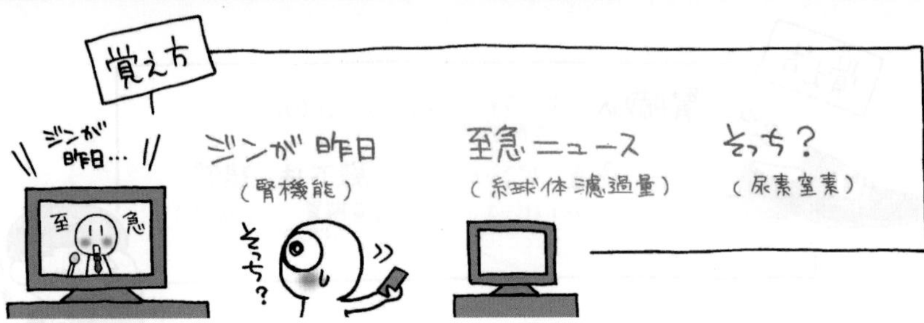

これで、腎機能の指標を２つとも一緒に覚えてしまってください。糸球体濾過量は、語呂としては中途半端ですが、取っかかりとして最初の文字だけでも覚えておけば、思い出しやすくなりますよ！　マークシートのテストなら、すべて暗記しなくても対応可能です！

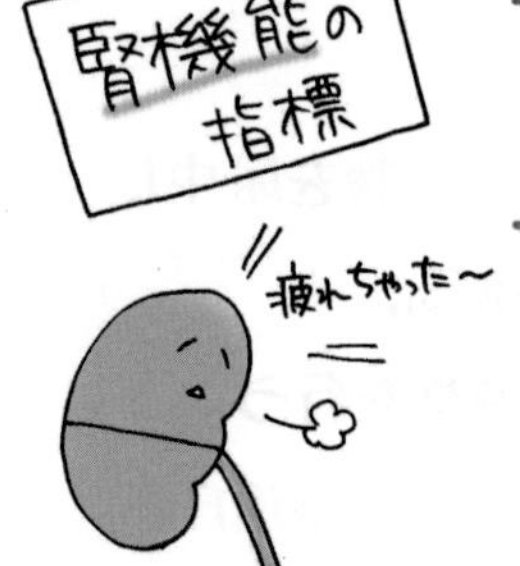

・尿素窒素（BUN）

腎機能低下により上昇する。

・糸球体濾過量（GFR）

Ccr（クレアチニン・クリアランス）で代用される

腎機能低下により低下する。

種類

●腎機能の指標には以下があります。

・尿素窒素（BUN）基準値：8 ～ 20mg/dL

腎機能低下により数値が上昇する。

腎臓の機能としては老廃物の排出（尿）があり、この数値を指標としたものです。

・糸球体濾過量（GFR）基準値：100mL/ 分

「しきゅうたいろかりょう」と読みます。

Ccr（クレアチニン・クリアランス）で代用されます。

腎機能低下により数値が低下する。

慢性腎臓病のステージ把握等に用いられます。

●試験対策としては、最低限腎機能の指標として２つの言葉を覚えておくようにしましょう。余裕があれば、それらの数値が意味するところまで把握できれば理想的です。

腎・泌尿器

★★★

ネフローゼ症候群の特徴と診断基準の覚え方は？

覚え方

むくんだ　ネフローゼ

タン 3.5 以上　アル 3 杯以下で

（蛋白尿3.5g/日）（アルブミン3g/dL以下）

コレ高ッ！

（高コレステロール）

ネフローゼ

むくみ〜

これで、ネフローゼ症候群の診断基準をまとめて覚えてしまいましょう。
特に数値は覚えづらいと思いますが、両方とも「3」という数字は共通しているので、どちらに「.5」がつくのか意識すると覚えやすいと思いますよ。

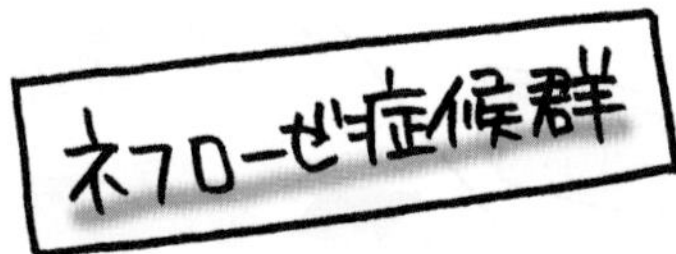

・高度の蛋白尿、低蛋白血症
高脂血症をきたす

・浮腫、蛋白尿3.5g/日以上
血清アルブミン3.0g/dL以下で
診断される

ネフローゼ症候群とは？

- 高度の蛋白尿、低蛋白血症、脂質異常症をきたします。
- 低蛋白血症から、血中の水分量が減り、浮腫（むくみ）がみられます。
- 診断は、
  - ・蛋白尿　1 日 3.5g 以上
  - ・アルブミン濃度が 3g/dL 以下

  で診断されます。また、高 LDL コレステロール血症と浮腫も参考にされます。
- 食事療法では、塩分制限と、低蛋白食、高カロリー食を摂る必要があります。

★★

腎・泌尿器

腎不全進行と腎性貧血との関連性の覚え方は？

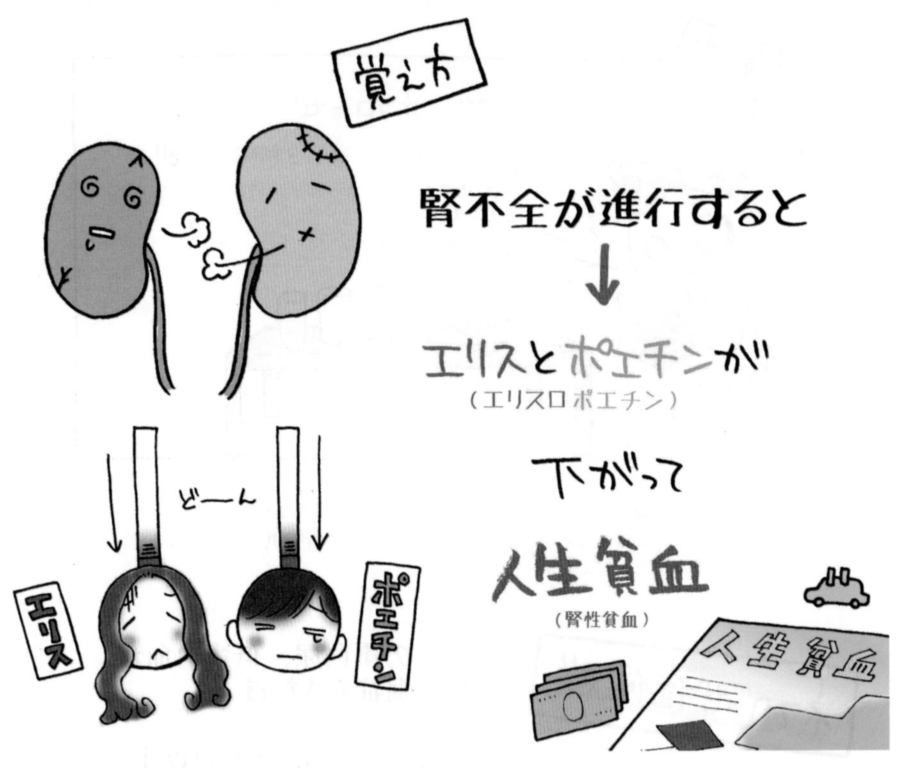

これで、覚えましょう。エリスとポエチンという２人の可愛い女の子をイメージしておけば、忘れにくいと思います♪

腎不全が進行すると？

腎不全が進行（腎臓の働きが低下）することで、腎臓で作られる造血因子であるエリスロポエチンが不足します。

その結果として腎性貧血となります。

腎性貧血とは？

- エリスロポエチンの低下により、赤血球が作られなくなり赤血球が足りない状態となります。これにより起こる貧血を、腎性貧血といいます。
- 以上の原因であるエリスロポエチンの低下と、その結果として起こる腎性貧血、という関係性をまとめて覚える必要があります（その他、糖尿病性腎症で腎性貧血になる人も多い）。

★★★

急性腎不全の症状と食事療法の覚え方は？

覚え方
腎不全　ケブンクレが 上がったよ
(K) (BUN) (Cr)
毎食　低蛋白高カロリー
うぷっ

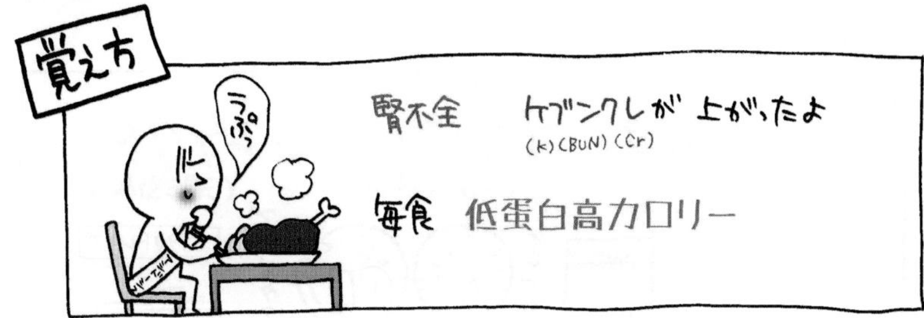

この形で、急性腎不全の症状と食事療法をまとめて覚えてしまいましょう。

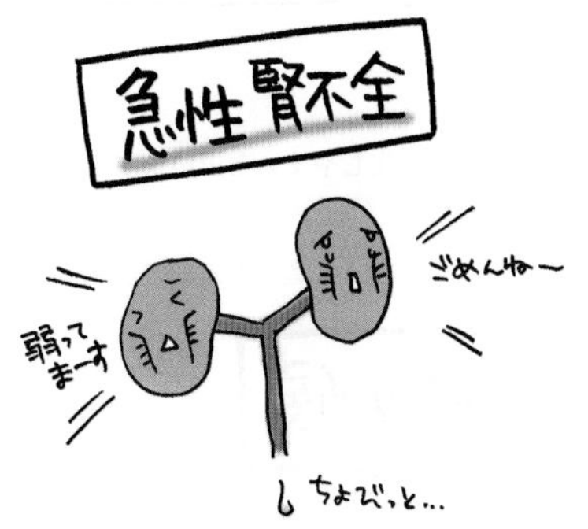

- 高窒素血症により嘔気、嘔吐がみられる。
- 血清Kが上昇する。
- 代謝性アシドーシスに至る。
- BUN、Cr値が上昇する。
- 食事療法は低蛋白高カロリー食

症状と食事療法

●急性腎不全になると、高窒素血症により、嘔気、嘔吐がみられます。

その他には、

・血清 K が上昇する。

・代謝性アシドーシスに至る。

・BUN（尿素窒素）、Cr 値（クレアチニン）が上昇する。

などの症状がみられるようになります。また、これらの数値の上昇により診断も行われます。

その他の治療と並行して、以下のような形で食事療法が行われます。

・低蛋白

・高カロリー

●腎前性腎不全である場合は、補液療法を、
腎性腎不全であれば、速やかに透析療法を、
腎後性腎不全である場合は、まず腎エコーで閉塞部位を確認します。

●治療によっても腎臓の機能が回復しない場合は、慢性腎不全に移行することが考えられます。

急性膀胱炎３つの症状の覚え方は？

★

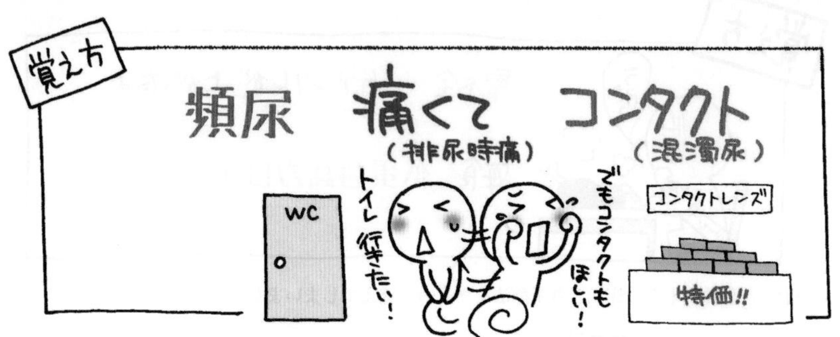

これで、三徴候をまとめて覚えておきましょう。
イラストでイメージをざっくり覚えておけば、いざというときに思い出しやすいと思いますよ。
勉強必死になりすぎて、トイレを我慢しないようにしましょうね！

急性膀胱炎の三大徴候

- 頻尿
- 排尿時痛
- 膿尿（混濁尿）

急性膀胱炎とは？

- 細菌が膀胱粘膜に付着して炎症を起こす症状で、女性に多い（男性にはほとんどみられない）。特に 20 ～ 30 代の若年層の女性に多いです。
- 原因としては、長時間トイレを我慢すること、ストレス等があります。
- 治療は抗生物質や抗菌薬を服用することで、数日程度（多くは 2 ～ 3 日くらい）で改善します。
- なお、まれに細菌以外にウィルス感染により症状が出ることもあります（こちらはあまりない感染経路なので、試験対策としては覚える必要はないと思います）。

★

膀胱腫瘍（膀胱癌）の特徴の覚え方は？

覚え方

あくせく 働く 70歳代 男性に 再発。
（悪性腫瘍） （再発しやすい）
血尿 出て 大変。

重要になるのは、
・悪性（膀胱癌）が多いこと
・70 歳代の男性に多いこと
・再発しやすいこと
・血尿が出ること
となります。この 4 つは確実に覚えておく必要があります。
まとめて覚えるには…
あくせく（悪性）働く　70 歳代男性に再発（再発しやすい）。血尿出て大変。
でいってみましょう。
70 歳代であくせく働いていたら、体に悪いと思うのでそこからイメージしてみてください。

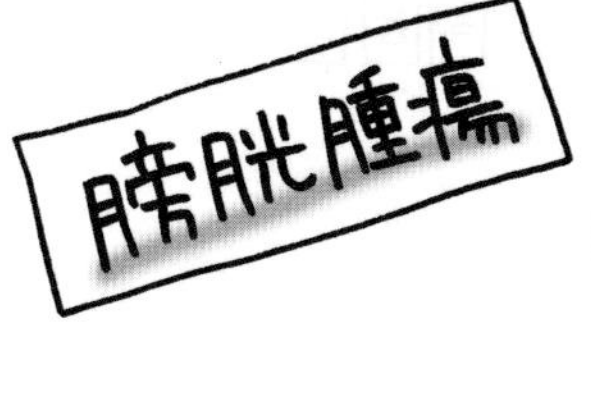

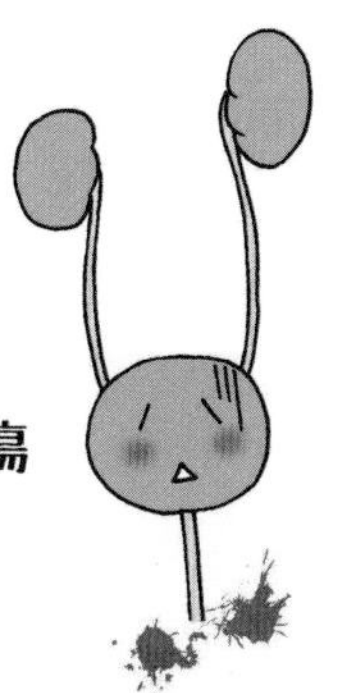

・大部分が悪性腫瘍

・50～70歳代男性に好発

・再発しやすく、術後の定期検診が必要

・突然疼痛を伴わない血尿を呈する

膀胱腫瘍とは？

- 膀胱にできる移行上皮癌のこと。
- 大部分が悪性であり、膀胱癌となる。
- 突然、疼痛を伴わない血尿を呈する。
- 男性に多くみられ、70 歳代がもっとも多い（70 歳代に限らず、50 ～ 70 歳代にも多い）。
- 再発しやすく、術後の定期検診が必要。

乏尿、無尿、多尿の数値の覚え方は？

★★★ 必修

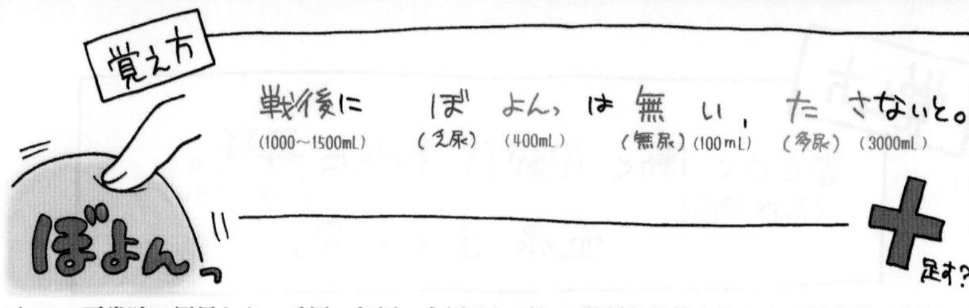

これで、平常時の尿量から、乏尿・無尿・多尿それぞれの単語と数値をまとめて覚えることができますよ！　勉強中でもトイレは我慢しないようにしましょうね。

乏尿・無尿・多尿の数値

尿量は1日1,000〜1,500mL

乏尿…1日400mL以下　100 100 100 100

無尿…1日100mL以下　100

多尿…1日3,000mL以上　1000 1000 1000

乏尿、無尿、多尿の数値

- 通常の尿量は、1 日 1,000 〜 1,500mL となっています。
  上記数値より
  ・大幅に少ない場合を乏尿（ぼうにょう）
  ・極端に少ない場合を無尿（むにょう）
  ・多い場合を多尿（たにょう）
  といいます。
  それぞれの数値は以下のとおりです。
  ・乏尿　→　1 日 400mL 以下
  ・無尿　→　1 日 100mL 以下
  ・多尿　→　1 日 3,000mL 以上
- 乏尿、無尿は水分が体に貯留し、電解質バランスが乱れる他、老廃物の蓄積に繋がります（溢水、高 K 血症、アシドーシスなど）。そのため、無尿時にはカリウムの投与は原則としてダメです。
- 試験対策としては、単純に一つずつの単語とその数値の組み合わせを確実に覚えるようにしておきましょう。

尿管の生理的狭窄部の覚え方は？

★

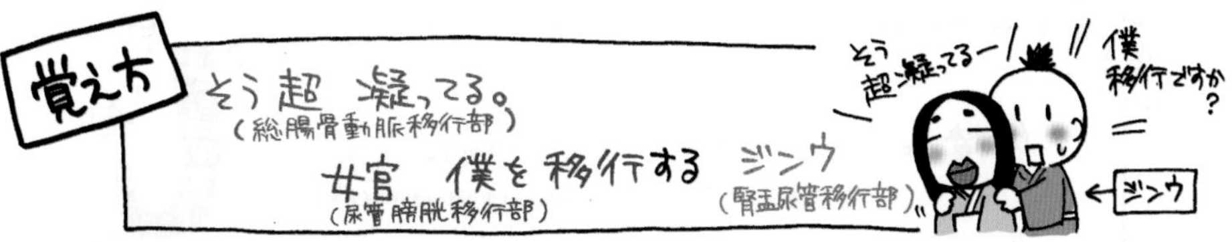

それぞれの単語を確実に覚えていきましょう。
総腸骨動脈 は「そう超凝ってる」
尿管膀胱移行部は「女官　僕を移行する」
腎盂尿管移行部は「ジンウ」
となりますので、3つを続けて
「そう超凝ってる。女官　僕を移行するジンウ」
で覚えてしまいましょう。
3つの単語を覚えておけば、試験対策としては問題ないと思われます。

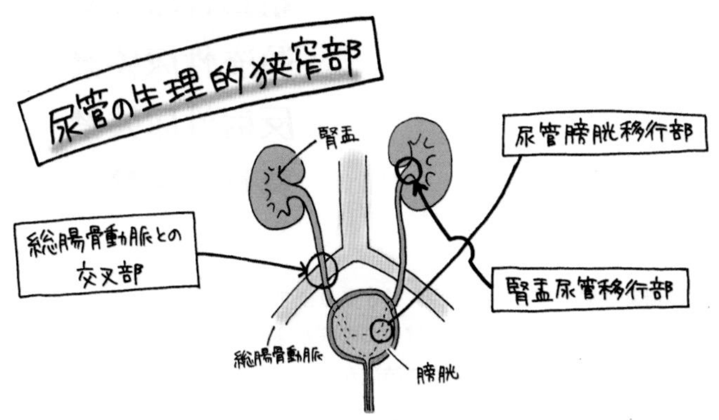

尿管の生理的狭窄部とは？

- 生理的狭窄部とは、元々狭まっている箇所のことを指します。
- つまり生理的狭窄部とは、尿管が狭まっている箇所のことです。
- 狭窄が起きる原因としては、その他構造物との交叉や、尿管自体の屈曲があります。
- 尿管の生理的狭窄部は３か所あり、
  - ・総腸骨動脈との交叉部
  - ・尿管膀胱移行部
  - ・腎盂（じんう）尿管移行部　　となります。

★★★

器質性尿失禁の種類の覚え方は？

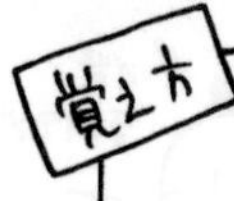

失禁は いつ 反射 親 切な フック
（溢流性）（反射性） （真性）（切迫性） （腹圧性）

ピカー
親切だ!!

これで、器質性尿失禁５種類をまとめて覚えられます！　名称から、その意味もなんとなくでも把握できると思うので、それぞれの意味も思い出せるようにしておきましょう。

器質性尿失禁の種類

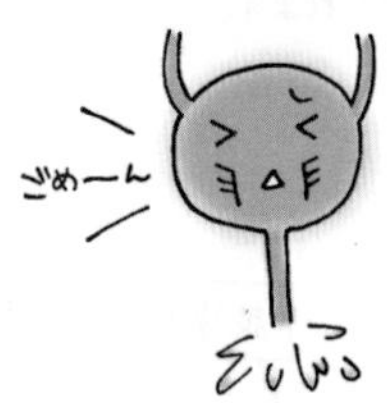

腹圧性尿失禁
切迫性尿失禁
溢流性尿失禁（いつりゅうせい）
反射性尿失禁
真性尿失禁

種類

- 尿失禁には、器質性尿失禁と機能性尿失禁があります。
- このうち、機能性尿失禁というのは、膀胱の疾病とは関係がない形で失禁することです。例えば、体の機能低下でトイレに行くまで時間がかかり失禁する場合や、認知症になりトイレの場所を思い出せなくなり失禁する場合などです。
- そして器質性尿失禁は、膀胱の疾病等が原因となる失禁で、今回は器質性尿失禁の種類についてみていきます。
- 器質性尿失禁は、以下のとおりです。
  - ・腹圧性尿失禁…咳やくしゃみのはずみで起こる。
  - ・切迫性尿失禁…膀胱が過敏状態になる。
  - ・溢流性尿失禁（いつりゅうせい）…意思とは関係なく、尿が少しずつ出てしまう。
  - ・反射性尿失禁…膀胱に尿が溜まった状態でも、尿意を感じず、失禁が起こる。
  - ・真性尿失禁…尿道括約筋不全が原因で起こる。
- 試験対策としては、上記の５種類すべての名称を覚えておくようにしましょう。

★★★

前立腺癌の特徴と危険因子の覚え方は？

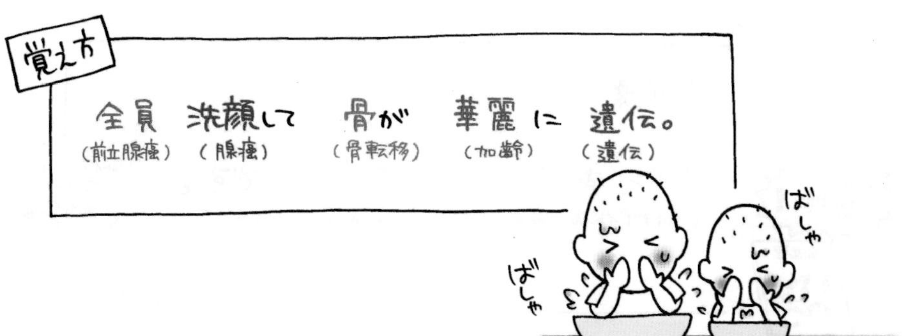

これで、前立腺癌の重要な特徴と、危険因子をまとめて覚えてしまいましょう。前立腺癌は、覚える項目も少ないので、語呂なしでも覚えることは、そんなに大変ではないと思いますが、語呂を使ってサクッと覚えちゃいましょう。

前立腺癌の特徴と危険因子

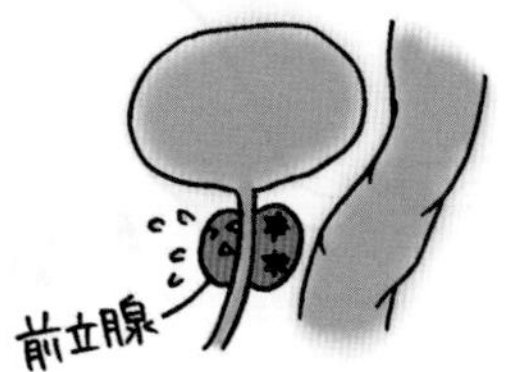

主な組織型は腺癌で、骨転移が多い。
主な危険因子は加齢・遺伝。

特徴と危険因子

- 前立腺癌の初期は、無症状で経過することが多いのですが、腫瘍マーカー PSA の上昇により、前立腺癌は早期発見することが可能となっています（ただし、腫瘍マーカー PSA が上昇していても、加齢とともに上昇する値のため、前立腺癌であることが確定するわけではない）。
- 治療としては、手術療法、放射線療法、ホルモン療法などを組み合わせることが多いです。前立腺癌は、他癌と比較すると、治癒率も高く予後も良いことが多いです。
- 特徴としては、主な組織型は腺癌ということと、骨転移が多いことは覚えておきましょう。
- 主な危険因子は、加齢と遺伝になります。その他人種も影響するとされています。

利尿薬の基礎知識の覚え方は？

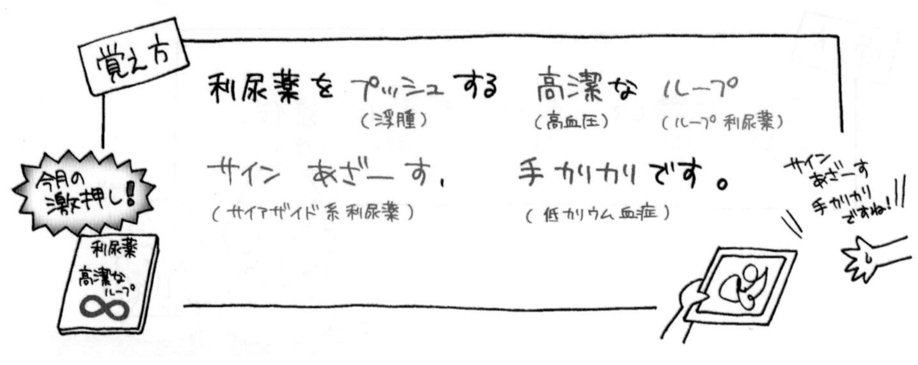

これで、利尿薬の基礎知識を押さえることができますよ！
ちょっと長いので、覚えづらいところだけを語呂にしても OK です。高血圧状態のときに用いるけど、副作用は低カリウム血症なのがちょっとややこしいところですね。確実に区別がつくようにしておきましょう。

利尿薬の基礎知識

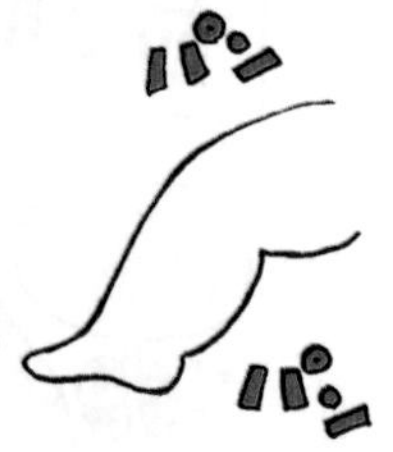

浮腫、高血圧状態の時に用いられる。
ループ利尿薬、サイアザイド系利尿薬は低カリウム血症に注意が必要。

基礎知識

- 利尿薬は浮腫、高血圧状態のときに用いられます。
- 利尿薬を服薬することで、腎臓に働きかけ、尿量が増え、血液中の水分が減り、血圧を下げる作用があります。
- ループ利尿薬、サイアザイド系利尿薬は、低カリウム血症に注意が必要となります。なお、ループ利尿薬とサイアザイド系利尿薬は、利尿薬の中でも多く用いられるものとなります。
- 試験対策としては、利用される疾病名の代表的な２種（浮腫、高血圧状態）と副作用について覚えるようにしましょう。

★★★

ゴナドトロピン／女性ホルモン（エストロゲン・プロゲステロン）の種類の覚え方は？

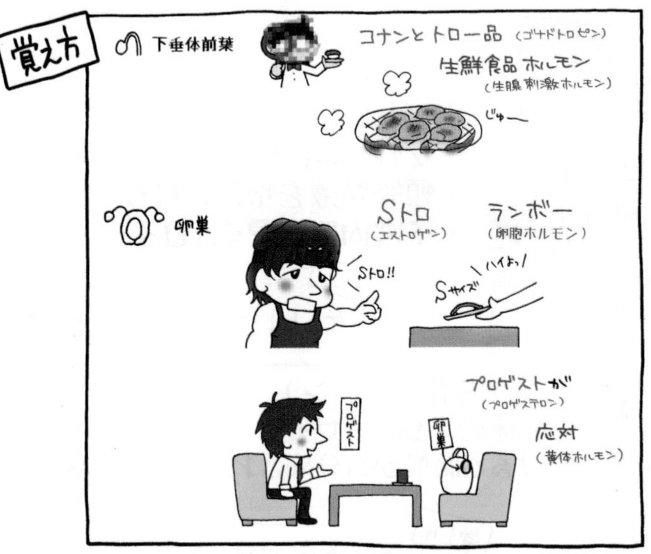

コナンとトロ一品（ゴナドトロピン）、生鮮食品ホルモン（性腺刺激ホルモン）
ゴナドトロピンが少し耳慣れない単語で、覚えづらいと思うので、コナンとトロ一品でなんとなーく覚えてしまいます。
Sトロ（エストロゲン）ランボー（卵胞ホルモン）
卵巣はプロゲスト（プロゲステロン）が応対（黄体ホルモン）
正確な単語を覚えることが理想ですが、試験対策としては択一で正解できれば問題ないので、最低限言葉の印象を語呂でつかんでおくようにしておいてください。

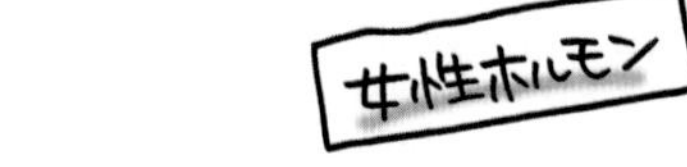

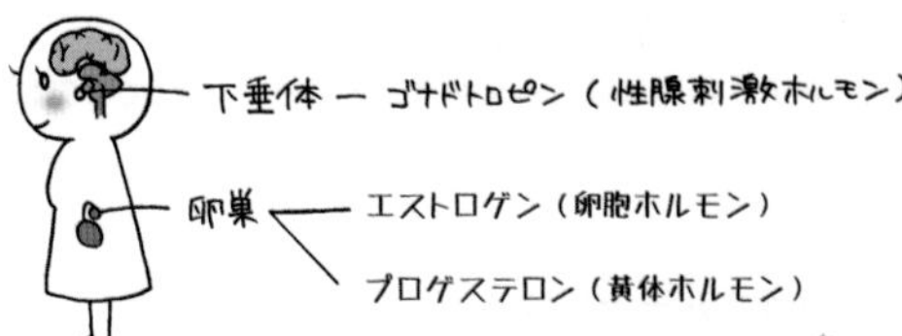

種類

- 女性が思春期になると、下垂体からゴナドトロピン（性腺刺激ホルモン）が分泌されるようになります。
- ゴナドトロピン（性腺刺激ホルモン）が卵巣に作用し、エストロゲン（卵胞ホルモン）とプロゲステロン（黄体ホルモン）が生じます。
- 女性ホルモンとは、エストロゲン（卵胞ホルモン）とプロゲステロン（黄体ホルモン）の2種類を指します。

★★★

女性ホルモン（プロゲステロン・エストロゲン）の働きの覚え方は？

ホルモン働き

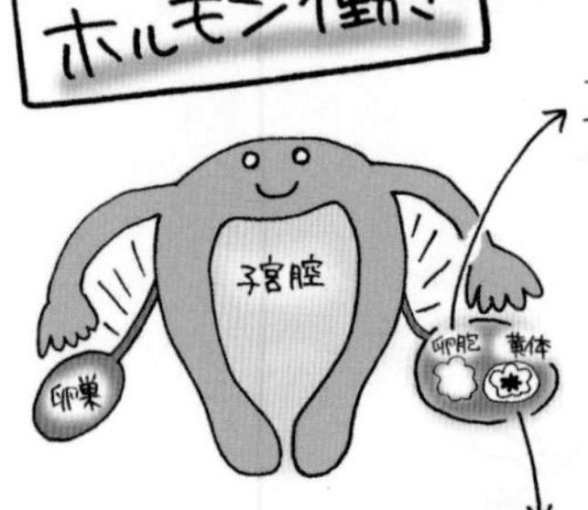

エストロゲン（卵胞ホルモン）
・女性らしい体を作る
・頸管粘液を増加させる
・子宮内膜を厚くさせる

覚え方

女らしい警官の内幕を熱く教えてあげる
（頸管）　（内膜を厚く）

エストロポリス

プロゲステロン（黄体ホルモン）
・子宮粘膜に着床の準備をさせる
・妊娠が成立すると胎盤から分泌されるようになる

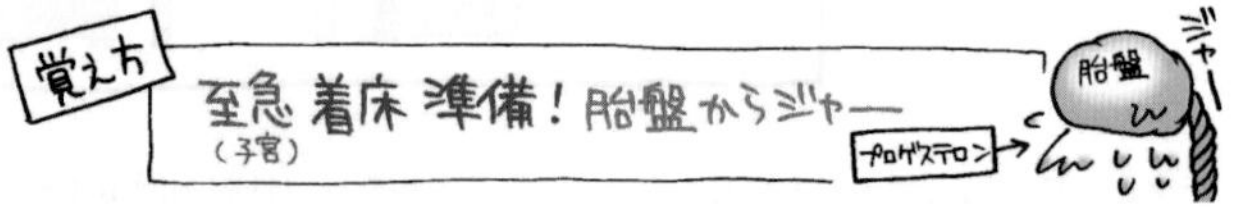

エストロゲン（卵胞ホルモン）は、
女らしい警官（頸管）の内幕（内膜）を厚く教えてあげる。
これで、エストロゲン（卵胞ホルモン）の働きの重要部分をまとめて覚えることができます。
プロゲステロン（黄体ホルモン）は、
至急（子宮）着床準備！　胎盤からジャー
あまり語呂にはなっていませんが…　これで一気に覚えてしまいましょう。

働き

●女性ホルモンには、
・エストロゲン（卵胞ホルモン）
・プロゲステロン（黄体ホルモン）
の２種類があります。

●それぞれの女性ホルモンの働きは…
・エストロゲン（卵胞ホルモン）は女性らしい体を作る。また頸管粘液を増加させ、子宮内膜を厚くさせる。
・プロゲステロン（黄体ホルモン）は、子宮粘膜に着床の準備をさせる。妊娠が成立すると、胎盤からエストロゲンとともに分泌されるようになる。

★★★ 必修

女性特有の疾患

乳癌の特徴と危険因子の覚え方は？

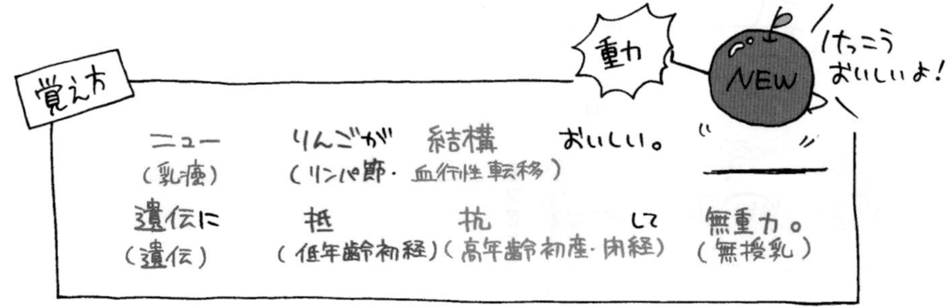

これで、乳癌の特徴と危険因子をまとめて覚えておいてください。
"抵抗"という語呂に低年齢と高年齢が含まれていますので、低年齢の何？　と高年齢の何？　を別々に覚えておけるようしましょう。

乳癌の特徴と危険因子

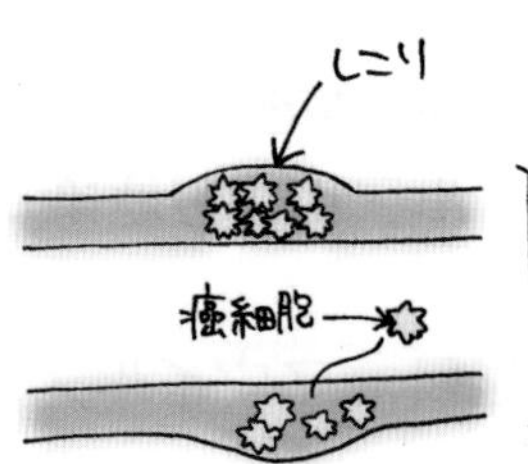

特徴はリンパ節、血行性に転移しやすいこと。

危険因子は遺伝、無授乳
低年齢初経、高年齢初産・閉経など

特徴と危険因子

- 日本人女性の乳癌罹患率は、年々上昇しています。有名人が乳癌になったとしてニュースになることもあったりして、女性にとっては身近な癌といえるかもしれないですね。
- 乳癌は、他の癌と違い、触ってわかるしこりができることから、自己検診で早期発見が可能です。なお乳癌は、乳房の外側上 1/4 円にできることが最も多いです。
- 特徴として憶えておく必要があるのは、リンパ節・血行性に転移しやすいことです。
- 危険因子は遺伝、低年齢初経、高年齢初産・閉経、無授乳などです。こちらも特徴とあわせて覚えておきましょう。

★★★

女性特有の疾患

子宮頸癌の特徴と危険因子の覚え方は？

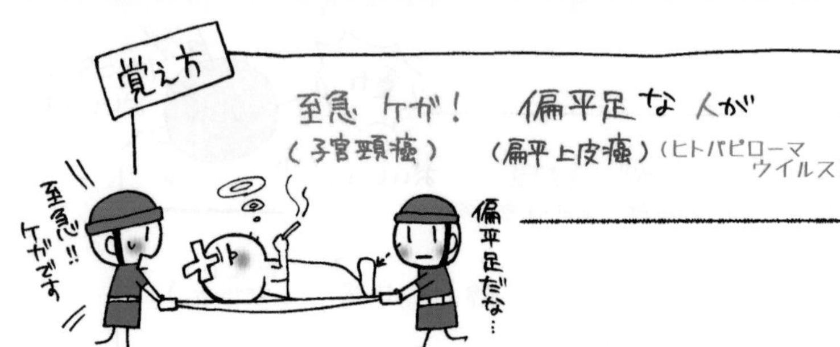

これで、子宮頸癌の特徴と危険因子を一気に覚えてしまいましょう。
“ヒトパピローマウイルス”はかなりややこしい名称ですが、取っかかりとして最初の２文字の“ヒト”だけでも覚えておけば、試験問題には対応できると思います。
喫煙が危険因子となっている癌は多いですが、子宮頸癌と喫煙はイメージとして結びつきにくいと思うので、意識的に覚えてしまいましょう。

子宮頸癌の特徴と危険因子

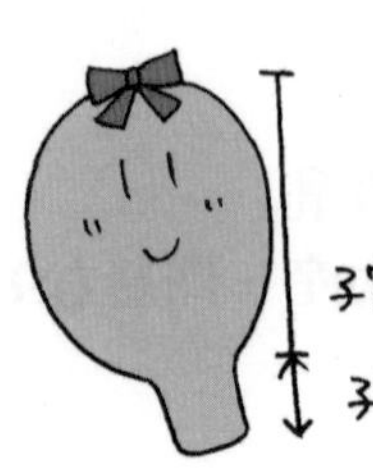

主な組織型は扁平上皮癌で
ヒトパピローマウイルスにより感染する。

危険因子はヒトパピローマウイルス感染、喫煙。

特徴と危険因子

- 子宮頸癌の覚えておくべき特徴としては、主な組織型が扁平上皮癌であることと、ヒトパピローマウイルスにより感染することです。
- 危険因子はヒトパピローマウイルス感染と喫煙です。こちらも特徴と一緒に覚えておきましょう。
- 子宮頸癌は、早期では無症状で経過するため、子宮癌検診で発見されることが多いです。一般には手術療法が行われますが、早期であれば円錐切除術を施行し、子宮を残すことが可能です。

子宮体癌の特徴と危険因子の覚え方は？

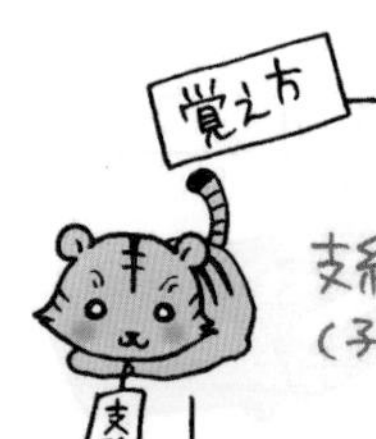

支給 タイガー。女性が 洗顔で 公平に 肥満。
（子宮体癌）（女性ホルモン）（腺癌）（高年齢閉経）（肥満）

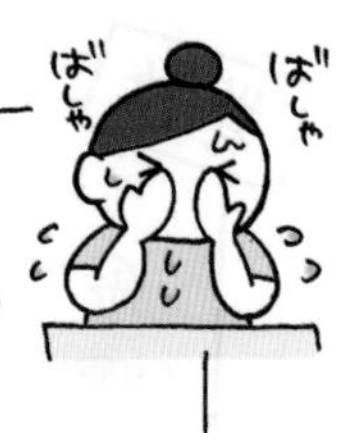

子宮体癌の特徴と危険因子は覚えることが少なめなので、語呂さえ繰り返していれば、自然と覚えられると思います。
乳癌、子宮頸癌と同じ項目もあったりするので、違いなどを明確にできるようにしておくことも大事ですね。

子宮体癌の特徴と危険因子

主な組織型は腺癌で発生には女性ホルモンが関わっている。
主な危険因子は高年齢閉経、肥満。

特徴と危険因子

- 子宮体癌の特徴として、主な組織型は腺癌で、発生には女性ホルモンが関わっているということがあります。
- また、主な危険因子は、高年齢閉経、肥満となります。
- 子宮体癌の初期には疼痛はなく、閉経後に不正出血がみられます。細胞診、組織診により診断し確定であれば、手術が行われることになります。早期でも卵巣に転移していることがあるので、原則的には卵巣切除術もあわせて行われます。
- 試験対策としては、特徴として、主な組織型と女性ホルモンが関わっていることを覚えておきましょう。

★★★

口腔ケアのブラッシング方法の名称の覚え方は？

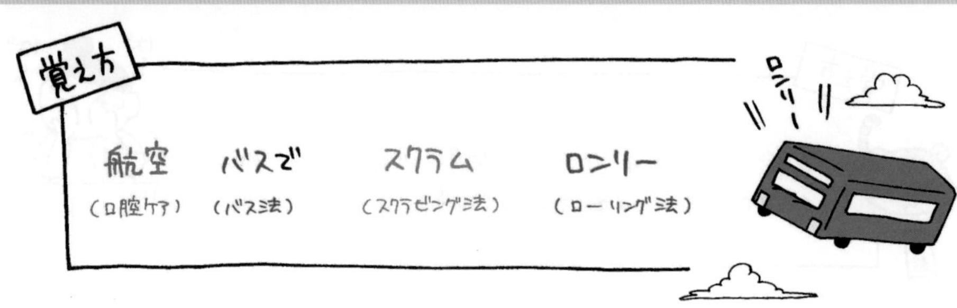

これで、３種のブラッシング方法名称を覚えてしまいましょう。語呂を使って覚えたうえで、さらに実際に自分で歯ブラシしながら「これはスクラビング法で、これはバス法…」という感じで実践して、忘れないように確実にしてしまいましょう。

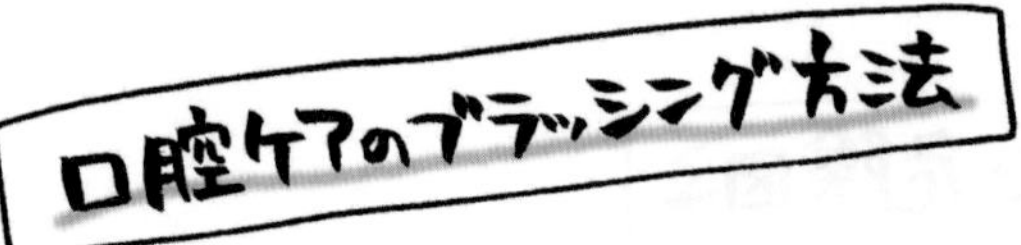

スクラビング法　ローリング法　バス法

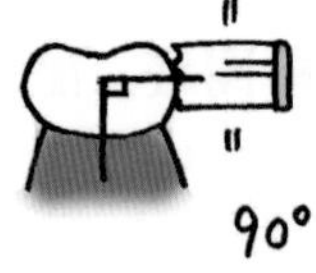

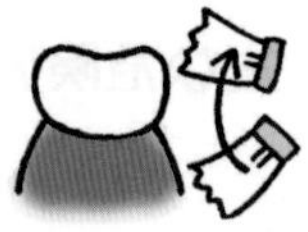

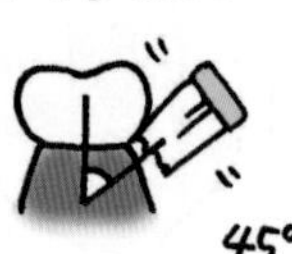

口腔ケアのブラッシング方法の名称

- 口腔ケアの目的は、口腔内の汚染を除去することで、虫歯・歯周病予防、口臭防止を図ったり、患者を気分爽快にさせるなどの効果があります。
- 口腔ケアの主なものとして、ブラッシング（要するに歯みがき）があります。このブラッシング方法は、主に次の３通りがあります。
  - ・スクラビング法…歯に対して 90° に歯ブラシを当てて、ブラッシングする。（スクラブ法とも）
  - ・ローリング法…手首をまわすようにしてブラッシングする。
  - ・バス法…歯と歯茎の境目に 45° の角度で歯ブラシを当てて、ブラッシングする。
- 口腔ケアの目的や効果は、イメージしやすいと思いますので、ブラッシング方法の名称を確実に覚えるようにしましょう。

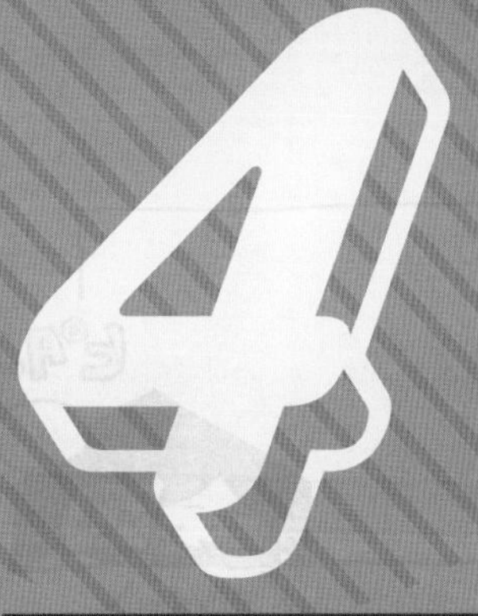

4 小児看護学

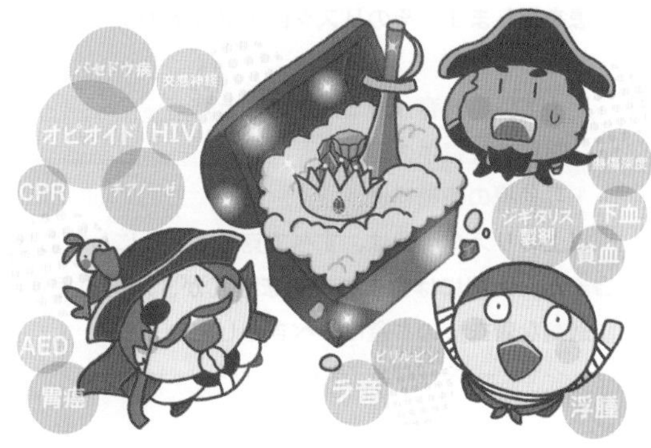
バセドウ病
交感神経
オピオイド
HIV
CPR
チアノーゼ
熱傷深度
ジギタリス製剤
下血
貧血
AED
胃癌
ビリルビン
ラ音
浮腫

小児看護学 ★★★

乳幼児突然死症候群（SIDS）のリスク因子の覚え方は？

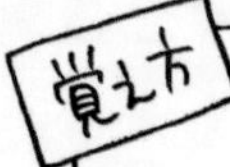

乳幼児 突然静かに
（乳幼児突然死症候群）（SIDS）

うつぶせで 陣営 保育，母子 きつい。
（うつぶせ寝）（人工栄養保育）（母体の妊娠中の喫煙）（乳幼児の受動喫煙）

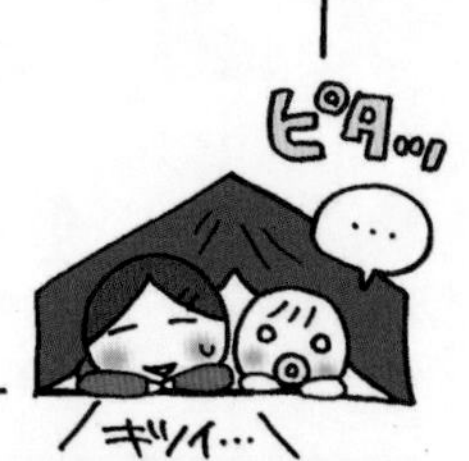

これで、リスク因子だけではなく、乳幼児突然死症候群の略称である「SIDS」も一緒に覚えてしまいましょう。

乳幼児突然死症候群（SIDS）のリスク因子

リスク因子は以下のとおり。
うつぶせ寝、人工栄養哺育
母体の妊娠中の喫煙、乳幼児の受動喫煙

リスク因子

- 乳幼児突然死症候群（SIDS）は、生後１年未満の乳児が何の予兆もなく、突然死亡する疾患を指します。そのリスク因子は以下のように考えられています。
  - ・うつぶせ寝
  - ・人工栄養哺育（粉ミルクのこと）
  - ・母体の妊娠中の喫煙
  - ・乳幼児の受動喫煙

  以上のリスク因子は、すべて覚えるようにしておきましょう。
- また、上記には含まれていませんが、米国小児科学会は、乳児を過度に温めすぎる（室温、過剰な着衣）のも避けるべきとしています。

小児感染症と主な病原体の覚え方は？

覚え方

・監房にある？
（感冒→ RSウイルス）

・突破すると 人減る 6人。
（突発性発疹 → ヒトヘルペスウイルス6型）

・水筒で 逮捕。
（水痘→ 水痘・帯状疱疹ウイルス）

逮捕！

・流行の時価 1,000円の パンプス。
（流行性耳下腺炎 → ムンプスウイルス）

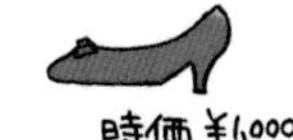

・四連休 A君ベタな 四連休。
（溶連菌感染症 → A群β溶連菌 ）

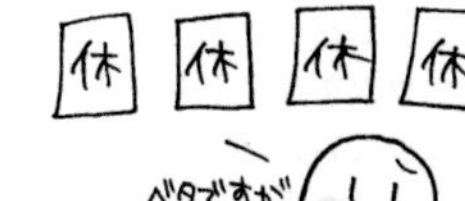

ベタですが4連休です

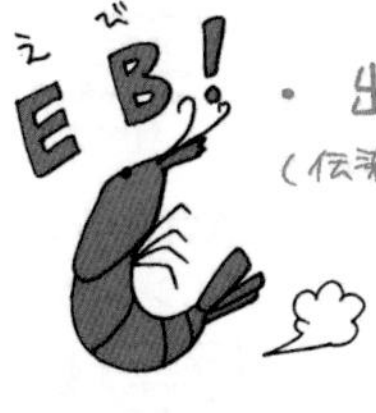

・出た エビ！
（伝染性単核球症 → EBウイルス）

これで、小児感染症の種類別の病原体の組み合わせを覚えることができますよ！
全体ではかなり長い語呂になっていますが、一つずつに絞れば短文ですし覚えやすいと思います。
覚えづらいとか苦手としているものだけを語呂で覚える形にしてもいいと思います。

主な病原体

●小児感染症とその主な病原体は以下のとおりです。

・感冒 → RS ウイルス
・突発性発疹 → ヒトヘルペスウイルス 6 型
・水痘 → 水痘・帯状疱疹ウイルス
・流行性耳下腺炎 → ムンプスウイルス
・溶連菌感染症 → A 群 β 溶連菌（溶血性連鎖球菌）
・伝染性単核球症 → EB ウイルス

●以上のとおり、一口に小児感染症といってもその数は多く、それぞれの病原体も異なるため、小児感染症の名称と病原体名称を組み合わせて覚える必要があります。

★★★

小児感染症の主なワクチンの覚え方は？

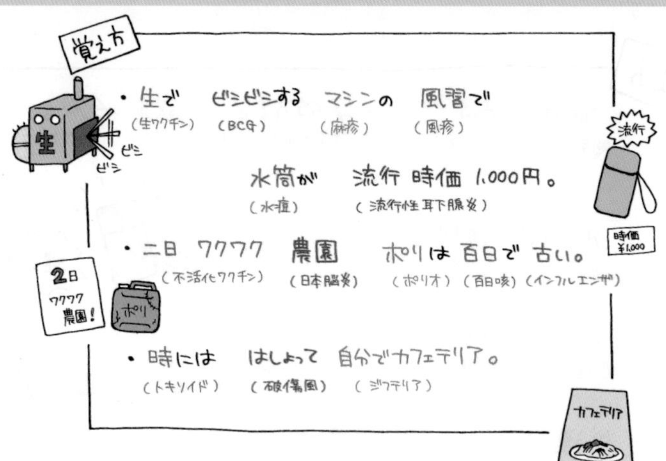

かなーり長い語呂ですが、生ワクチン・不活化ワクチン・トキソイドの種類ごとにみていけば、そんなに難しくもありませんよ。一つずつ確実に覚えられるように取り組んでみましょう。

小児感染症の主なワクチン

生ワクチン
ウイルスや菌の毒性を弱めたもの

生ワクチン…BCG、麻疹、風疹、水痘、流行性耳下腺炎
不活化ワクチン…日本脳炎、百日咳、インフルエンザ、ポリオ
トキソイド…ジフテリア、破傷風

不活化ワクチン
トキソイド
免疫を作るための成分が入ってるもの

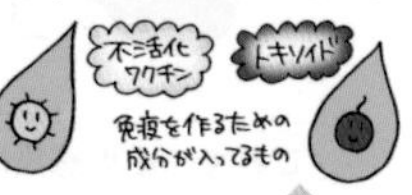

主なワクチン

- 小児感染症に用いられる主なワクチンは、以下のとおりです。
  - ・生ワクチン…BCG、麻疹、風疹、水痘、流行性耳下腺炎（ムンプス）
  - ・不活化ワクチン…日本脳炎、百日咳、インフルエンザ、ポリオ
  - ・トキソイド…ジフテリア、破傷風
- 生ワクチンというのは、病原性を弱めた細菌やウイルスを接種することで、免疫力をつけるものです。
- 不活化ワクチンは、細菌やウイルスの病原性がないものを接種し、免疫力をつけます。
- トキソイドは、免疫原性を有したまま毒素を除去したものを接種し、免疫力をつけます。不活化ワクチンに含まれるものとして紹介されることもあります。
- 試験対策としては、上記のワクチンの種類ごとに、どれがどれにあてはまるのかの区別が明確につくようにする必要があります。

★★★

川崎病の主要症状の覚え方は？

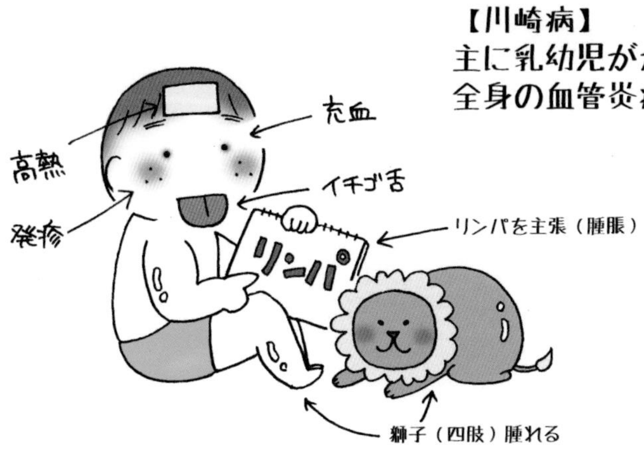

6つの症状を次のようにまとめて覚えてしまいましょう。
ほっしゃん（発疹）。高熱（高熱）で充血（眼球結膜充血）でイチゴ舌（イチゴ舌）。リンパを主張（リンパ節腫脹）で四肢腫れる（四肢末端の腫れ）。
で覚えてみてください。

川崎病とは？

- 主に、乳幼児にかかる全身の血管炎症候群です。
- 主要な症状として以下の6つがあります。
  - ・5日以上続く発熱
  - ・眼球結膜の充血
  - ・非化膿性頸部リンパ節腫脹
  - ・四肢末端の腫れ
  - ・イチゴ舌（赤いぶつぶつができる）
  - ・不定形発疹
- 上記症状のうち、5つ以上を満たせば、川崎病と診断されます。ただし、5つ未満でも冠動脈瘤が確認され、他の疾患が除外されれば、川崎病と診断されます。

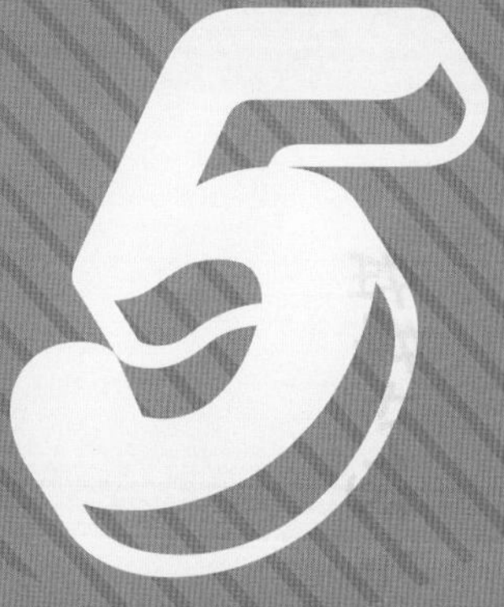

母性看護学

バセドウ病
交感神経
オピオイド
HIV
CPR
チアノーゼ
熱傷深度
ジギタリス製剤
下血
貧血
AED
胃癌
ビリルビン
ラ音
浮腫

母性看護学 ★★★

ネーゲレの計算法（分娩予定日の概算法）の覚え方は？

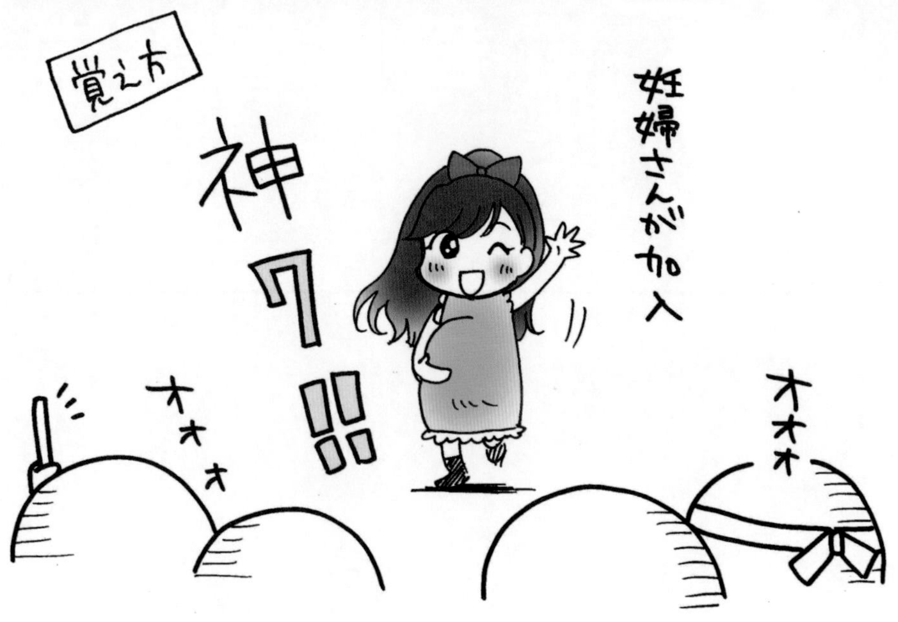

妊婦さん（－３月）が、加入神セブン（＋７日）
加入神セブンで、７日はプラスなので、３月はその反対と覚えておけば完璧です。

ネーゲレの計算法とは？

- 分娩予定日つまり、出産予定日を算出する計算方法のことです。ネーゲレ概算法とも呼ばれます。
- 計算式は

①最終月経のあった月から３月を引くと、出産予定月がわかります。

例）8月⇒5月　　1月⇒10月

＊“3を引けない場合は、9を足す”という計算式もありますが、3月を引くという考え方のほうが、計算式もシンプルになり、結果も変わらないため、こちらでは“9を足す”という計算式の紹介を省略しています。

②最終月経のあった日（月経初日）に7日を足すと、出産予定日がわかります。

例）1日⇒8日　15日⇒22日

①と②で計算した月と日を組み合わせれば、○月○日と出産予定日がわかります。

例）8月1日　⇒　8－3、1＋7　⇒　5月8日が出産予定日

★★★

妊婦健診の回数・頻度の覚え方は？

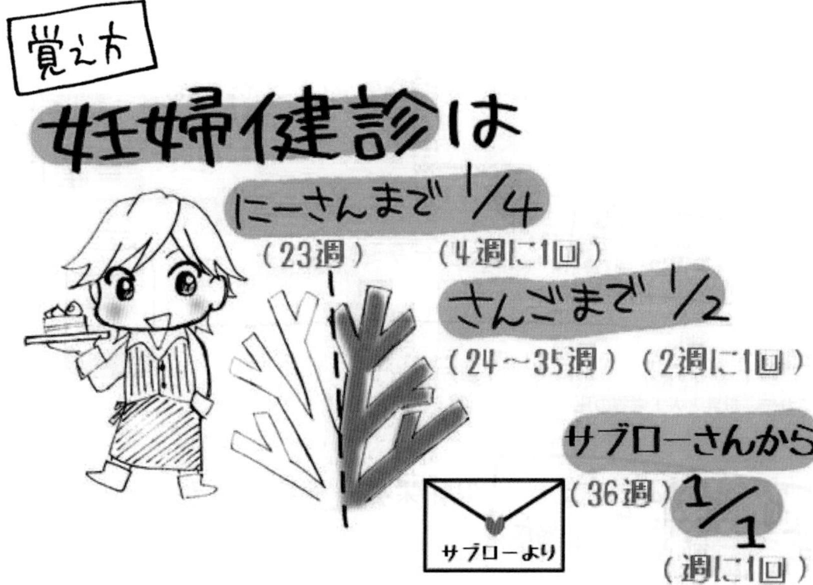

まとめると…
にーさんまでは 1/4（23 週までは、4 週に 1 回）。
さんごまでは 1/2（24 ～ 35 週までは、2 週に 1 回）。
サブローさんまでは 1/1（36 週からは、1 週に 1 回）。
これで、妊婦健診の回数と頻度をまとめて覚えてみてください。イラストをイメージするだけでも思い出しやすいと思いますよ。イラストを思い出せれば、妊婦健診の回数、頻度はバッチリ正解できますよ！

妊婦健診の回数・頻度

● 妊娠してから 23 週までは…
4 週に 1 回。

● 妊娠してから 24 ～ 35 週までは…
2 週に 1 回。

● 妊娠してから 36 週からは…
1 週に 1 回。
以上が妊婦健診の回数と頻度です。

● 出産が近づくにつれて、4 週に 1 回から半分ずつ数字が減っている（頻度が増えている）ことがわかると思いますので、そこを意識しておきましょう。

★★★

母乳栄養と人工栄養（粉ミルク）の比較の覚え方は？

覚え方
母乳栄養
母乳 消化吸収して メインに。
(免疫)
Kが 来ない。
(ビタミンKが不足)
Kのヤツ
まだかな…
人工栄養
人工 ビタミン。
人工
ビタミン

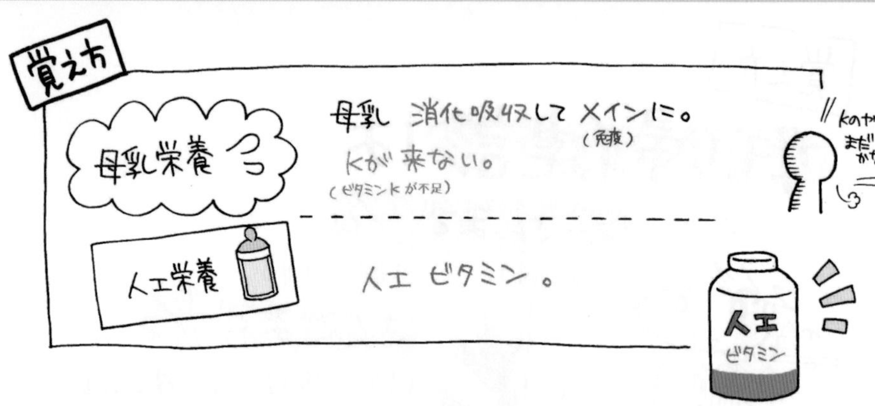

これで、母乳と人工栄養の比較を確実に押さえておきましょう！

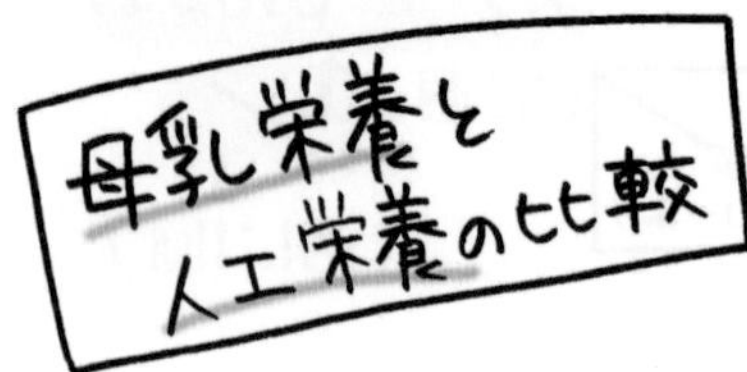

母乳栄養…免疫物質が子どもに移行
消化・吸収が良い
ビタミンKが不足する

人工栄養…ビタミンのバランスが良い
（粉ミルク）

母乳栄養と人工栄養の違いは？

●母乳栄養と人工栄養は、成分などに違いがあります。それぞれの特徴をみていきましょう。なお、人工栄養というのは、現代では、粉ミルクが一般的です。

・母乳…免疫物質（IgA）が子どもに移行する。
　消化・吸収が良い。
　ビタミンKが不足することが多い。

・人工栄養…ビタミンのバランスが良い。

●以上のように、一般的に母乳が良いという風潮もありますが、双方に良い面と悪い面があります。

●特に母乳栄養は、ビタミンKの含有量が少なく、「新生児・乳児ビタミンK欠乏性出血症」を引き起こしやすくなります。そのため、母乳によるビタミンK不足が補うために、新生児にはビタミンKの予防投与が行われます。

●試験対策としては、母乳と人工栄養の特徴だけを押さえておけば問題ないと思います。

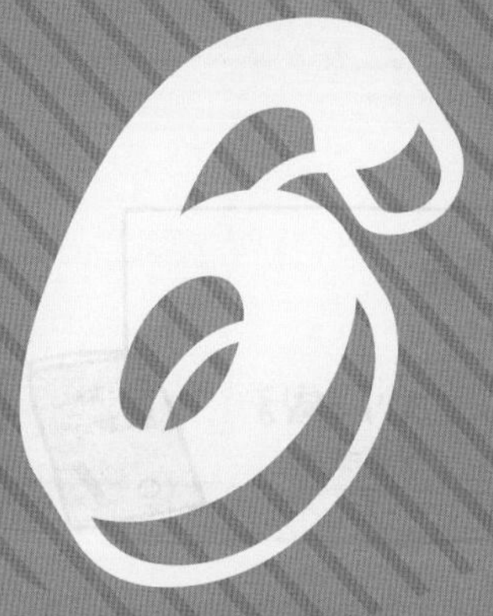

6 老年看護学

バセドウ病
交感神経
オピオイド
HIV
CPR
チアノーゼ
熱傷深度
ジギタリス
製剤
下血
貧血
AED
胃癌
ビリルビン
ラ音
浮腫

廃用症候群の症状の覚え方は？

★★★

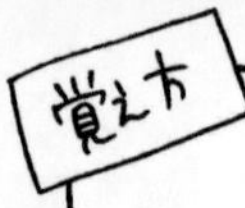

廃用症候群は　筋　骨　萎縮
（筋萎縮）（骨萎縮）

金　心配っていうか　にーちゃん　良く打つ　コツ減る
（筋力・心肺機能低下）（認知症）（抑うつ傾向）（骨量減少）

これで、廃用症候群の主なものをまとめて覚えてしまいましょう。

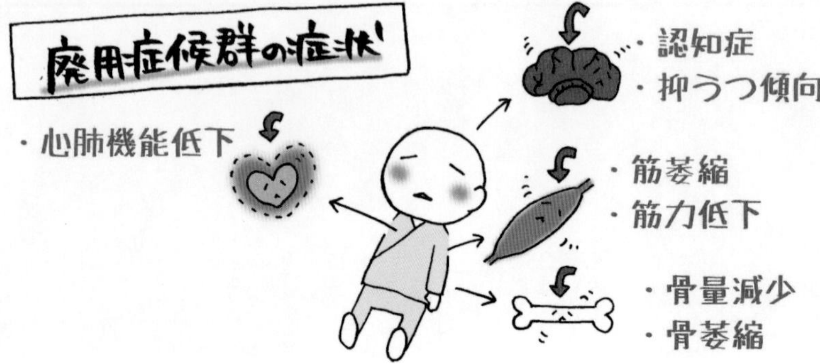

症状

- 廃用症候群は、寝たきりや安静状態が、長期間にわたって続くことで生じる、身体・臓器・精神状態に及ぼす機能低下のことです。
- 一番簡単な例としては、筋力低下です。長い期間にわたって寝たきりになっていると、当然筋力は低下します。これも廃用症候群の症状に含まれることになります。
  その他、筋力低下も含めて、主な症状は以下のとおりとなります。
  - 認知症
  - 抑うつ傾向
  - 心肺機能低下
  - 骨萎縮
  - 骨量減少
  - 筋萎縮
  - 筋力低下
- 基本的には、どれも長期にわたって寝たきりになった場合に、どういうことが身体・精神面に起こるか？　と考えれば、わかりやすいと思います。

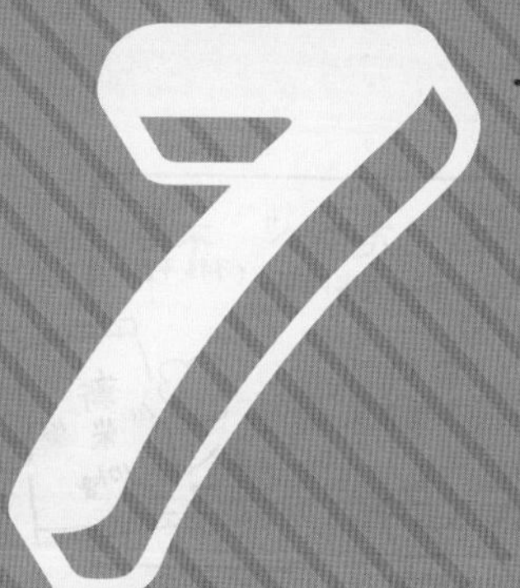

精神看護学

★★★

統合失調症の病型種類と基礎知識の覚え方は？

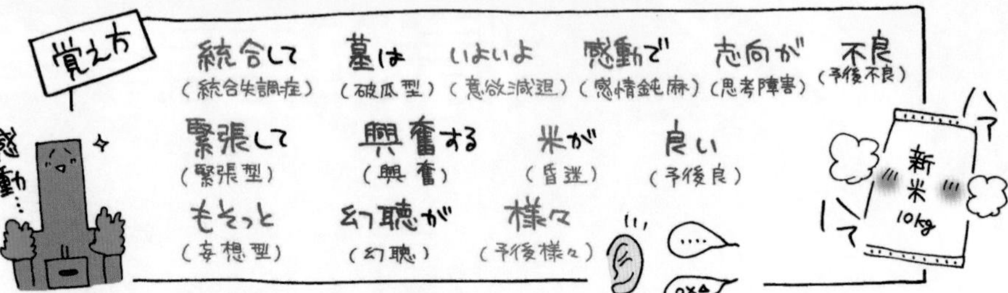

統合失調症の３種の病型をまとめて語呂にしているので、かなり長いです。
ただ妄想型は、その名称から症状も簡単に連想できるので、語呂にしなくても大丈夫だと思いますので、破瓜型と緊張型だけを語呂で確実に覚えておくようにするという手もありますよ。

統合失調症の病型種類と基礎知識

統合失調症は主に破瓜型（解体型）、緊張型、妄想型がある。

- 破瓜型…意欲減退、感情鈍麻、思考障害が見られ予後不良
- 緊張型…興奮、昏迷等がみられ予後良
- 妄想型…幻聴、妄想がみられ予後は様々

病型種類と基礎知識

- 統合失調症は、主に破瓜（はか）型（解体型）、緊張型、妄想型の３種があり、それぞれの特徴は、以下のとおりとなります。
  - 破瓜型…意欲減退、感情鈍麻、思考障害がみられ予後は不良。…15 ～ 25 歳に多い
  - 緊張型…興奮、昏迷等がみられ予後は良。……………………………20 歳前後に多い
  - 妄想型…妄想、幻聴がみられ予後は様々。……………………………30 歳前後に多い
- 破瓜型の症状は、妄想や幻聴等といった特異な症状が少ないため、統合失調症とわかるのが遅れる場合がありますので、注意が必要となります。
- また、上記にあてはまらない場合もありますので、あくまでも主な病型として覚えておくようにしましょう。
- 試験対策としては、病型の名称と、それぞれの特徴をざっくりとでも良いので覚えるようにしておきましょう。

★★

統合失調症の主な治療薬3種の覚え方は？

覚え方

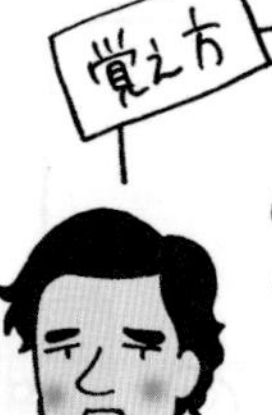

ハロー ペリー！　リスが　クロール。

（ハロペリドール）（リスペリドン）（クロルプロマジン塩酸塩）

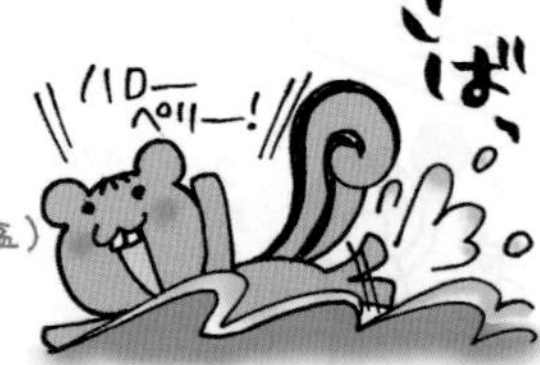

これで、統合失調症の治療薬3種を覚えることができますよ！とはいっても、思い出す取っかかりくらいの語呂なので、最初の数文字から全体を思い出せるようにしておけたら理想的ですよ。

統合失調症の主な治療薬3種

統合失調症の主な治療薬は以下のとおり。

・リスペリドン

・クロルプロマジン塩酸塩

・ハロペリドール

主な治療薬3種

- 統合失調症の主な治療薬は以下のとおりとなります。
  - ・リスペリドン…非定形抗精神病薬
  - ・クロルプロマジン塩酸塩…フェノチアジン系薬物　｝定形抗精神病薬
  - ・ハロペリドール…ブチロフェノン系薬物
- 統合失調症の治療に用いられる治療薬を抗精神病薬といいます。これらは統合失調の特効薬とはいえないものですが、現在では有効性が確認されているものも多くなっているため、統合失調症が疑われたら早期の受診が大切です。
- うつ病も薬による治療が非常に有効ですが、休養やカウンセリングによっても快復に向かう場合もあります（受診をすることが望ましいですが…）。ところが、統合失調症を治療薬なしで快復させることは、ほぼ不可能と考えられているため、看護師としては服薬援助が非常に重要となります。
- 試験対策としては、治療薬の中でも代表的となる3種を確実に覚えられるようにしておきましょう。（非定形抗精神病薬には他に、オランザピン、クエチアピンなどがあります）

★★★

うつ病の基礎知識の覚え方は？

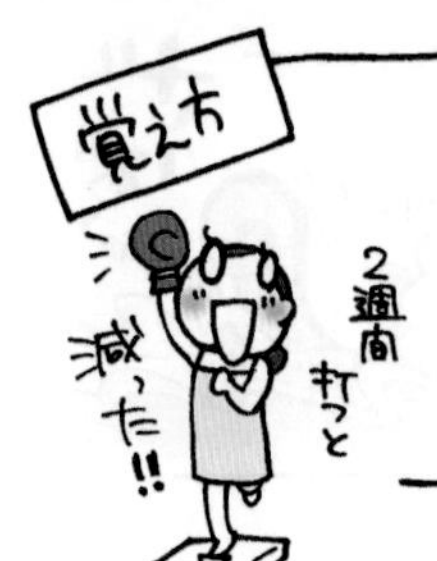

2週間　打つと　喜び　減った　女性が
（2週間以上）（抑うつ気分）（喜び 減退）（女性に多い）

乗る ドア に セロテープ
（ノルアドレナリン）（セロトニン）

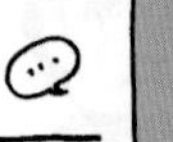

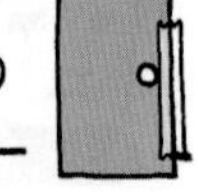

うつ病の基礎知識といっても幅広いのですが、今回はうつ病と疑われる場合と、原因とについてまとめて語呂にしています。

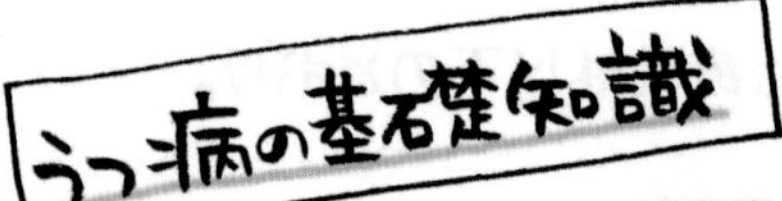

ビタミンB6
＋
トリプトファン
↓
セロトニン

- 2週間以上の抑うつ気分、興味・喜びの著しい減退により生活に支障が生じている場合はうつ病が疑われる
- 女性のほうが男性の約2倍程有病率が高い
- 原因はセロトニン、ノルアドレナリンが関係していると考えられる

基礎知識

- 2週間以上の抑うつ気分、興味・喜びの著しい減退により生活に支障が生じている場合は、うつ病が疑われます。うつ病の特徴として、女性のほうが男性の約2倍程、有病率が高いという点がありますので、合わせて覚えておきましょう。
- うつ病の原因としては、セロトニン、ノルアドレナリンが関係していると考えられています。セロトニンについては、抗うつ薬での対処の他に、ビタミンB_6とトリプトファンを摂取することで、セロトニンが合成されるとされています。
- うつ病のときには、自力での快復を目指すのではなく受診することと、うつ状態のときには刺激を避け、十分な睡眠・休養をとることが必要です。

 ★★★

うつ病の主な治療薬３種の覚え方は？

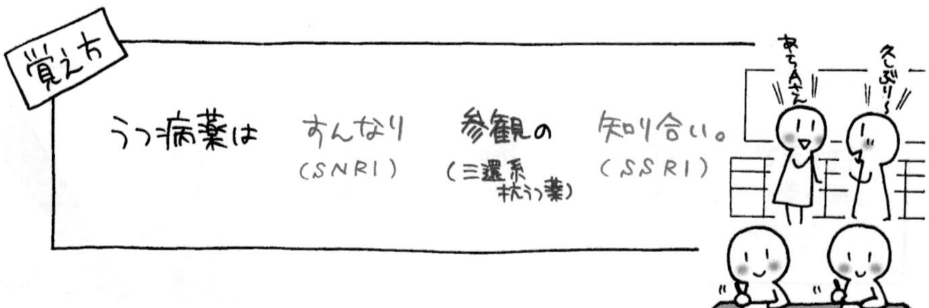

これで、主なうつ病薬３種をまとめて覚えてしまいましょー！
SSRI と SNRI は名称が似ているだけに間違いやすいのですが、「知り合い」と「すんなり」と覚えておけば、間違えることもなくなりますよ♪

うつ病の主な治療薬３種

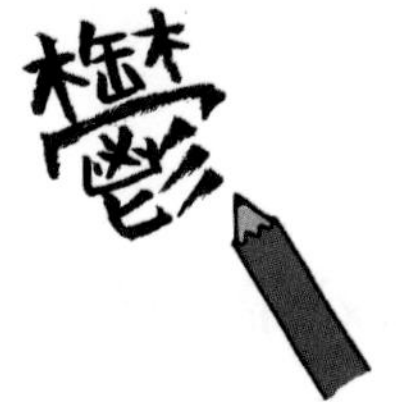

SSRI（選択的セロトニン再取り込み阻害薬）
SNRI（セロトニン・ノルアドレナリン再取り込み阻害薬）
三環系抗うつ薬（イミプラミン塩酸塩、アミトリプチリン塩酸塩）

主な治療薬３種

- うつ病治療に用いられる主な治療薬は、以下の３種となります。
  - ・SSRI（選択的セロトニン再取り込み阻害薬）
  - ・SNRI（セロトニン・ノルアドレナリン再取り込み阻害薬）
  - ・三環系抗うつ薬（イミプラミン塩酸塩、アミトリプチリン塩酸塩）
- 抗うつ薬の効果はすぐには現われず、しばらく服用を続けていると、だんだんうつ症状が改善されていくという特徴があります。また、症状が改善したからといって、自己判断で服薬を中止すると、再発リスクが高まる可能性もあるので、患者の服薬管理も重要となります。
- いずれにしても、うつ病に対しての特効薬ではないので、抗うつ薬の投与だけではなく、安静にすることと、心理的な面のサポートも必要となります。
- なお、これらの抗うつ薬には副作用として、口渇、眠気、便秘、吐き気などがあります。
- 試験対策としては、上記３種の名称を確実に覚えるようにしておきましょう。

★★★

うつ病患者への看護の基礎知識
の覚え方は？

覚え方

抗つまで　数週間で　知った劇に　共感。
（抗うつ薬）（数週間）（叱咤激励）（共感・受容）

抗つまで数週間

これで、うつ病患者への看護基礎知識をざっくりと覚えてしまいましょう。実際のところ、語呂なしでも、なんとなく覚えている知識ばかりかなとは思いますが、不安な場合は念のため、語呂で確実な知識としておきましょう。

うつ病患者への看護基礎知識

がんばって！

早くよくなって！

抗うつ薬の効果が出るまでは数週間かかる。
叱咤激励は禁忌。
共感・受容をすることが大切

看護の基礎知識

- 抗うつ薬は、すぐに効果が出るというものではなく、効果が出るまでは通常で、数週間はかかります。そのため看護師としては、患者が服薬を勝手に止めたりすることがないように、注意することも重要となります。
- そして、うつ病患者に対しては、近年は一般的な知識となってきましたが、叱咤激励は禁忌となります。患者に対しては看護師も、共感・受容をすることが大切となります。
- その他の看護上の注意点としては、回復期の前後は、精神的に不安定になることがあるため、慎重な対応が必要となります。特に自殺には注意が必要です。

★★★

不眠（睡眠障害）の種類４つの覚え方は？

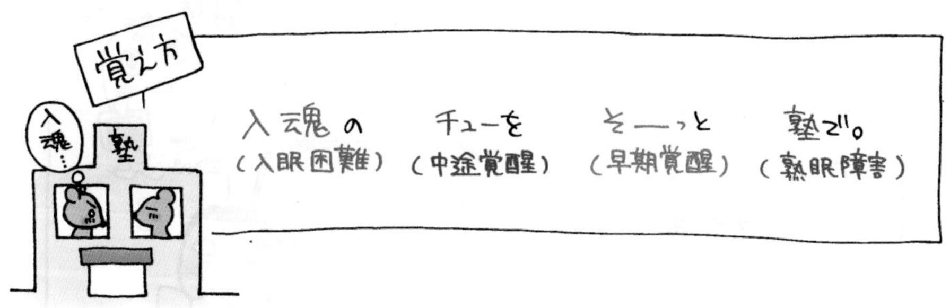

これで、不眠の種類４つをばっちり覚えることができますよ！　それぞれの意味するところは、言葉そのままなので、わざわざ覚えようとする必要もないと思います。

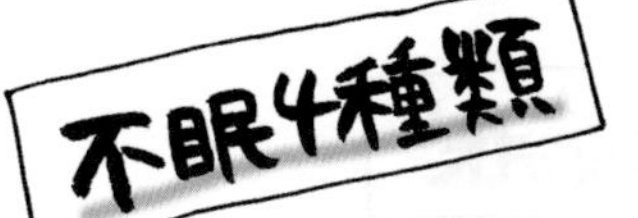

不眠は以下の4種類に分類されます。

- 入眠困難
- 中途覚醒
- 早期覚醒
- 熟眠障害

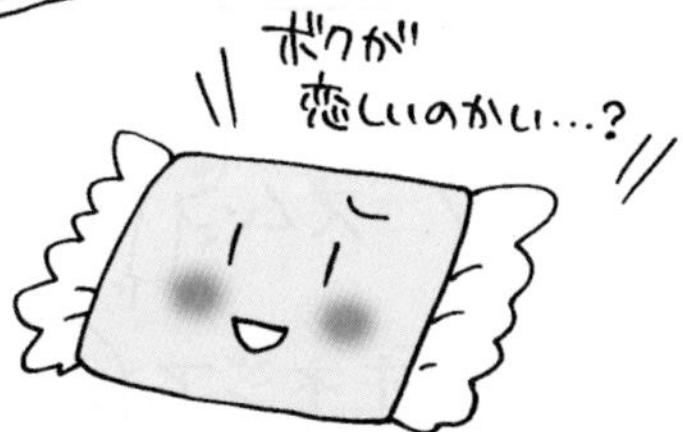

種類

- 不眠というと、ただ単純に“眠れない状態”とだけ捉えてしまいがちですが、以下のように４つの種類に分類されます。
  - 入眠困難　→　眠りに入ることが困難な状態。
  - 中途覚醒　→　眠りの途中で目が覚めてしまう（覚醒）状態。
  - 早期覚醒　→　予定より早く（早朝等）に目が覚めてしまう（覚醒）状態。
  - 熟眠障害　→　眠りの質が低く、体力の回復に支障が出ている状態。
- そして、このような状態が１カ月以上続くと、不眠症と診断される場合があります。上記のような症状が現れたからといっても、すぐに不眠症とされるわけではありません。
- 不眠の原因としては、ストレス等の心理的なものや、睡眠時の環境、アルコールや薬物の影響、身体的・精神的疾患などがあります。

★★★

抗精神病薬による主な錐体外路症状の覚え方は？

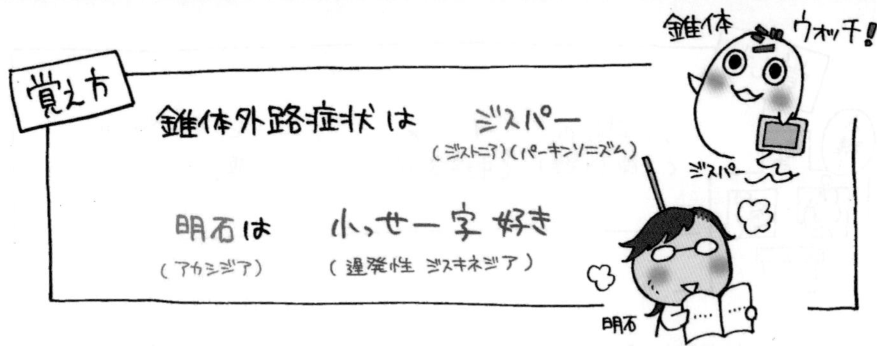

これで、錐体外路症状の主なもの４種の名称を一気に覚えることができますよー。
マークシートの試験であれば、語呂だけでも対応可能だと思いますが、できれば名称全部を思い出せるようにしておきましょう。

抗精神病薬による主な錐体外路症状

ジストニア　勝手に筋肉が収縮する

パーキンソニズム　手足がふるえる

アカシジア　座ったままいられないそわそわする

遅発性ジスキネジア　口がもぐもぐしてしまう

抗精神病薬による主な錐体外路症状

- 錐体外路症状（すいたいがいろしょうじょう）は、抗精神病薬を服薬することにより発生する副作用のことです。
- 抗精神病薬を服用することで、発生する主な錐体外路症状は以下のとおりです。
  - ・ジストニア…筋肉が勝手に収縮・緊張する状態のこと。
  - ・パーキンソニズム…手足の震え（振戦）、無動など。
  - ・アカシジア…そわそわして座ったままいられなくなる（静坐不能）。
  - ・遅発性ジスキネジア…無意識で口がもぐもぐしたり、手足が動いてしまう状態。
- 以上が、主な錐体外路症状となります。理想としては、すべての名称とそれぞれの状態まで記憶しておくことですが、難しい場合は最低限名称４種だけでも押さえておくようにしましょう。

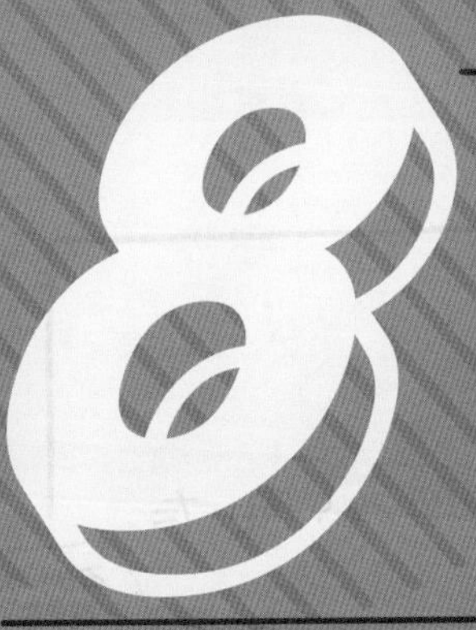

看護の統合と実践

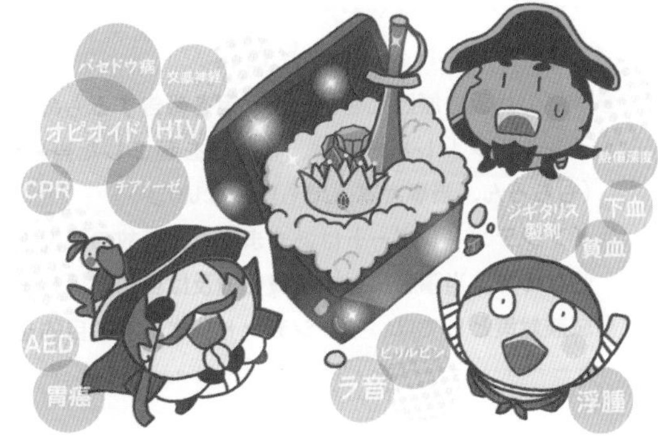

医療安全

インシデントレポートの意味と目的の覚え方は？

★★★

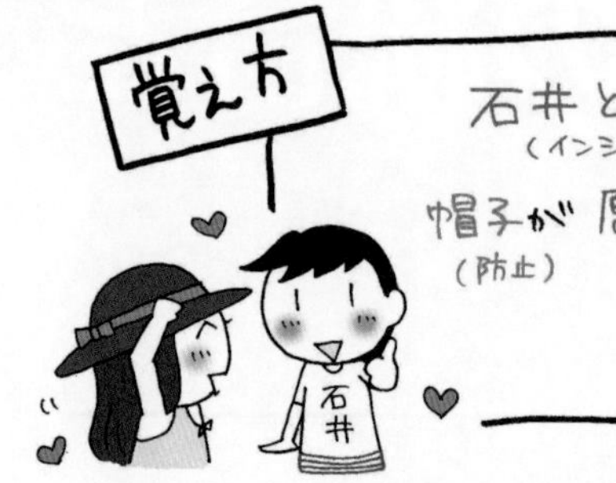

石井とデートの状況
（インシデント）
帽子が原因で報告を
（防止）
当事者以外から聞いた

石井デート
報告書
田中

これで、インシデントレポートの目的等を覚えるようにしましょう。
とはいえ、正直なところインシデントレポートの目的等はイメージしやすいため、かなり覚えやすいと思いますので、語呂なしで覚えてしまっても良いと思います。
覚えづらい場合は、語呂で記憶しちゃいましょう！

インシデントレポート

事故の状況、原因究明、防止対策を報告するもの。
当事者以外が報告しても良い。
当事者の責任追及は目的としていない。

インシデントレポートとは？

- 事故の状況、原因究明、防止対策を報告するもの。
- インシデントレポートは、事故等を起こした当事者ではなくとも報告しても良いものです（もちろん、当事者本人でも問題ない）。
- インシデントレポートはあくまでも、事故の状況把握や原因究明、防止対策をすることが目的なので、当事者に対する責任追及は目的とはしません。
- 試験対策としては、インシデントレポートの目的を押さえておけば問題ないでしょう。

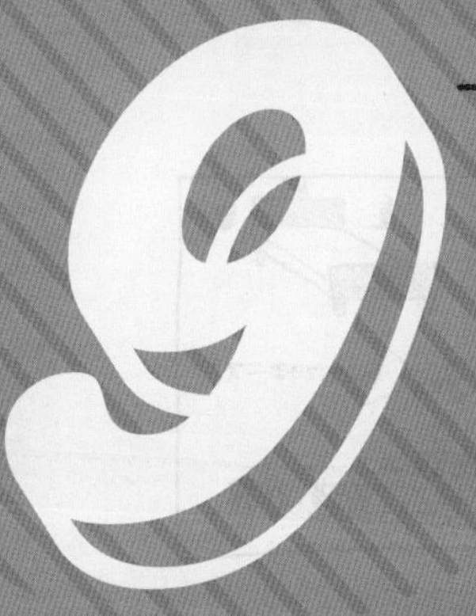

9 健康支援と社会保障制度

★★

医療提供施設の分類の覚え方は？

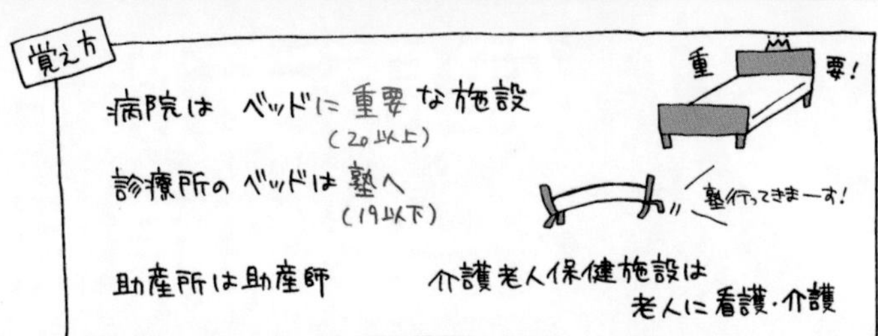

助産所と、介護老人保健施設は語呂にしていませんが、こちらはイメージ的に覚えやすいと思うので、病院と診療所のベッド数だけ語呂にしました！ ベッド数の違いは必ず覚えておきましょう！

医療提供施設の分類

- 病院…病床数が20床以上の医療施設
- 診療所…入院用ベッドがないまたは19床以下の医療施設
- 助産所…助産師が助産や、妊婦・褥婦・新生児の保健指導などを行う施設
- 介護老人保健施設…高齢者の自宅への復帰を目指して看護・介護などを行う施設

医療提供施設の分類

●医療提供施設は、法律により様々な規制がされていて、以下のように区分されています。

●〈病院〉

病床数が 20 床以上の医療施設。

●〈診療所〉

入院用ベッドがないまたは 19 床以下の医療施設。
一般的には診療所は、「診療所」という名称は用いずに、「クリニック」「医院」などの名称を用いることが多いような印象を受けます。

●〈助産所〉

助産師が、助産や、妊婦・褥婦・新生児の保健指導などを行う施設。
ベッドを 10 床以上設けてはいけないという基準がありますので、大規模な助産所はありません。

●〈介護老人保健施設〉

病気等を理由として、自力で自宅での生活ができない高齢者の自宅への復帰を目指して、看護・介護などを行う施設。

●試験対策としては、上記の知識はすべて押さえておきたいところです。

●助産所と介護老人保健施設は、何となくイメージできると思いますので、病院と診療所の違いを確実に押さえておきましょう。

★★★

要介護認定の制度と仕組みの覚え方は？

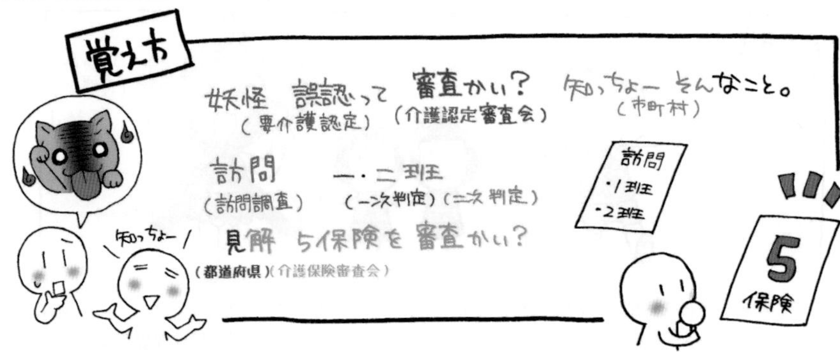

これで、要介護認定の制度と仕組みをまとめて覚えてしまいましょう。
特に「市町村は何をするのか？」「市町村と都道府県の違いは？」「市町村と介護認定審査会の役割の違いは？」という点については、間違えやすいところなので、確実に区別できるようにしておきましょうね。

・要介護認定　→　市町村
・審査判定→介護認定審査会（市町村単位）
・要介護度は
訪問調査→一次判定→二次判定
の順に決定される。
・不服がある場合
→介護保険審査会（都道府県単位）へ。

制度と仕組み

- 要介護認定を行うのは市町村です。そして、その根拠となる審査判定を行うのは、市町村ごとにある介護認定審査会となります。
- 注意するところは、“認定する”のは市町村で、“判定する”のは介護認定審査会ということです。認定と判定をする機関は異なりますので、注意してください。
- 要介護度が決定されるまでには、
  1．訪問調査　2．一次判定　3．二次判定
  と、3 段階の手順を踏んで行われることになります。
- 以上の経緯を経て行われた要介護認定に不服がある場合は、都道府県ごとに設置されている介護保険審査会に、不服申し立て（審査請求）をすることができます。
- ここでは、“市町村”ではなく、“都道府県”単位となりますので、認定を行うことになる市町村と混同しないように注意しましょう。

妊婦（産前・産後）就業制限の覚え方は？

覚え方
サブローは
（産前6週）
自由
双子は重要
（14週）
サンバは
（産後8週）
禁止！
三郎

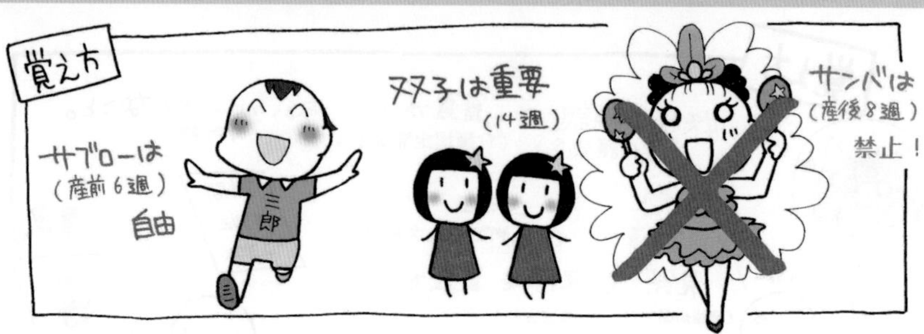

これで、産前と産後を区別して明確に覚えるようにしておきましょう。余裕があれば、産後の例外規定「6 週経過後は本人の請求と医師の許可があれば就業 OK」も押さえておけば理想的ですね。

妊婦・褥婦の就業制限
（労働基準法）

・産前6週間（多胎は14週間）は請求により休業可能
・産後8週間は就業禁止
＊ただし、6週経過後は本人の請求と医師の許可があれば就業可。

妊婦（産前・産後）就業制限とは？

●女性が妊娠をしたとき、出産をした後に加わる就業への制限のことで、労働基準法に規定されています。

●制限は以下のとおりです。

①産前 6 週間（多胎は 14 週間）は、本人からの請求により、休業可能

②産後 8 週間は就業禁止

＊ただし、6 週経過後は、本人の請求と医師の許可があれば、就業 OK。

●まず、産前の①は、“休業可能”という点に注意しましょう。仕事を休むことは義務ではなく、権利ということです。本人が休もうと思えば、雇用主は休ませる義務を負いますが、本人が請求しない限りは休ませる義務はないということになります。

●②は“就業禁止”です。産後は本人が希望したとしても、働かせることはできません（ただし、6 週経過後は、本人の請求と医師の許可があれば、就業 OK となります）。

●産前と産後で、任意なのか強制なのかという違いが出てきますので、注意して覚えておきましょう。

★

典型７公害の種類の覚え方は？

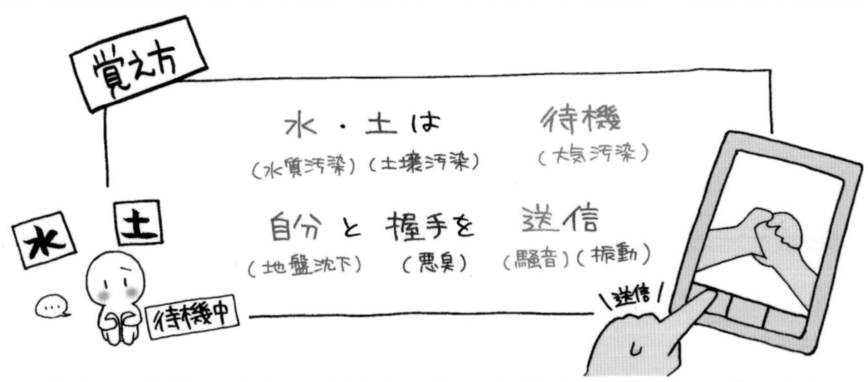

これで、典型７公害をまとめて覚えるようにしましょう。最後の「送信」は２つの公害を含んでいるので注意してくださいね。

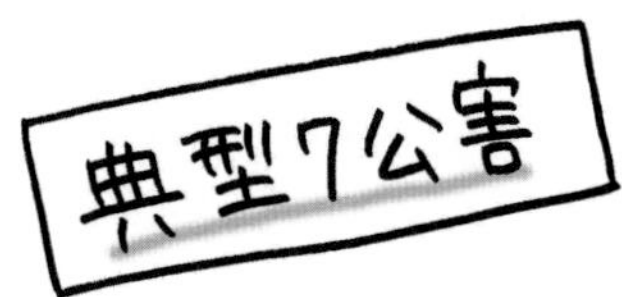

- 水質汚染
- 土壌汚染
- 大気汚染
- 地盤沈下
- 悪臭
- 騒音
- 振動

典型７公害とは？

●公害の定義について、環境基本法という法律に、次のように書かれています。

●「環境の保全上の支障のうち、事業活動その他の人の活動に伴って生ずる相当範囲にわたる大気の汚染、水質の汚濁、土壌の汚染、騒音、振動、地盤の沈下及び悪臭によって、人の健康又は生活環境に係る被害が生ずることをいう。」

●そして、典型７公害というのは、上記の法律に列挙されている７つの公害を指します。抜き出して列挙すると…

・大気汚染　・水質汚染　・土壌汚染　・騒音　・振動　・地盤沈下　・悪臭

となります。

●試験対策としては、以上の知識を押さえておけば問題ありません。ただし、上記はあくまでも法律で規定された公害というだけなので、一般的には薬害や、交通公害なども、公害の一種とされることもあります。

索　引

あ

い

う

え

お

か

き

■ く ■

■ け ■

こ

さ

し

す

せ

そ

た

ち

つ

て

と

な

に

ぬ

ね

■ へ ■

■ ほ ■

■ ま ■

■ み ■

■ む ■

■ め ■

■ も ■

【著者略歴】

シバキヨ

看護師として病棟勤務を経て、現在はマンガ・イラストを描くお仕事を開始。

著　書

「明日、夫が逮捕されちゃう！?」（扶桑社）
「半熟行政書士！」（自由国民社）
「もしかして、うちの子はアレルギー！?」（サンマーク出版）
「B型ですがなにか？」（イーストプレス社）
「ナースをねらえ！」（イーストプレス社）

【監修者略歴】

蜂谷正博

昭和57年　星薬科大学　薬学部衛生薬学科　卒業
東京大学医学部附属病院輸血部、社会保険病院を経て、東京大学大学院医学系研究科客員研究員を歴任。その後、メビウス教育研究所を設立。全国の看護学部、薬学部、看護学校で看護師、保健師、薬剤師国家試験対策講座、などを担当。
現在、東都大学客員教授、岐阜医療科学大学客員教授。

著　書

『必修ラ・スパ』（医学評論社、2018年まで監修）
『看護・医療系のためのからだと病気の基礎知識』（東京化学同人）
『看護・医療系のためのくすりと治療の基礎知識』（東京化学同人）
など多数

国試にも役立つ
看護の語呂あわせ 宝箱

2023年 4 月20日発行　　第1版第1刷 ©

著　者　シバキヨ

監修者　蜂谷正博

発行者　渡辺嘉之

発行所　株式会社 **総合医学社**

〒101-0061　東京都千代田区神田三崎町 1-1-4
電話 03-3219-2920　FAX 03-3219-0410
URL：https：//www.sogo-igaku.co.jp

Printed in Japan　　シナノ印刷株式会社
ISBN978-4-88378-745-6

＊本書籍の訂正などの最新情報は，当社ホームページ（https://www.sogo-igaku.co.jp）をご覧ください.